Immunhämatologie und klinische Transfusionsmedizin

Theorie und Praxis kompakt

7. Auflage

Prof. Dr. med. Reinhold Eckstein,
Prof. Dr. med. Robert Zimmermann
Transfusionsmedizinische und Hämostaseologische Abteilung
in der Chirurgischen Klinik
Universitätsklinikum Erlangen
Krankenhausstr. 12
91054 Erlangen

ELSEVIER
URBAN & FISCHER

URBAN & FISCHER München

Zuschriften an:
Elsevier GmbH, Urban & Fischer Verlag, Hackerbrücke 6, 80335 München

Wichtiger Hinweis für den Benutzer
Die Erkenntnisse in der Medizin unterliegen laufendem Wandel durch Forschung und klinische Erfahrungen. Herausgeber und Autoren dieses Werkes haben große Sorgfalt darauf verwendet, dass die in diesem Werk gemachten therapeutischen Angaben (insbesondere hinsichtlich Indikation, Dosierung und unerwünschter Wirkungen) dem derzeitigen Wissensstand entsprechen. Das entbindet den Nutzer dieses Werkes aber nicht von der Verpflichtung, anhand weiterer schriftlicher Informationsquellen zu überprüfen, ob die dort gemachten Angaben von denen in diesem Werk abweichen und seine Verordnung in eigener Verantwortung zu treffen.
Für die Vollständigkeit und Auswahl der aufgeführten Medikamente übernimmt der Verlag keine Gewähr.
Geschützte Warennamen (Warenzeichen) werden in der Regel besonders kenntlich gemacht (®). Aus dem Fehlen eines solchen Hinweises kann jedoch nicht automatisch geschlossen werden, dass es sich um einen freien Warennamen handelt.

Bibliografische Information der Deutschen Nationalbibliothek
Die Deutsche Nationalbibliothek verzeichnet diese Publikation in der Deutschen Nationalbibliografie; detaillierte bibliografische Daten sind im Internet über http://www.d-nb.de/ abrufbar.

7. Auflage 2016

Der Urban & Fischer Verlag ist ein Imprint der Elsevier GmbH.

16 17 18 19 20 5 4 3 2 1

Um den Textfluss nicht zu stören, wurde bei Patienten und Berufsbezeichnungen die grammatikalisch maskuline Form gewählt. Selbstverständlich sind in diesen Fällen immer Frauen und Männer gemeint.

Planung und Lektorat: Alexandra Frntic, Ulrike Kriegel
Redaktion: Dr. Melanie Dobler
Herstellung: Elisabeth Märtz
Satz: abavo GmbH, Buchloe/Deutschland; TnQ, Chennai/Indien
Abbildungen/Tabellen: R. Eckstein, R. Zimmermann
Umschlaggestaltung: SpieszDesign, Neu-Ulm

ISBN Print 978-3-437-31681-4
ISBN e-Book 978-3-437-31680-7

Aktuelle Informationen finden Sie im Internet unter **www.elsevier.de** und **www.elsevier.com**.

Geleitwort zur 1. Auflage

Mit großer Freude sehe ich dieses neue transfusionsmedizinische Buch.
Die Insider wissen, daß wir Blutgruppenspezialisten eine Art Enthusiasten (Fanatiker im vornehmen Sinn des Wortes) sind. Das hat natürlich einen Grund: Was in Berlin bestimmt wird und gilt, das ist auch in Tokio oder New York richtig. Damit sind wir alle besser als Parteien oder Religionen oder Götter oder gar die Akupunkturisten, wo ein „Punkt" einmal da und einmal dort liegt. Die Faszination für unser Lieblingsfach geht so weit, daß wir an den Autoschildern „B" (Berlin) unsere eigene Blutgruppe erkennen! Also: Ein Glückwunsch für den Autor dieses Buches, den Kollegen Eckstein, der durch die geordnete Darstellung „unserer Blutgruppen" viele Freunde für unsere kleine Elite – wie wir überheblich zu sagen wagen – gewinnen wird.

Dezember 1989

O. Prokop(†)
OMR Prof. Dr. sc. med. Dr. h. c. mult. Otto Prokop, Institut f. Gerichtliche Medizin der Humboldt-Universität zu Berlin

Danksagung

Meinen ehemaligen Berliner Mitarbeitern, den Herren Hans-Gert Heuft, Volker Weisbach, Thomas Zeiler und Jürgen Zingsem, danke ich für ihre Unterstützung und ihre Anregungen bei der Realisierung der Erstauflage dieses Buches im Jahr 1989. Mein Dank gilt auch meinem klinischen Lehrer, Herrn Professor Dr. med. Dieter Huhn, der durch seine stets freundschaftliche Diskussionsbereitschaft Denkanstöße lieferte, die ganz entscheidend zur Erstellung des Gesamtkonzeptes beigetragen haben. Herrn Prof. Dr. med. Otto Prokop vom Institut für Gerichtliche Medizin der Humboldt-Universität zu Berlin, einem der ganz Großen unter den Immunhämatologen, bin ich für seine kritischen Korrekturen verbunden. Meinem ehemaligen Mitarbeiter Georg Wittmann danke ich für die kritischen Anregungen bei der Erarbeitung der zweiten Auflage im Jahr 1992. Für die substanziellen Anregungen bei der Konzeption der dritten, vierten und fünften Auflage bin ich vor allem meinen Erlanger Mitarbeitern, den Herren Bernd Neidhardt, Jürgen Ringwald, Erwin Strasser, Volker Weisbach, Robert Zimmermann und Jürgen Zingsem, aber auch Lesern, die brieflich wertvolle Anstöße lieferten, dankbar. Besonders verpflichtet bin ich Frau Anne Frohberg für ihre hervorragende Arbeit bei der Erstellung des Manuskripts.
Bei der Erstellung der 6. und 7. Auflage hat sich mein Mitarbeiter Robert Zimmermann dankenswerterweise bereit gefunden, mir nicht nur mit Rat und Tat, sondern auch als Koautor zur Seite zu stehen. Da wir beide in den vergangenen zwei Jahrzehnten immer wieder sehr viel Zeit bei der Überarbeitung dieses Buches investiert haben, wollen wir uns an dieser Stelle bei unseren Frauen Monika Eckstein und Claudia Zimmermann, die dies mit sehr viel Geduld getragen und möglich gemacht haben, besonders herzlich bedanken.

Juni 2015
Reinhold Eckstein
Robert Zimmermann

Vorwort zur 7. Auflage

Mit sehr viel Freude sehen wir die 7. Auflage dieses Buches, das zum ersten Mal auch als e-book erscheint. Seit der Grundkonzeption im Jahr 1989 sind mittlerweile 26 Jahre verstrichen. In dieser Zeit waren beachtliche Fortschritte sowohl in der Immunhämatologie als auch in der klinischen Transfusionsmedizin zu verzeichnen, die eine grundlegende Überarbeitung und Erweiterung unabdingbar notwendig machten.

So war es möglich, die Einheit zwischen den theoretischen, immunhämatologischen Grundlagen und der klinischen Transfusionsmedizin im Sinne moderner Hämotherapie noch schärfer herauszuarbeiten und doch das Konzept der komprimierten Darstellung in einem übersichtlichen Taschenbuch zu erhalten. Dies erscheint umso wichtiger, als die transfusionsmedizinische Ausbildung an unseren Universitäten unverändert im Argen liegt.

Im Grunde genommen ist moderne Hochleistungsmedizin ohne moderne, klinisch orientierte Transfusionsmedizin nicht möglich. Welch hochqualifizierte Ausbildung und Arbeit hier notwendig sind, haben auch und gerade die „Blutskandale" der jüngsten Zeit eindringlich deutlich gemacht. Dem ist zwischenzeitlich durch die Bundesärztekammer dadurch Rechnung getragen worden, dass die Transfusionsmedizin ein eigenständiges klinisches Fach ist.

Von jedem Arzt wird erwartet, dass er mit den Grundlagen der Immunhämatologie und Transfusionsmedizin vertraut ist, da er während seines gesamten Berufslebens immer wieder mit transfusionsmedizinischen Problemen konfrontiert sein wird und Fehlentscheidungen, gerade hier, regelhaft mit fatalen Folgen für die betroffenen Patienten verbunden sind.

Wenn das vorliegende Buch diese Lücke für die klinisch tätigen Kollegen gerade durch seine komprimierte Form wenigstens einigermaßen schließen und den medizinisch-technischen Assistentinnen und Assistenten deutlich machen kann, dass ihre immunhämatologische Tätigkeit Arbeit direkt am und für den Patienten ist, wäre sein Ziel erreicht.

Juni 2015
Reinhold Eckstein
Robert Zimmermann

Vorwort zur 1. Auflage

Das von Reinhold Eckstein verfaßte Buch über die Immunhämatologie und Transfusionsmedizin behandelt ein Gebiet der klinischen und theoretischen Medizin, das durch folgende zwei Besonderheiten gekennzeichnet ist: in den vergangenen Jahren zunehmende Bedeutung in klinischer und theoretischer Medizin; dennoch ständig in Gefahr, von großen Fächern wie Innere Medizin, Chirurgie, Anästhesiologie, Immunologie mitvereinnahmt zu werden.
In den letzten Jahren sind die Kenntnisse in der Immungenetik und damit die Basis für Knochenmark- und Organtransplantationen wesentlich vertieft worden. Die neuen Erkenntnisse über die funktionellen Zusammenhänge zwischen hämatopoetischen und lymphatischen Zellen sowie dem retikuloendothelialen System haben die Immunhämatologie auf eine neue Basis gestellt. Die Transfusionsmedizin ist von der Bereitstellung von Vollblutkonserven zur Anwendung von Blutkomponenten und zur kritischeren Berücksichtigung verschiedenster Komplikationen und Infektionsmöglichkeiten bei der Anwendung dieser Präparate fortgeschritten.
Immungenetik, Immunhämatologie und Transfusionsmedizin bilden in der theoretischen und klinischen Medizin eine sinnvolle Einheit. Diese wird jedoch im praktischen Alltag an unseren Universitäten, Kliniken und Blutspendediensten keinesfalls immer gewährleistet. Dies wirkt sich besonders negativ aus in der Studentenausbildung und in der praktischen Anwendung am Krankenbett. Vom Arzt wird verlangt, daß er die Grundlagen der Immunhämatologie und der Transfusionsmedizin beherrscht, die Indikationen für Transfusionen sorgfältig und richtig stellt, einfache Tests der Blutgruppenserologie selbst durchführen und beurteilen kann. Eine Ausbildung zu diesem Ziel ist jedoch in Vorlesungen und Kursen verschiedener großer Fächer verteilt; es gibt nur wenige Lehrbücher, die den erforderlichen Wissensstoff für Studenten und Ärzte anbieten.
Es muß deshalb sehr begrüßt werden, dass Professor R. Eckstein den Wissensstoff der Immunhämatologie und Transfusionsmedizin in einer Monographie zusammengefaßt hat. In den ersten beiden Kapiteln werden die Grundlagen für die Transfusionsmedizin dargestellt, nämlich Immungenetik und Immunhämatologie. Das 3. und 4. Kapitel, etwa die 2. Hälfte der Monographie, behandelt sodann die heutigen Möglichkeiten und Gefahren der Transfusionsmedizin.
Besonders breiter Raum ist den verschiedenen Infektionen gewidmet, die in Zusammenhang mit der Transfusion von Blutbestandteilen den Patienten gefährden können.
Die vorliegende Monographie bietet Studenten und klinisch tätigen Ärzten die Möglichkeit, sich über die verschiedenen Aspekte der Immunhämatologie und Transfusionsmedizin zu informieren. Neben den theoretischen Grundlagen vermittelt das Buch viele Informationen, die für die praktische klinische Anwendung relevant sind. Letzteres wird auch dadurch garantiert, daß der Autor selbst über eigene klinische Erfahrung verfügt.

Dezember 1989
Professor Dr. D. Huhn(†)
Leiter der Abteilung Innere Medizin und Poliklinik mit Schwerpunkt Hämatologie und Onkologie, Universitätsklinikum Rudolf Virchow, Freie Universität Berlin

Inhaltsverzeichnis

I Immungenetik

1 Allgemeines

Unter Blutgruppen im engeren Sinne versteht man alle genetisch determinierten Erythrozyteneigenschaften, die durch das Vorhandensein spezifischer Antigene an der Erythrozytenmembran charakterisiert und mit serologischen Labormethoden nachweisbar sind.

Die Blutgruppenbestimmung hat praktische Bedeutung bei der Transfusionsbehandlung zur Vermeidung und Klärung von Transfusionszwischenfällen, bei Transplantationen, in der Schwangerenvorsorge, bei der Diagnostik und Therapie der Neugeborenenerythroblastosen, in der Gerichtsmedizin, sowohl bei der Vaterschaftsbegutachtung als auch in der Spurenkunde, sowie bei populationsgenetischen und abstammungsgeschichtlichen Fragestellungen in Immunhämatologie, Anthropologie und Biologie.

Die ersten menschlichen Blutgruppenantigene, die des AB0-Systems, wurden im Jahr 1900 von Karl Landsteiner entdeckt, der damit gleichzeitig die Grundlagen für die serologisch verträgliche Bluttransfusion schuf (99, 100). Die Vererbbarkeit von Blutgruppenantigenen erkannte als Erster im Jahr 1924 Felix Bernstein anhand von Familienuntersuchungen im AB0-System (15, 16). Er kann damit als Begründer der Immungenetik gelten.

Ursprünglich gingen die Immungenetiker von der Hypothese aus, jedes Blutgruppenantigen sei unmittelbar Produkt eines einzelnen Gens. Heute ist bekannt, dass nur Proteinantigene oder Blutgruppensubstanzen, deren antigener Abschnitt aus Protein besteht, so z. B. die Rhesusantigene, in enger Beziehung zur Messenger-RNS stehen, die unmittelbar durch die Gene der DNS im Zellkern kodiert ist (72, 73, 104).

Die DNS, ein hochmolekulares Polymer, besteht aus dem Zucker 2-Desoxy-D-Ribose, Phosphat und den vier basischen Nukleotiden Adenin, Thymin, Guanin und Cytosin, die in 3–5-Phosphodiesterbindung verknüpft sind. Je zwei dieser Stränge sind über Nebenvalenzbindungen ihrer Basen untereinander verbunden und als Doppelhelix spiralig um eine gemeinsame Achse gewendelt. Die DNS ist die materielle Basis eines jeden Gens. In der Basensequenz ihres Plusstrangs, des kodogenen Strangs, sind die für die Peptidsynthese notwendigen Informationen niedergelegt und werden durch Vermittlung spezifisch kodierter Messenger-RNS ins Zytoplasma übertragen (29). Unmittelbare Genprodukte können also nur Peptide und Proteine sein, was viele Blutgruppenantigene nicht sind (154).

Für unsere Zwecke ist es ausreichend, sich die Gene als linear angeordnete Einheiten der DNS vorzustellen, die wie Perlen an der Kette auf den Chromosomen im Zellkern aufgereiht sind. Jedes Einzelgen hat normalerweise seinen festen Platz, den Genort, auf einem bestimmten Chromosom. Chromosomen kommen in Paaren vor. Beim Menschen sind es 23 Paare, also 46 Chromosomen. Entsprechend kommen die Genorte und Gene ebenfalls doppelt vor. Die Chromosomen eines Paares nennt man homolog, wobei eines vom Vater und eines von der Mutter ererbt wird. Die Geschlechtschromosomen, denen die anderen 44 Chromosomen als Autosomen gegenübergestellt werden, bilden nur bei Frauen ein homologes Paar. Das männliche Y-Chromosom ist dagegen kürzer als das weibliche X-Chromosom, wobei ihm zahlreiche X-chromosomale Genorte fehlen, z. B. der Genort für das Blutgruppenmerkmal Xga, das deshalb bei Frauen deutlich häufiger vorkommt als bei Männern (121, 149).

Immunhämatologie und klinische Transfusionsmedizin. http://dx.doi.org/10.1016/B978-3-437-31681-4.00001-5

Alternative Formen eines Gens auf demselben Genort nennt man Allele. So gibt es im AB0-Blutgruppensystem vier alternative Gene, die Allele A_1, A_2, B und 0. Jede Zelle, die befruchtete Eizelle, die Zygote, eingeschlossen, in der die Allele auf einem definierten Genort oder Locus homologer Chromosomen identisch sind, wird homozygot genannt. Im AB0-System sind entsprechend vier homozygote, allele Genpaare möglich: A_1A_1, A_2A_2, BB und 00. Zellen mit den natürlich ebenfalls möglichen Genpaarungen A_1A_2, A_1B, A_10, A_2B, A_20 und B0 bezeichnet man als heterozygot (121).

2 Blutgruppengenetik

Die bekannten Blutgruppenantigene gehören drei verschiedenen biochemischen Verbindungsklassen an: Sie sind entweder Glykoproteine, wie die mit dem Speichel ausgeschiedenen Antigene des AB0-Systems, Glykolipide, wie die auf der Erythrozytenmembran lokalisierten Antigene des AB0-Systems, oder Lipoproteine, wie die Antigene des Rhesussystems auf der Erythrozytenmembran. Glykoprotein- und Glykolipidantigene verdanken ihre antigene Spezifität ihrem Kohlenhydratanteil, bei Lipoproteinen ist der Proteinanteil für die antigene Spezifität verantwortlich (97, 124, 125, 126, 127).

Zur Bildung der Blutgruppenantigene ist in der Regel ein komplexes Wechselspiel verschiedener Gene auf unterschiedlichen Chromosomen erforderlich. So sind die Allele A_1, A_2, B und 0 des AB0-Systems auf den Chromosomen 9 lokalisiert, während die H-Gene, die die bei Trägern der Blutgruppe 0 auf der Erythrozytenmembran nachweisbaren H-Antigene determinieren, auf den Chromosomen 19 lokalisiert sind (149).

Diese Gene determinieren eine Gruppe von Enzymen, die Transglykosylasen, die den Aufbau von Zuckerketten aus im Intermediärstoffwechsel unabhängig von den Blutgruppengenen anfallenden Kohlenhydratmolekülen steuern und diese Zuckerketten an Proteine oder Fette anlagern.

Die H-Gene auf den Chromosomen 19 kodieren eine H-Transferase, die die Bildung der H-Antigene steuert. Sitzen auf den AB0-Genorten der Chromosomen 9 homo- oder heterozygot die Allele A_1, A_2 und B, werden die H-Antigene über A_1, A_2 bzw. B-Transferasen zu den Antigenen A_1, A_2 und/oder B transformiert, und die Genträger sind phänotypisch Träger der Blutgruppen A_1, A_2, B, A_1B oder A_2B. Sind dagegen die AB0-Genorte auf den Chromosomen 9 homozygot mit dem stummen Allel 0 besetzt, das keine Transferase kodiert, bleiben die H-Antigene unverändert erhalten, und die Genträger sind phänotypisch Träger der Blutgruppe 0. Werden auf den Chromosomen 19 die Gene H homozygot durch ihre stummen Allele h vertreten, die ebenfalls keine Transferase kodieren, unterbleibt die Bildung der H-Antigene, die dann natürlich auch über die von den AB0-Allelen auf den Chromosomen 9 kodierten Transferasen nicht weiter transformiert werden können. Die Genträger besitzen dann keine AB0-Blutgruppen. Diese weltweit extrem seltene genetische Konstellation bezeichnet man als Bombay-Typ, da sie nur bei den in Bombay lebenden Parsen, wohl inzuchtbedingt, häufiger vorkommt (121, 149, 209, 210). Die Blutgruppenantigene des AB0-Systems, aber auch anderer Blutgruppensysteme, sind also Resultat des komplexen Wechselspiels verschiedenster Gene und Genprodukte.

Ein Merkmal, das in Erscheinung tritt, wenn die vorhandenen Allele heterozygot sind, nennt man dominant. Ein rezessives Merkmal wird nur bei Homozygotie entdeckt, also wenn das verantwortliche Allel in doppelter Dosis vorliegt. Diese Bezeichnung wird nur richtig angewandt, wenn man Merkmale, bei Blutgruppen Antigene, beschreibt. Nicht Gene, nur Antigene oder Merkmale sind übereinander dominant.

Im AB0-System ist das Antigen A_1 dominant über das Antigen A_2, beide und das Antigen B sind dominant über das Antigen H, das als Merkmal nur in Erscheinung tritt, wenn auf den AB0-Genorten der Chromosomen 9 homozygot die stummen Allele 0 vorliegen, die keine Transferase kodieren, die die von den H-Genen auf den Chromosomen 19 kodierte H-Substanz weiter modifi-

Immunhämatologie und klinische Transfusionsmedizin. http://dx.doi.org/10.1016/B978-3-437-31681-4.00002-7

Tab. 2.1 Genotypen und Phänotypen im AB0-System

Genotyp	**Phänotyp (Blutgruppe)**
A_1A_1 A_1A_2 A_10	A_1
A_2A_2 A_20	A_2
BB B0	B
A_1B A_2B	A_1B A_2B
00	0 (H)

zieren könnte. Dagegen sind die Antigene A_1 und A_2 mit dem Antigen B kodominant. Ist auf einem Chromosom 9 das Allel A_1 bzw. A_2, auf dem anderen das Allel B vorhanden, finden sich auf der Erythrozytenmembran die Antigene A_1 bzw. A_2 und B.

Im AB0-System gibt es entsprechend 10 Genotypen, aus denen nur 6 Phänotypen resultieren (➤ Tab. 2.1).

Die Vererbung aller bislang bekannten Blutgruppensysteme erfolgt streng nach den Mendelschen Regeln. Auch dies sei wiederum anhand der AB0-Blutgruppen erläutert. Bei einem hypothetischen Elternpaar besitzt der Vater die Blutgruppe A_1 und die Mutter die Blutgruppe 0. Von diesen Eltern erzeugte Kinder können rein theoretisch Träger der Blutgruppe A_1, der Blutgruppe A_2 oder der Blutgruppe 0 sein. Praktisch können aber aus dieser Elternkombination nur Kinder mit den Phänotypen hervorgehen, die auch durch die genotypische Konstellation der Eltern ermöglicht werden. Im konkreten Beispiel muss die Mutter den Genotyp 00 besitzen. Der Vater dagegen (➤ Tab. 2.1) kann entweder den homozygoten Genotyp A_1A_1 oder die heterozygoten Genotypen A_1A_2 bzw. A_10 aufweisen. Im ersten Fall müssen alle Kinder Träger des Genotyps A_10 und somit der Blutgruppe A_1 sein, im zweiten Fall sind Kinder mit den Genotypen A_10 oder A_20 und damit den Blutgruppen A_1 und A_2 möglich und im dritten Fall können die Kinder die Genotypen A_10 und 00 besitzen und Träger der Blutgruppe A_1 oder 0 sein. Nur bei dieser dritten genetischen Konstellation sind also tatsächlich 0-Kinder möglich.

Solche Vererbungsmodelle lassen sich bei Kenntnis des Genotyps in allen Blutgruppensystemen durchspielen und ermöglichen im Umkehrschluss, über die Phänotypisierung von Familien, die Bestimmung der den gefundenen Phänotypen zugrunde liegenden Genotypen.

II Immunhämatologie

3 Antigene und Antikörper

3.1 Antigene

Antigene sind Substanzen, die, in einen lebenden Organismus eingebracht, einen spezifischen Abwehrmechanismus in Gang setzen können, wenn sie dessen Immunsystem fremd sind. Dagegen erkennt dasselbe Immunsystem körpereigene, für andere Organismen durchaus antigene Substanzen nicht als fremd. Sehr viele Antigene und die sie determinierenden genetischen Systeme sind phylogenetisch alte, zum Teil bereits von Akaryonten auf Eukaryonten überkommene, also biologisch hochkonservierte Strukturen und in der belebten Natur weitverbreitet. Die wesentliche biologische Aufgabe antigener Substanzen scheint, über die durch sie entscheidend mitbestimmte biochemische Struktur der Körperzellen, die Definition des immunologischen „Selbst" zu sein. Dies ist von zentraler Bedeutung für die Integrität und Individualität eines jeden Organismus, denn das Immunsystem kann nur dann etwas als fremd erkennen, wenn vorher genau festgelegt ist, was körpereigen ist (53, 54, 58, 91, 92).
Praktisch alle Blutgruppensubstanzen sind phylogenetisch alte, in der Natur weitverbreitete Strukturen. So finden sich den AB0-Blutgruppen verwandte Substanzen bei Bakterien und Viren, bei Pflanzen, Avertebraten und Vertebraten. Und tatsächlich können diese Substanzen vom Immunsystem ihrer menschlichen Träger nicht als körperfremd erkannt werden, was die Bedeutung der Blutgruppen für die Definition des immunologischen „Selbst" unterstreicht (55, 71, 91, 92, 149, 219).
Werden dagegen die Erythrozyten eines Menschen mit ihren zahlreichen verschiedenen Blutgruppensubstanzen auf ihrer Oberfläche auf einen anderen Menschen übertragen, befinden sich darunter nahezu regelhaft eine oder mehrere Blutgruppensubstanzen, die der Empfänger nicht besitzt, die für sein Immunsystem fremd sind und es deshalb spezifisch stimulieren können. Alle Blutgruppensubstanzen sind also im strengen Sinn der Definition Antigene, die ein fremdes Immunsystem in Abhängigkeit von ihrem Fremdheitsgrad, ihrer Antigenstärke, zur Bildung spezifischer Antikörper veranlassen können.

3.2 Antikörper

Die Antikörperbildung kommt nach erstmaligem Antigenkontakt in Gang, wenn die übertragenen Erythrozyten am Ende ihrer Lebensspanne im Monozyten-Makrophagen-System abgebaut

Immunhämatologie und klinische Transfusionsmedizin. http://dx.doi.org/10.1016/B978-3-437-31681-4.00003-9

werden und dendritische Zellen nach Aufbereitung des antigenen Materials über Präsentation der Antigene an T-Helferzellen die Aktivierung von B-Zellklonen mit antigenspezifischen Rezeptoren veranlassen können. Dabei treten in enger zeitlicher Abfolge zuerst IgM-Antikörper und dann IgG-Antikörper auf. Letztere persistieren zum Teil lange, Erstere verschwinden wieder. Auch dieser sogenannte Isotypenwechsel von IgM zu IgG beruht – ebenso wie die Immunisierung an sich – auf einer Interaktion von T- und B-Zellen.

Interessanterweise sind Antikörper gegen Kohlenhydrat-Antigene überwiegend IgM-Antikörper. Dies liegt daran, dass repetitive Antigenstrukturen auf langen Kohlenhydratketten eine T-zellunabhängige B-Zellantwort und Antikörperbildung initiieren, bei der dann auch der T-zellabhängige Isotypenwechsel ausbleibt (178).

Werden rhesuspositive Erythrozyten, die das Rhesusantigen D auf ihrer Zelloberfläche tragen, im Rahmen einer Transfusion in einen rhesusnegativen Organismus eingebracht, wird dieser immunisiert. Das Rhesusmerkmal D ist für rhesusnegative Menschen ein bemerkenswert starkes Antigen. Oft reicht bereits die parenterale Zufuhr von 0,1 ml D-positiven Blutes aus, um die Antikörperbildung anzustoßen. Nicht der rhesuspositive Erythrozyt, die D-Substanz ist antigen, kann allerdings erst als Antigen wirksam werden, wenn sie aus dem Membranverband herausgelöst ist. Von der Übertragung rhesuspositiver Erythrozyten bis zur Erstimmunisierung des rhesusnegativen Empfängers durch die D-Substanz verstreichen in der Regel bis zu 3 Monate. Deshalb wird die erste rhesuspositive Bluttransfusion von rhesusnegativen Empfängern immer gut vertragen.

Nach erneuter Antigenexposition eines bereits früher immunisierten Empfängers läuft die Immunreaktion ganz anders ab. Die Antikörper werden schon wenige Tage nach erneuter Transfusion massiv geboostert und können, über die Zerstörung aller übertragenen D-positiven Erythrozyten, zu tödlichen Transfusionszwischenfällen führen. Rhesus-negative Menschen mit einem Anti-D-Antikörper in der Vorgeschichte dürfen deshalb niemals rhesuspositive Bluttransfusionen erhalten, auch dann nicht, wenn der Antikörper aktuell serologisch nicht nachweisbar ist.

Analoges gilt beim Morbus haemolyticus neonatorum bei rhesusinkompatibler Schwangerschaft. Das erste rhesuspositive Kind einer rhesusnegativen Mutter ist nicht gefährdet, da die zur Immunisierung notwendigen fetalen Erythrozytenmengen erst sub partu auf die Mutter übergehen (91, 92). Bei späteren Schwangerschaften reichen aber schon kleinste fetale Blutmengen zur Boosterung des mütterlichen Anti-D-Titers aus. Die Gefährdung der Frucht nimmt mit der Zahl der Schwangerschaften zu, wobei in der Regel in der dritten Gravidität das Maximum der Antikörperbildung und damit auch das Maximum der Gefährdung erreicht wird (185).

In analoger Weise können natürlich alle Blutgruppenantigene, die dem Empfängerorganismus fremd sind, die Bildung von Antikörpern auslösen. Solche irregulären Antikörper können sowohl zu Transfusionszwischenfällen als auch zu Neugeborenenerythroblastosen führen. Allerdings ist die Antigenstärke der verschiedenen Blutgruppenstrukturen unterschiedlich und meist deutlich geringer als die des Rhesusantigens D.

3.2.1 Isoagglutinine

Im Gegensatz zu den irregulären Antikörpern in den anderen Blutgruppensystemen, kommen im AB0-System regelhaft bei nahezu allen Menschen blutgruppenkonträr natürliche Antikörper vor, die sogenannten Isoagglutinine Anti-A und Anti-B, die allen anderen Blutgruppenantikörpern als reguläre Antikörper gegenübergestellt werden (➤ Tab. 3.1).

Tab. 3.1 Die AB0-Blutgruppen und ihre Isoagglutinine	
Blutgruppe	**Isoagglutinine**
A_1	Anti-B
A_2	Anti-B
B	Anti-A
0	Anti-A und Anti-B
AB	keine Isoagglutinine

Auch die Entstehung dieser Isoagglutinine ist natürlich eine Leistung spezifischer Immunmechanismen. Ihr regelhaftes Vorkommen ist durch die weite Verbreitung ABH-ähnlicher Substanzen in der belebten Natur bedingt und letztlich wohl durch Mikroorganismen verursacht, die solche Substanzen besitzen. So weist z. B. das ubiquitär verbreitete Bakterium Escherichia coli sowohl A- als auch B-ähnliche Strukturen in seiner Membran auf (149).

Das blutgruppen- oder besser antigenkonträre Vorkommen dieser natürlichen Antikörper – Träger der Blutgruppe A besitzen Isoagglutinine Anti-B, Träger der Blutgruppe B besitzen Isoagglutinine Anti-A, Träger der Blutgruppe 0 besitzen die Isoagglutinine Anti-A und Anti-B – resultiert aus der Unfähigkeit des Immunsystems, gegen einmal als körpereigen perzipierte antigene Strukturen aktiv zu werden, auch wenn sie bei folgenden Kontakten Bestandteile fremder Mikroorganismen sind. Träger der Blutgruppe AB besitzen deshalb keine Isoagglutinine (54).

Wegen des regelhaften Vorkommens dieser Isoagglutinine muss, von wenigen noch zu besprechenden Ausnahmen abgesehen, zur Vermeidung tödlicher Transfusionszwischenfälle, im AB0-System stets streng blutgruppenkompatibel transfundiert werden. Zur Bestimmung der AB0-Blutgruppen müssen beim gleichen Individuum sowohl die Antigene als auch die antigenkonträren Isoagglutinine nachgewiesen werden. Die Blutgruppe 0 gilt erst dann als bestimmt, wenn beim selben Probanden auch die Isoagglutinine Anti-A und Anti-B erfasst werden usw. (91, 92, 97, 121, 124, 125, 126, 127, 149, 158).

3.2.2 Antikörperstrukturen und ihre Reaktionsweisen

Blutgruppenantikörper sind also spezifische Antikörper, die ein Empfängerorganismus gegen Erythrozyten bildet, die Blutgruppenantigene an ihrer Oberfläche tragen, die er selbst nicht besitzt. Diese Antikörper tragen jeweils den Namen des Antigens, gegen das sie gerichtet sind. So ist z. B. der Antikörper Anti-D gegen Erythrozyten gerichtet, die das Rhesusantigen D an ihrer Zelloberfläche besitzen.

Blutgruppenantikörper sind meist IgG- und IgM-Immunglobuline. Selbst wenn sie sich gegen dasselbe Antigen richten, können sie sich aufgrund unterschiedlichen molekularen Aufbaus in ihrer Reaktionsweise beträchtlich unterscheiden, was bei ihren laboratoriumstechnischen Nachweismethoden entsprechend berücksichtigt werden muss.

Um diese unterschiedlichen Reaktionsweisen verstehen zu können, muss zunächst ein den Erythrozyten eigenes Phänomen besprochen werden, das Zetapotenzial. Erythrozyten lassen aufgrund ihrer negativen Membranladung eine doppelschichtige Ionenwolke an ihrer Oberfläche entstehen. Die innere, aus positiven Ionen bestehende Schicht ist unverschieblich fest an die negativ geladene Erythrozytenmembran gebunden, während sich peripher eine zweite Ionenschicht mit überwiegend negativen Ladungen anlegt. Die Potenzialdifferenz zwischen diesen beiden Ionenwolken, das

Zetapotenzial, bedingt, dass Erythrozyten sich gegenseitig abstoßen und normalerweise einen physiologischen Abstand voneinander einhalten, der durch die Dicke ihrer jeweiligen Ionenwolken bestimmt ist. Die Dicke dieser Wolken beträgt bis zu 150, somit die minimale Distanz zweier Erythrozyten in physiologischem Milieu bis zu 300 Angström. Dieser Abstand kann aufgrund der Molekülgröße nur von Antikörpern der IgM-Klasse, nicht dagegen von Antikörpern der IgG-Klasse überbrückt werden. Letztere entziehen sich daher dem Nachweis in physiologischer Kochsalzlösung. Sie können nämlich benachbarte Erythrozyten nicht zur Agglutination bringen, was die Grundvoraussetzung für den laboratoriumstechnischen Antikörpernachweis darstellt, der über die optische Erfassung der Erythrozytenagglutination erfolgt. Für die hämolysierende Wirkung der IgG-Antikörper in vivo ist dieses Laborphänomen ohne jede Bedeutung, da die Antigen-Antikörper-Reaktion abläuft und zu Zellzerstörung führt.

In der Blutgruppenserologie unterscheidet man aufgrund dieses Laborphänomens zwei Antikörpergruppen, komplette und inkomplette Antikörper.

Komplette Antikörper gehören stets der IgM-Klasse an, haben ein Molekulargewicht von ca. 900.000 und wirken im Kochsalzmilieu auf Erythrozyten agglutinierend, sind also problemlos nachweisbar. Zu den kompletten Antikörpern gehören z. B. die bereits besprochenen Isoagglutinine Anti-A und Anti-B.

Inkomplette Antikörper gehören der IgG-Klasse an, haben ein Molekulargewicht von ca. 160.000, und ihr Nachweis ist nur über spezielle Techniken möglich. Die meisten irregulären Antikörper sind inkompletter Natur.

Es sei nochmals darauf hingewiesen, dass die Unterscheidung zwischen kompletten und inkompletten Antikörpern eine rein nachweistechnische und für die Antikörperbindung in vivo insofern bedeutungslos ist, als für die Erythrozytenzerstörung die Antigen-Antikörper-Reaktion ausschlaggebend ist. Diese ist aber ausschließlich durch die Antigenspezifität der Antikörper und nicht durch das Zetapotenzial der Zellen bestimmt (91, 92, 97, 121, 124, 125, 126, 127, 185). Allerdings sei angemerkt, dass IgM-Antikörper wegen ihrer Fähigkeit, die Komplementkaskade vollständig zu aktivieren, in vivo zur intravasalen Hämolyse führen und damit noch gefährlicher als IgG-Antikörper sind.

4 Der Antikörpernachweis

Blutkonserven sollen keine irregulären Antikörper enthalten. Deshalb sollte das Serum jedes Blutspenders vor jeder Spende mit Testerythrozyten in einem Dreistufentest auf das Vorliegen von Antikörpern untersucht werden (157, 158, 159, 160, 161, 162, 163, 164, 165).

4.1 Die Kochsalzphase

In der ersten Stufe, der Kochsalzphase, wird eine 5-prozentige Testerythrozytensuspension mit Serum des Blutspenders vermengt und zentrifugiert. Verklumpen die Erythrozyten, enthält das Serum komplette Antikörper vom IgM-Typ. Da sehr viele Antikörper ihr Reaktionsoptimum bei Körpertemperatur haben, kann – bei fehlender Agglutination – das Teströhrchen 30 min bei 37 °C im Wasserbad inkubiert, erneut anzentrifugiert und nochmals abgelesen werden (➤ Abb. 4.1 und ➤ Abb. 4.2).

4.2 Die Supplementphase

In der zweiten Stufe, der Supplementphase, wird das Serum-Testerythrozyten-Gemisch mit Supplement versetzt. Supplement ist der Oberbegriff für eiweißhaltige Lösungen wie AB-Serum und Rinderalbumin sowie makromolekulare Lösungen wie Dextran, Gelatine und Lösungen niedriger Ionenstärke (Low Ionic Strength Solution = LISS). Solche Lösungen haben die Eigenschaft, die spezifische Bindung von Antikörpern an ihre korrespondierenden Antigene auf der Erythrozytenoberfläche, die auch bei inkompletten Antikörpern schon in der Kochsalzphase erfolgt, durch Festigung der Bindung und Beförderung der Erythrozytenagglutination sichtbar zu machen.

Immunhämatologie und klinische Transfusionsmedizin. http://dx.doi.org/10.1016/B978-3-437-31681-4.00004-0

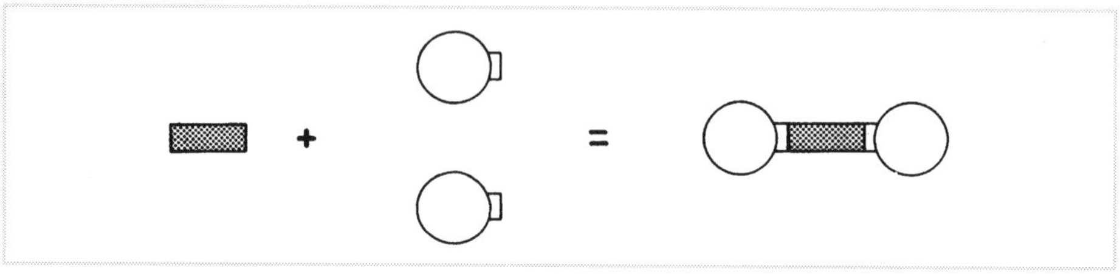

Abb. 4.1 Komplette Antikörper + Testerythrozyten mit korrespondierenden Antigenen = Antigen-Antikörper-Reaktion mit Agglutination der Erythrozyten im Kochsalzmilieu.

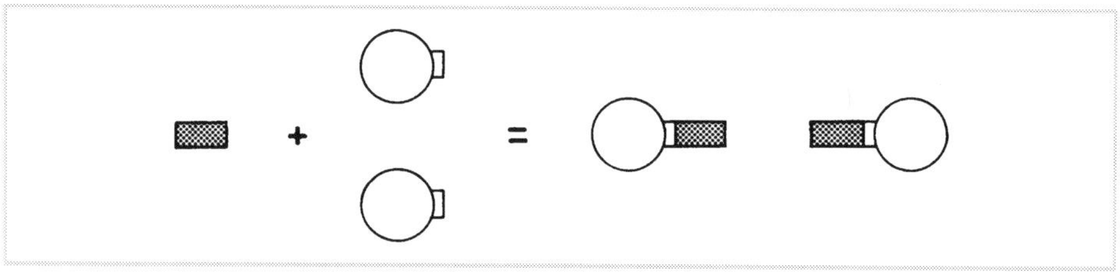

Abb. 4.2 Inkomplette Antikörper + Testerythrozyten mit korrespondierenden Antigenen = Antigen-Antikörper-Reaktion ohne Agglutination der Erythrozyten im Kochsalzmilieu.

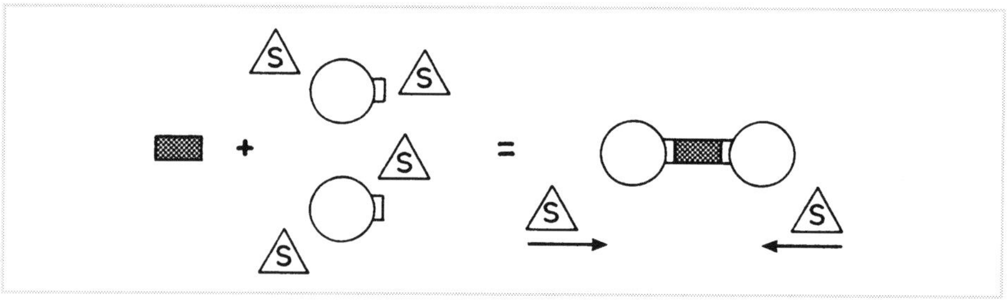

Abb. 4.3 Inkomplette Antikörper + Testerythrozyten mit korrespondierenden Antigenen + Supplement = Antigen-Antikörper-Reaktion mit Agglutination der Erythrozyten im Supplementmilieu.

Supplemente verringern das Zetapotenzial der Erythrozyten, die sich dadurch stärker annähern können. So wird ein Teil der inkompletten IgG-Antikörper in die Lage versetzt, sich an einer zweiten Antigenbindungsstelle auf einem benachbarten Erythrozyten anzulagern. Das Supplement, heute verwendet man fast ausschließlich Lösungen niedriger Ionenstärke, ermöglicht so die Erythrozytenagglutination und macht durch einen physikalisch-chemischen Kunstgriff die an sich schon vorher abgelaufene Antigen-Antikörper-Reaktion sichtbar. In der Supplementphase erfasst man inkomplette Antikörper vorzugsweise vom IgG-Typ (➤ Abb. 4.3).

4.3 Die Coombsphase

Bei Antikörpern, die auch in der Supplementphase nicht nachgewiesen werden können, erfolgt die Sichtbarmachung der abgelaufenen Antigen-Antikörper-Reaktion in der dritten Stufe des Antikörpersuchtests, der Coombsphase. Diese inkompletten Blutgruppenantikörper gehören in ihrer großen Mehrzahl ebenfalls der IgG-Klasse an und werden Coombsantikörper genannt.

Das Prinzip des Coombstests wurde bereits 1908 von Carlo Moreschi beschrieben (129). Seine zentrale Bedeutung für die Blutgruppenserologie wurde aber erst 1945 von Coombs erkannt (39).
Das Prinzip des Coombstests beruht darauf, dass mit Antikörpern beladene menschliche Erythrozyten mit einem Kaninchenserum versetzt werden, das Antikörper gegen menschliche Immunglobuline enthält. Der Coombstest wird deshalb synonym auch als Antihumanglobulintest bezeichnet. Diese Kaninchenantikörper verbinden sich mit den auf der Erythrozytenmembran angelagerten menschlichen Immunglobulinen, die für sie antigenen Charakter haben. Die serumliefernden Kaninchen wurden nämlich vorher gegen menschliche Immunglobuline immunisiert.
Ein typischer Coombsantikörper ist das bereits besprochene Anti-D, das sich gegen die die Rhesuspositivität definierende Erythrozyteneigenschaft D richtet. Dieser gefährliche Antikörper gehört der IgG-Klasse an und kann die über das Zetapotenzial bestimmten Abstände zwischen den Erythrozyten im Kochsalzmilieu gar nicht und auch nach Supplementzugabe häufig nicht überbrücken.
Setzt man nun in der dritten Stufe des Antikörpersuchtestes Coombsserum zu, lagern sich die gegen menschliche Immunglobuline gerichteten Kaninchenantikörper dieses Serums mit einer Antigenbindungsstelle an das Anti-D auf dem Erythrozyten 1, mit einer zweiten Antigenbindungsstelle an das Anti-D auf dem Erythrozyten 2 an, führen so zu Erythrozytenagglutination und ermöglichen den makroskopischen Nachweis der Anti-D-Beladung der (Test-)Erythrozyten.
Coombsserum enthält auch Antikörper gegen die Komplementkomponenten C3 und C4. Komplement ist ein normaler Serumbestandteil, ein Gemisch aus Alpha-2- und Betaglobulinen, und gilt als System der unspezifischen Abwehr (1, 142). Einige wenige Antikörper meist ebenfalls der IgG-Klasse, so Antikörper im Duffy-Blutgruppensystem, fixieren auf der Erythrozytenmembran Komplement und können deshalb vorzugsweise in Gegenwart von Antikomplementantikörpern, also erst in der Coombsphase, entdeckt werden.
Man unterscheidet beim Coombstest zwischen dem indirekten und dem direkten Coombstest.
Der indirekte Coombstest dient dem eben beschriebenen Nachweis von im Serum von Schwangeren, Blutspendern oder Bluttransfusionsempfängern frei zirkulierenden Antikörpern, die sich nicht gegen eigene Erythrozytenantigene richten, wohl aber, wenn beim Blutkonservenempfänger vorhanden, gegen Erythrozyten der Konserve, wenn beim Blutspender vorhanden, gegen Erythrozyten des Empfängers wirksam werden könnten. Als Ausgangsmaterial dient Serum oder Plasma des zu untersuchenden Probanden. Der eigentlichen Coombsphase geht hier eine Antikörperbeladungsphase von Testerythrozyten im Kochsalz- und/oder Supplementmilieu voraus. Im Anschluss werden diese Erythrozyten dreimal in physiologischer Kochsalzlösung gewaschen (zentrifugiert), und erst dann wird das Coombsserum zugegeben (➤ Abb. 4.4).
Beim direkten Coombstest geht man dagegen von der Annahme aus, die Erythrozyten des zu untersuchenden Menschen seien bereits in vivo mit Antikörpern beladen. Als Ausgangsmaterial dienen hier also perspektivisch mit Antikörpern beladene Erythrozyten des zu untersuchenden Probanden. Eine Beladungsphase erübrigt sich, die Erythrozyten werden nach dreimaligem Waschen mit physiologischer Kochsalzlösung sofort mit Coombsserum versetzt (➤ Abb. 4.4).
Während der indirekte Coombstest vor allem bei der Antikörpersuche bei Blutspendern und in der Schwangerenvorsorge sowie in der später zu besprechenden Kreuzprobe vor Bluttransfusion, aber auch bei der Blutgruppenbestimmung, die natürlich nur über definierte antikörperhaltige Seren erfolgen kann, eingesetzt wird, dient der direkte Coombstest der Diagnostik des Morbus haemolyticus neonatorum, von autoantikörperbedingten hämolytischen Anämien und von Transfusionszwischenfällen, also der Diagnostik pathologischer Zustandsbilder, die durch die Durchführung des indirekten Coombstests bei Blutspendern, Schwangeren und vor Transfusionen eigentlich vermieden werden sollen (9, 49).

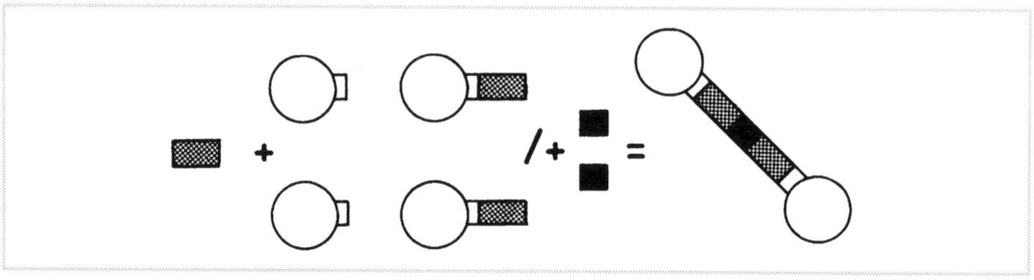

Abb. 4.4 Inkomplette Antikörper (Kryptagglutinoide) + Testerythrozyten mit korrespondierenden Antigenen = Antigen-Antikörper-Reaktion im Kochsalzmilieu ohne Agglutination der Erythrozyten (indirekte Phase des Coombstestes)/+ Antihumanglobulin (Coombsserum) = Agglutination der Erythrozyten im Coombsmilieu (direkte Phase des Coombstestes).

Es bleibt anzumerken, dass der klassische Röhrchentest zum Antikörpernachweis zusehends von Festphasentechniken in Mikrosäulen oder auf Mikrotiterplatten verdrängt wird, was aber grundsätzlich nichts am beschriebenen Testsystem ändert. Die Sensitivität dieser Festphasentechniken ist höher als die der Standardtechniken im Röhrchen, wobei aber das Problem einer höheren Rate unerwünscht positiver Tests zu lösen bleibt (211).

4.4 Die Antikörperdifferenzierung

Findet sich ein Antikörper, muss er nach Möglichkeit genau definiert werden, damit man z. B. bei Transfusionen Konserven bereitstellen kann, deren Erythrozyten das Antigen nicht besitzen, gegen das der beim Empfänger gefundene Antikörper gerichtet ist.
Diese Antikörperdifferenzierung erfolgt wie die Antikörpersuche im Dreistufentest. Es werden allerdings jetzt Testerythrozytenpanels aus 8–12 ausgewählten Testblutkörperchen eingesetzt, während bei der Antikörpersuche lediglich 2–3 verschiedene Testerythrozytenchargen verwendet werden. Anhand des Reaktionsmusters erlauben solche Panels die Differenzierung von Antikörpern (185).

4.5 Das Prozonenphänomen

Vor allem bei immunhämatologischen Testverfahren, die dem Nachweis inkompletter Antikörper vom IgG-Typ dienen, wie z. B. der Coombstest, können die Ergebnisse durch eine Prozone beeinträchtigt sein.
So kann ein erst in der Coombsphase anzeigender IgG-Antikörper, der auf der Oberfläche der zu untersuchenden Erythrozyten angelagert ist, bei Verwendung von unverdünntem Coombsserum dem Nachweis entgehen, da es wegen einer Prozone nicht zur Erythrozytenagglutination kommt. Mit zunehmender Verdünnung des Coombsserums treten aber Reaktionen auf, die bei Titern von 1:64 und 1:128 ein Maximum erreichen.
Solche Prozonenphänomene sind durch einen Überschuss von Anti-IgG-Antikörpern im Coombsserum bedingt, was, da sie extrem schnell mit den auf den Erythrozyten haftenden IgG-Molekülen reagieren, zu deren vollständiger Abdeckung mit Coombsantikörpern führen kann. Trotz abgelaufener Antigen-Antikörper-Reaktion zwischen den IgG-Antikörpern auf den Erythrozytenmembranen

und den Antihumanglobulinantikörpern des Coombsserums, kann es dann nicht zur Erythrozytenagglutination kommen, da alle IgG-Moleküle mit Coombsantikörpern vollständig abgesättigt sind, und deshalb für Letztere auf den jeweils benachbarten Erythrozyten keine Reaktionspartner zur Verfügung stehen.
Prozonenphänomene sind bei den heute verfügbaren Coombsseren mit ihrem ausgewogenen Antikörpergehalt sehr selten. Trotzdem muss jedes Coombsserum vor Ingebrauchnahme, z. B. mit Anti-D-beladenen, rhesuspositiven Testerythrozyten, auf seinen Antikörpergehalt getestet werden, um Prozonenphänomene auszuschließen.

4.6 Die Coombskontrollen

Wie bei allen immunhämatologischen Untersuchungen müssen auch beim Coombstest Kontrollen mitgeführt werden.
In der Positivkontrolle wird die einwandfreie Reaktionsfähigkeit des im Test verwendeten Coombsserums geprüft. Im Kontrollansatz werden Testerythrozyten, bei der Bestimmung des Rhesusmerkmals D rhesus-positive, mit Anti-D-Antikörpern, bei der Bestimmung des Duffy-Merkmals Fy^a duffy^a-heterozygote, mit Anti-Fy^a-Antikörpern beladene Testerythrozyten usw. eingesetzt. Einwandfreie Qualität des antikörperhaltigen Serums und der Testzellen vorausgesetzt, müssen diese nach Zugabe des Coombsserums agglutinieren. Andernfalls ist das im Test verwendete Coombsserum, z. B. wegen zu starken Antikörpergehalts mit Prozonenphänomen, unbrauchbar.
Ist ein Coombstest, z. B. bei der Bestimmung des Kell-Merkmals K, positiv ausgefallen, muss kontrolliert werden, ob die Reaktion richtig positiv, der untersuchte Proband also wirklich K-positiv ist. Dazu führt man Erythrozyten des Probanden ohne Zugabe von anti-K-haltigem Serum durch den Dreistufentest. Kommt es dennoch zur Agglutination, ist der Test falsch positiv. Dies kann auf an die Erythrozytenoberfläche angelagerte Autoantikörper zurückzuführen sein. Aber auch in retikulozytenreichem Blut kommt es nicht selten zu falsch positiven Reaktionen, was dann nicht Ausdruck einer Antikörperanlagerung an die Erythrozytenoberfläche, sondern einer Komplexbildung zwischen dem in Retikulozyten reichlich vorhandenem Transferrin mit Antitransferrinantikörpern des Coombsserums ist, die eine Agglutination vortäuscht. Neben der bakteriellen Verunreinigung von Coombsserum oder Erythrozytensuspension kann weiter Kieselsäure aus angekratzten Glaswaren oder die Verwendung hypertonischer statt physiologischer Kochsalzlösung Ursache für falsch positive Testresultate sein.
Ist bei der Bestimmung des Kell-Merkmals K der Coombstest negativ ausgefallen, ist zu prüfen, ob die Reaktion richtig negativ, der Proband also wirklich K-negativ ist. Ist der Test richtig negativ, haben die Antikörper des Coombsserums kein an die Erythrozytenoberfläche gebundenes Anti-K vorgefunden, konnten somit nicht reagieren, und sind nicht verbraucht. Fügt man jetzt, z. B. mit Anti-D beladene, rhesuspositive Testerythrozyten zu, muss es zu einer Reaktion kommen. Ist dies nicht der Fall, ist der Test als falsch negativ zu bewerten. Dies kann ebenfalls an einer bakteriellen Verunreinigung von Coombsserum oder Erythrozytensuspension liegen, kann aber auch schlicht darauf zurückzuführen sein, dass die Coombsserumzugabe vergessen wurde. Falsch negative Reaktionen treten auch auf, wenn die Probandenerythrozyten oder, sofern Glaswaren wiederverwendet werden, diese schlecht gewaschen waren. Vorhandene Serumreste mit ihren Globulinen können dann die Antikörper des Antihumanglobulinserums neutralisieren, ehe sie mit dem spezifischen Antikörperglobulin an der Erythrozytenoberfläche reagieren können. Falsch negative Reaktionen

werden aber auch beobachtet, wenn die Zeiten zwischen dem Auswaschen der antikörperbeladenen Erythrozyten und der Zugabe von Antihumanglobulin nicht eingehalten werden, sodass angelagerte Antikörper sich wieder ablösen. Mit diesen reagieren dann zwar die Coombsantikörper, können aber natürlich keine Erythrozytenagglutination hervorrufen. Gleiches gilt für zu lange oder zu kurze Inkubationszeiten bei der Antikörperbeladung, bei nicht optimaler Inkubationstemperatur und bei der Verwendung von Antikoagulanzien-haltigem Plasma anstelle von Serum, da Antikoagulanzien, z. B. EDTA, die Aktivierung der C1-Komplementkomponente und damit die Antikörperanlagerung an die zu untersuchenden Erythrozyten verhindern. Nicht zu vernachlässigen ist das falsch negative Testergebnis durch Überschusshemmung der Erythrozytenagglutination bei zu großen Antikörpermengen im Coombsserum, das Prozonenphänomen.
Während also falsch positive Testergebnisse auch auf pathophysiologischer Basis auftreten können, sind falsch negative praktisch immer Resultat von laboratoriumstechnischen Unregelmäßigkeiten. Solche Fehler müssen durch die Coombskontrollen ausgeschlossen werden.

4.7 Reaktionsverstärkende Methoden

Die Vorbehandlung von Erythrozyten mit Enzymen vor deren Einsatz in blutgruppenserologischen Untersuchungen führt zu wichtigen Änderungen. Zahlreiche Antigene werden durch Enzyme so modifiziert, dass sie verstärkt mit Seren reagieren, die korrespondierende Antikörper enthalten. Dies ist insbesondere für Merkmale der Rhesus-, Kell- und Kidd-Blutgruppensysteme der Fall. Andere Antigene werden durch Enzyme zerstört, vor allem die Duffy-Antigene und die Merkmale des MNSs-Systems (91, 92). Nützlich ist dieser Enzymtest insbesondere zum Nachweis von niedrigtitrigen Antikörpern sowie in der Untersuchung von Seren, die mehrere irreguläre Antikörper enthalten. Da es hierbei vorzugsweise um den Nachweis von IgG-Antikörpern geht, kann die Kochsalzphase entfallen.

4.8 Der Gelkartentest

Kartentests erfolgen in Kunststoffkarten mit Mikrotitersäulen. In diesen Säulen befinden sich ein Gel, andere Mikropartikel oder Dichtegradientenflüssigkeit. Entscheidend ist dabei, dass das in die Säulen eingefüllte Material Poren aufweist, die so klein sind, dass sie nur von Einzelerythrozyten passiert werden können, während Agglutinate die Säule nicht oder unvollständig durchwandern. Analog zum Dreistufentest existieren mit NaCl-Lösung sowie mit Lösungen niedriger Ionenstärke und Coombsserum versetzte Befüllungen (NaCl-Karten und LISS-/Coombs-Karten). In den NaCl-Karten wird der Agglutinationstest im Kochsalzmilieu durchgeführt. In den LISS-/Coombs-Karten werden der Supplementtest und der Coombstest in einer Karte vorgenommen. Prinzipiell ist also auch der Gelkartentest ein Dreistufentest. Nach Inkubation des über die Säule pipettierten Ansatzes mit Serum und Erythrozytensuspension werden die Säulen zentrifugiert. Nicht antikörperbeladene Erythrozyten passieren dabei die Befüllung und finden sich als Sediment am Boden der Mikrotitersäule. Agglutinate bleiben in der Befüllung stecken. Mit IgG-Antikörpern beladene Erythrozyten werden in der LISS-/Coombs-Karte von in die Befüllung eingearbeiteten Coombsantikörpern agglutiniert und bleiben dann als Agglutinate in der Befüllung stecken, während sie die nicht mit Coombsantikörpern versetzten NaCl-Karten passieren (211).

Die Vorteile dieses Testverfahrens bestehen in hoher Zuverlässigkeit, gegenüber dem Röhrchentest geringeren Fehlermöglichkeiten, wiederholter Ablesbarkeit der Ergebnisse und in verbesserter Sensitivität. Das Waschen im Ansatz auf der LISS-/Coombs-Karte kann entfallen, da nicht erythrozytär gebundene Antikörper nicht in die Säulenbefüllung, die die Coombsantikörper enthält, eindringen. Mit den Kartentests werden mehr irreguläre Antikörper gefunden als im Röhrchen. Der Preis dafür ist eine gesteigerte Rate positiver Befunde durch sehr niedrigtitrige Autoantikörper, durch unspezifische IgG-Nachweise im Eigenansatz sowie durch Kälteautoantikörper.

4.9 Die Festphasentechnik

Zwei Methoden der Festphasentechnik haben sich in der Immunhämatologie etabliert. Zum Antigennachweis auf Zellen werden Mikrotiterplatten verwendet, in deren Vertiefungen Antikörper fixiert sind. Tragen hinzugefügte Erythrozyten korrespondierende Antigene, haften sie als Rasen am Mikrotiterplattenboden, andernfalls lassen sie sich in der Mitte der Vertiefung zum Pellet abzentrifugieren. Dagegen werden zum Antikörpernachweis Mikrotiterplatten mit immobilisierten Erythrozytenmembranen verwendet. Binden daran Antikörper eines Serums oder Plasmas, lassen sich diese mit Indikatorerythrozyten nachweisen, die mit Anti-Humanglobulin beladen sind. Sofern die Testerythrozyten nicht mit Anti-IgM gecoatet sind, ist – da prinzipiell der Dreistufentest hier verlassen ist – der Nachweis von Isoagglutininen und weiterer IgM-Antikörper nicht sicher gewährleistet.

Vollautomaten zur Durchführung immunhämatologischer Tests verwenden insbesondere die Festphasentechnik, seltener die Gelkartentechnik. Die Empfindlichkeit automatisierter Testverfahren in Festphasentechnik ist sehr hoch. Sie entspricht etwa der Empfindlichkeit der Gelkartentechnik, die schon gegenüber der Röhrchenmethode erhöht ist, mit der nochmaligen Empfindlichkeitssteigerung durch den Einsatz enzymatisch vorbehandelter Testzellen in der Gelkarte. Naturgemäß wird diese extreme Sensitivität durch nachlassende Spezifität in der Antikörperdiagnostik erkauft, sodass stark vermehrt klinisch nicht relevante schwache Autoantikörper, Kälteagglutinine und auch HLA-Antikörper zu aufwendiger Folgediagnostik führen. Andererseits ist inzwischen unbestritten, dass selbst mit den empfindlichsten Nachweismethoden nicht alle Antikörper gefunden werden können (213).

Letztlich hängt die Wahl der Methode und der Ausrüstung daher vom jeweiligen Patientengut, von der Größe des Probenaufkommens und von der Funktion der transfusionsmedizinischen Einrichtung ab. Referenzinstitute müssen selbstverständlich die sensitivsten Methoden vorhalten, was zum einfachen klinischen Screening nicht erforderlich ist.

5 Die Blutgruppensysteme des Menschen

5.1 Blutgruppenverteilung

Blutgruppenantigene spielen eine zentrale Rolle bei der Definition des immunologischen „Selbst". Die sie determinierenden Blutgruppengene sind „schwache" Histokompatibilitätssysteme, die vermutlich einen nicht zu unterschätzenden Anteil an der Modulation verzögert einsetzender, zellulärer Abwehrmechanismen haben. So wird die chronische Graft-versus-Host-Reaktion (GvHD) nach Knochenmarktransplantation wohl wesentlich über genetische Differenzen in den Blutgruppensystemen von Spender und Empfänger vermittelt (14, 53, 54, 58, 71, 90, 119, 176).
Da die Blutgruppensysteme phylogenetisch alt sind, muss ihre heutige Gen- und Genproduktverteilung bei den verschiedenen Spezies und Stämmen vor dem Hintergrund ihrer immunologischen Bedeutung durch den auf die Vertebratenpopulation über Jahrmillionen einwirkenden antigenen Selektionsdruck entscheidend mitbestimmt sein, wie als erster Haldane in seiner Schrift „Disease and Evolution" betonte (75). Dabei ging er von der unterschiedlichen AB0-Blutgruppenverteilung in der Weltbevölkerung aus.
Wenn die Blutgruppe A das immunologische „Selbst" eines Organismus mitdefiniert, muss die Fähigkeit seines Immunsystems, gegen Erreger mit A-ähnlichen Antigeneigenschaften, wie Pockenviren, Antikörper zu bilden, qualitativ und quantitativ eingeschränkt sein. In der Tat erkranken Träger dieser Blutgruppe signifikant schwerer und versterben signifikant häufiger an den Pocken als Träger anderer Blutgruppen. In indischen Pockenendemiezentren ist daher die Blutgruppe A mit nur 10 % Trägern tatsächlich selten.
Da Yersinia pestis Antigengemeinschaften mit dem Blutgruppenantigen H aufweist, müssten im Analogieschluss Träger der Blutgruppe 0 eine gewisse Übersterblichkeit an der Pest zeigen. Und in der Tat ist diese Blutgruppe in uralten Pestzentren Zentral- und Vorderasiens sowie Nordafrikas eher selten (➤ Tab. 5.1). Dabei scheiden weitergehende genetische Gemeinsamkeiten zwischen den in der Tabelle genannten Völkern aus, denn Burjäten und Kalmücken sind Mongolen, Kirgisen und Usbeken Turkvölker, Ägypter Semiten und Perser wie Armenier Indogermanen.
Betrachtet man die Blutgruppenverteilung in Westeuropa, beobachtet man einen Trend zur Häufung der Blutgruppe 0 in isolierten Populationen im Vergleich zu den Muttervölkern (➤ Tab. 5.2).

Immunhämatologie und klinische Transfusionsmedizin. http://dx.doi.org/10.1016/B978-3-437-31681-4.00005-2

Tab. 5.1 Häufigkeit der Blutgruppe 0 in Pestzentren

Burjäten	33 %	Perser	31 %
Kirgisen	31 %	Armenier	31 %
Kalmücken	26 %	Ägypter	32 %
Usbeken	28 %		

Tab. 5.2 Häufigkeit der Blutgruppe 0 in Westeuropa

Iren	52 %		
Isländer	56 %	Norweger	38 %
Sarden	50 %	Italiener	40 %
Walser	60 %	Deutsche	39 %

Da eine Besiedelung dieser Isolate mit einheitlichen Bevölkerungsgruppen, von historischen Tatsachen einmal ganz abgesehen, wegen der mit den Muttervölkern identischen Rhesusgenverteilung ausscheidet, müssen die großen Pestpandemien des Mittelalters, die diese Isolate verschonten, über eine Übersterblichkeit von Trägern der Blutgruppe 0 die heutige Blutgruppenverteilung in Westeuropa mitmoduliert haben, Fakten, die Haldanes Thesen eindrucksvoll belegen (54, 145, 146).
Da Blutgruppenantigene das immunologische „Selbst" mitdefinieren, stellt jede Bluttransfusion eine massive antigene Beeinträchtigung des Empfängerimmunsystems dar. Um den Empfängerorganismus nicht zu schädigen, müssen daher die Antigenschranken strikt beachtet werden. Dabei sind die verschiedenen Blutgruppensysteme durchaus unterschiedlich zu bewerten.
Im AB0-System muss wegen des regelhaften, blutgruppenkonträren Vorkommens kompletter Antikörper, der Isoagglutinine Anti-A und Anti-B, streng blutgruppenkompatibel transfundiert werden. Das Rhesussystem und, mit gewissen Einschränkungen, das Kell-System erheischen wegen der hohen Antigenität der Merkmale ebenfalls antigenkompatible Transfusionen. Applikation rhesuspositiver Konserven auf rhesusnegative Empfänger hat, von akuter Lebensgefahr abgesehen, zu unterbleiben. Die meisten übrigen Blutgruppensysteme erfordern merkmalsidentische Transfusionen nur, wenn beim Empfänger spezifische, bei Körpertemperatur wirksame Antikörper vorliegen. Dann allerdings ist in jedem Blutgruppensystem antigenidentische Transfusion striktes Gebot.

5.2 Der hämolytische Transfusionszwischenfall

Um die Gefährlichkeit einer blutgruppeninkompatiblen Transfusion beim Vorliegen spezifischer Antikörper zu erläutern, sei am Beispiel der Übertragung einer A-Blutkonserve auf einen Patienten der Blutgruppe 0 kurz die Pathophysiologie des intravasalen hämolytischen Transfusionszwischenfalls erläutert.
Alle übertragenen Erythrozyten werden sofort mit den im Empfängerserum im Überschuss vorhandenen Anti-A-Isoagglutininen beladen, verklumpen und hämolysieren. Durch die an der Erythrozytenoberfläche ablaufende Antigen-Antikörper-Reaktion kommt es zur massenhaften Freisetzung von Histamin und histaminähnlichen Substanzen, die über Gefäßdilatation und Permeabilitätserhöhung der Gefäßmembranen mit vermehrtem Flüssigkeitsabstrom ins Gewebe die Entstehung eines Volumenmangelschocks induzieren.

Die Erythrozytenagglutinate schädigen durch Verschluss kleiner Gefäße zunächst die Lunge, später die bereits schockgeschädigte Niere. In der Folge wird die Nierenschädigung durch die Ausscheidung großer Mengen freien Hämoglobins aus den hämolysierten Konservenerythrozyten über Verstopfung von Tubuli weiter verstärkt.
In schwersten Fällen kommt es über Aktivierung der intravasalen Gerinnung zum Verbrauch von Gerinnungsfaktoren und Thrombozyten, der in der Regel massive Blutungen nach sich zieht, die den histamininduzierten Schock vertiefen. Solche Zwischenfälle enden oft tödlich. Zu ihrer Vermeidung ist daher die Bestimmung von Blutgruppen im Vorfeld der Transfusion unerlässlich.

5.3 Die Bestimmung von Blutgruppenantigenen

5.3.1 Der serologische Antigennachweis

Die Blutgruppenbestimmung im AB0-System erfolgt im Plattentest, seltener im Röhrchen, bei großen Serien auch auf Mikrotiterplatten. Dabei können monoklonale und polyklonale Seren eingesetzt werden. Gleiches gilt für die Bestimmung der Rhesusmerkmale und des Merkmals Kell. Da polyklonale und monoklonale Seren unterschiedliche Reaktionsbedingungen benötigen, müssen für jedes einzelne Serum die Vorgaben der Hersteller zur Technik beachtet werden.
Blutgruppenmerkmalsbestimmungen können natürlich auch im Kartentest vorgenommen werden, wobei auch hier auf die Reaktionsbedingungen der Seren und die Auswahl der entsprechenden Karten zu achten ist. Bei hohem Probendurchsatz kommen zunehmend Vollautomaten mit Festphasentechnik zum Einsatz.
Eine zentrale Forderung bei jeder immunhämatologischen Diagnostik, insbesondere aber bei der Blutgruppenbestimmung, ist die korrekte Identitätssicherung (158,159). Denn Verwechslungen kommen häufiger vor als Fehlbestimmungen. Sie müssen deshalb durch festgelegte Maßnahmen ausgeschlossen werden. Jedes Probengefäß ist vor Entnahme eindeutig zu kennzeichnen (Name, Vorname, Geburtsdatum bzw. auch in kodierter Form). Der Untersuchungsauftrag muss vollständig – einschließlich Entnahmedatum – ausgefüllt und von der abnehmenden Person unterschrieben sein. Der Einsender muss auf dem Untersuchungsantrag eindeutig ausgewiesen sein. Der anfordernde Arzt ist für die Identität der Blutprobe verantwortlich (158,159). Wenn der Patient im Notfall nicht namentlich identifiziert werden kann, müssen die Personalien durch andere Angaben ersetzt werden, die eine eindeutige Identifikation erlauben. Erwecken die Kennzeichnung des Probengefäßes oder der Inhalt der Begleitpapiere Zweifel, so ist dies zu überprüfen und das Ergebnis zu protokollieren. Verbleiben Zweifel, ist eine neue Blutprobe anzufordern (160).

5.3.2 Molekularbiologische Blutgruppenbestimmung

Molekularbiologische Blutgruppenmerkmalsbestimmungen sind derzeit noch wenigen Speziallabors vorbehalten und nur bei ausgewählten Fragestellungen indiziert. In der weit überwiegenden Zahl klinischer Fälle lässt sich allein mit serologischen Techniken eine gefahrlose Blutversorgung gewährleisten. Trotzdem nimmt der Einsatz der Molekularbiologie zu. Situationen, in denen die Bestimmung einzelner Blutgruppenmerkmale Informationsgewinn bringen kann, sind die Blutgruppenbestimmung bei vortransfundierten Patienten mit serologischen Mischblutbefunden, die Blutgruppenbestimmung bei hochtitrigen Autoantikörpern, die die serologische Bestimmung unmöglich machen, oder die Klärung der Frage, ob ein rhesuspositiver Vater homo- oder heterozygot D-positiv ist (8). Dagegen ist der Nachweis bzw. Ausschluss der Rhesuspositivität eines Feten über den molekularbiologischen Nachweis D-positiver kindlicher Erythrozyten im Blut der rhesusnegativen Mutter bis auf Weiteres methodisch zu unsicher, um den Verzicht auf die Rhesusprophylaxe zu rechtfertigen. Im Folgenden sei näher auf die verschiedenen Blutgruppensysteme eingegangen.

6 Das AB0-System

6.1 Die Gene des AB0-Systems

Dem AB0-System liegen die Gene A_1, A_2, B und 0, die sich auf dem Chromosom 9, und die Gene H und h, die sich auf dem Chromosom 19 wechselseitig vertreten, zugrunde. Weiter besteht ein Zusammenhang mit den Genen Se und se, die ebenfalls auf dem Chromosom 19 lokalisiert sind. Träger der Genkombinationen SeSe und Sese scheiden AB0Substanz mit ihren Körperflüssigkeiten aus (80 % aller Menschen), während sese-Homozygote (20 % aller Menschen) Nichtausscheider sind.

6.2 Die Antigene des AB0-Systems

Das AB0-System weist 4 antigene Merkmale auf, die Blutgruppensubstanzen A_1, A_2, B und H, das Antigen der Träger der Blutgruppe 0. Das Merkmal A_1 ist dominant über das Merkmal A_2. Die Merkmale A_1 und A_2 sind mit dem Merkmal B kodominant. Alle drei Antigene sind dominant über das Antigen H. Es gibt also phänotypisch 6 verschiedene AB0-Blutgruppen, die sich in der mitteleuropäischen Bevölkerung, wie in ➤ Tab. 6.1 gezeigt, verteilen.

Tab. 6.1 AB0-Blutgruppenverteilung in Mitteleuropa

0	39 %
A_1	38 %
A_2	10 %
B	9 %
A_1B	3 %
A_2B	1 %

Immunhämatologie und klinische Transfusionsmedizin. http://dx.doi.org/10.1016/B978-3-437-31681-4.00006-4

Tab. 6.2 Klinisch relevante AB0-Blutgruppenverteilung in Mitteleuropa

0	39 %
A	48 %
B	9 %
AB	4 %

Tab. 6.3 Natürliche Antikörper im AB0-System

Blutgruppe	**Antikörper**
$A_1 + A_2$	Anti-B
B	Anti-A (Gemisch aus Anti-A_1 und Anti-A_2)
0	Anti-A (Gemisch aus Anti-A_1 und Anti-A_2) und Anti-B
AB	keine Isoagglutinine

Da Träger der Blutgruppen A_1 und A_2 wechselseitig weder natürlich präformierte Antikörper gegen die jeweils andere Blutgruppensubstanz besitzen und nur extrem selten bei entsprechenden Transfusionen bilden, ist die immunhämatologisch notwendige Unterscheidung dieser beiden Blutgruppen klinisch in der Regel irrelevant. Für die transfusionsmedizinische Praxis verteilen sich die AB0-Blutgruppen in der mitteleuropäischen Bevölkerung wie in ➤ Tab. 6.2 gezeigt.

6.3 Antikörper im AB0-System

Im AB0-System gibt es regelhaft natürlich präformierte komplette (die Isoagglutinine Anti-A und Anti-B) und inkomplette Antikörper (die entsprechenden Isohämolysine), die grundsätzlich nur blutgruppenkonträr vorkommen (➤ Tab. 6.3).
Irreguläre Antikörper (Anti-A_1 bei Trägern der Blutgruppe A_2 und Anti-H bei Trägern der Blutgruppe A_1) sind im AB0-System eine Rarität, dazu häufig nur in der Kälte wirksam und deshalb klinisch meist irrelevant.

6.4 Seltene Varianten der AB0-Blutgruppen

Neben den Hauptantigenen des AB0-Systems A_1, A_2, B und H gibt es einige seltene A- und B-Varianten. Ihnen liegen am Genort auf dem Chromosom 9 eigene, synonym benannte Gene zugrunde, die dort die Allele A und B vertreten können. Von einiger Bedeutung sind die Blutgruppen A_3, A_x und A_m. Die Blutgruppe A_3 reagiert mit den meisten Anti-A-Seren noch schwächer als die relativ häufige schwache A-Variante A_2. A_x reagiert dagegen nur noch mit hochtitrigen Anti-AB-Seren von Trägern der Blutgruppe 0, während Erythrozyten der Blutgruppe A_m weder mit Anti-A- noch mit Anti-AB-Seren zur Agglutination gebracht werden können und phänotypisch der Blutgruppe 0 zuzugehören scheinen. Sekretoren aller drei Gruppen scheiden aber, wie Sekretoren mit den Gruppen A_1 und A_2, A-Substanz im Speichel aus. Ähnliche Varianten gibt es bei der Blutgruppe B. Sie werden, obwohl ihre Eigenschaften nicht voll mit denen der seltenen A-Untergruppen übereinstimmen, als B_3, B_x und B_m bezeichnet. Bezüglich des Bombay-Typs, des Fehlens aller AB0-Blutgruppen, sei auf ➤ Kap. 2 Blutgruppengenetik verwiesen.

Eine weitere genetische Besonderheit des AB0-Systems ist das Cis-AB. Hier werden die Gene A und B als Genkomplex vererbt, die Allele A und B befinden sich auf dem AB0-Genort desselben Chromosoms 9. Träger dieser seltenen AB-Variante besitzen nur ein schwach ausgebildetes B-Antigen und weisen mehr oder weniger Anti-B in ihrem Serum auf.
Wird im Labor eine starke Abschwächung des Merkmals A oder des Merkmals B festgestellt, muss bei der Befundmitteilung und der Blutkonservenzuordnung bedacht werden, dass der Arzt, der vor Transfusionseinleitung den Bedside-Test durchführt, nicht die schwache Variante, sondern meist das Bild der Blutgruppe 0 feststellen wird. Deswegen sollten für solche Patienten Erythrozyten der Blutgruppe 0 bereitgestellt werden.

6.5 Die Bedeutung des AB0-Systems für die Bluttransfusion

Da innerhalb des AB0-Systems reguläre Antikörper vorkommen, ist dieses Blutgruppensystem das für die klinische Transfusionsmedizin wichtigste, weil gefährlichste.
Es sollte immer AB0-identisch transfundiert werden!
Es gibt jedoch Notsituationen, die wegen Konservenmangels bei bestimmten Blutgruppen (B, AB), der aus der ungleichen Verteilung der AB0-Blutgruppen in der Bevölkerung resultiert, blutgruppenungleiche Transfusionen notwendig machen. So sind AB-identische Polytransfusionen bei schweren operativen Eingriffen oder nach Unfällen, wegen der Seltenheit dieser Gruppe, oft nicht möglich.
Bei solchem AB0-ungleichem Blutersatz sollten grundsätzlich Erythrozytenkonzentrate verwendet werden, da bei ihnen mit dem Plasma auch die in den Konserven vorhandenen Isoagglutinine weitgehend entfernt sind. Es gelten folgende Regeln:

1. 0-Erythrozytenkonzentrate können auf Träger der Blutgruppe 0 und dürfen auf Träger der Blutgruppen A, B und AB übertragen werden, sofern bei diesen kein bei Körpertemperatur wirksames Anti-H vorliegt.
2. A- und B-Erythrozytenkonzentrate dürfen nur blutgruppenidentisch und können zusätzlich auf Träger der Blutgruppe AB übertragen werden.
3. AB-Erythrozytenkonzentrate dürfen nur Trägern der Blutgruppe AB transfundiert werden.

Beim AB0-ungleichen Erythrozytenersatz sind Träger der Blutgruppe 0 Universalspender, Träger der Blutgruppe AB Universalempfänger.
Beim AB0-ungleichen Plasmaersatz kehren sich diese Regeln wegen des Isoagglutiningehalts der Plasmapräparationen um:

1. 0-Plasmen dürfen nur auf Träger der Blutgruppe 0 transfundiert werden.
2. A- und B-Plasmen dürfen nur blutgruppenidentisch und können zusätzlich auf Träger der Blutgruppe 0 übertragen werden.
3. AB-Plasmen können auf Träger der Blutgruppe AB und dürfen auf Träger der Blutgruppen A, B und 0 übertragen werden.

Beim AB0-ungleichen Plasmaersatz sind also Träger der Blutgruppe AB Universalspender, Träger der Blutgruppe 0 Universalempfänger.
Diese Regeln heißen nach dem Entdecker des AB0-Systems Karl Landsteiner auch Landsteinersche Regeln.
Da Thrombozyten, wenn auch nur schwach ausgebildet, membranintegrierte ABH-Antigene tragen, gewährleistet AB0-identische Applikation den besten Transfusionserfolg. Bei wegen des kleinen

Volumens meist geringem Isoagglutiningehalt können 0-Thrombozytenkonzentrate auch auf Träger der Blutgruppen A, B und AB übertragen werden. Dies gilt allerdings nicht für Kinder mit einem Körpergewicht unter 25 kg, bei denen wegen der Gefahr einer inversen hämolytischen Transfusionsreaktion die AB0-minorinkompatible (plasmainkompatible) Thrombozytentransfusion zu vermeiden ist (158, 159). Die weitverbreitete Praxis, Thrombozytenkonzentrate ohne Rücksicht auf das AB0-System zu applizieren, zeitigt oftmals unzureichenden Transfusionserfolg. Granulozytenkonzentrate dagegen, deren klinischer Einsatz vor dem Hintergrund der strengen Individualität der Immunzellkooperation ohnehin fragwürdig ist (14, 53, 54, 134, 234), sollten, da sie meist stark mit Erythrozyten verunreinigt sind, wie Vollblutpräparationen streng AB0-identisch transfundiert werden, können aber im Ausnahmefall wie Erythrozytenkonzentrate AB0-kompatibel gegeben werden.
Zum besseren Verständnis sei nochmals auf die ➤ Tab. 6.3 (➤ Kap. 6.3) verwiesen, die eine Übersicht über die bei den verschiedenen AB0-Blutgruppen vorkommenden Isoagglutinine gibt.

6.6 Die Bestimmung der AB0-Blutgruppen

Die Bestimmung der AB0-Blutgruppen ist nur vollständig, wenn außer den Antigenen auch die Isoagglutinine untersucht worden sind.
Man benötigt daher für die AB0-Blutgruppenbestimmung mindestens die Testseren Anti-A und Anti-B, besser die Testseren Anti-A, Anti-B und Anti-AB, sowie Testerythrozyten der Blutgruppen A_1, A_2, B und 0, Letztere, um das Vorliegen eines Anti-H auszuschließen. Da die Isoagglutinine Anti-A und Anti-B komplette Antikörper sind, kann die AB0-Blutgruppenbestimmung im Plattentest bei Raumtemperatur vorgenommen werden.
Praktisch verfährt man wie folgt, wobei exakte Beschriftung zum Ausschluss von Verwechslungen unerlässlich ist: Nativblut der Probanden wird nach Gerinnung zentrifugiert, um Erythrozyten und Serum voneinander zu trennen. Das Serum wird bis auf einen kleinen, zur Herstellung von Erythrozytensuspension erforderlichen Rest in ein eigenes Röhrchen abgegossen. Dann werden die mit Vertiefungen versehenen Testplatten nach dem in ➤ Tab. 6.4 gegebenen Schema mit Testseren und Testerythrozyten beschickt. Zum Ausschluss von Autoantikörpern, die die Blutgruppenbestimmung verfälschen könnten, wird in der Testserumreihe eine Albuminkontrolle mitgeführt. Zu den Testseren und der Albuminkontrolle wird mit einer Pasteurpipette Probandenerythrozytensuspension, zu den Testerythrozyten Probandenserum zugesetzt. Die Definition der Blutgruppe ergibt sich anhand des Reaktionsmusters (➤ Tab. 6.4).
Ob bei einem Probanden der Blutgruppe A die Blutgruppe A_1 oder A_2 vorliegt, wird mit Anti-H-Testseren gesondert untersucht, die nur Erythrozyten der Blutgruppe A_2 agglutinieren.

6.7 Der Bedside-Test

Wegen der beträchtlichen Gefahren AB0-inkompatibler Transfusionen muss sich der transfundierende Arzt am Patientenbett mittels eines Kartentests nochmals von der AB0-Identität von Konserven- und Empfängererythrozyten überzeugen. Dies gilt auch im Notfall (158, 159, 160, 161, 162, 163). Dazu können kommerziell vertriebene, mit Antiseren bereits vorgetropfte Kartensysteme verwendet werden. Ebensogut kann aber auch mit nicht vorgetropften Karten und den Antiseren Anti-A und Anti-B gearbeitet werden. Für die Ablesung gilt das in ➤ Tab. 6.5 gezeigte Schema.

Tab. 6.4 Schematische Darstellung der AB0-Blutgruppenbestimmung im Plattentest

Testseren + Probandenerythrozyten				**Testerythrozyten + Probandenserum**				**Blutgruppe**
Anti-A	B	AB	Albumin	A_1	A_2	B	0	
+	–	+	–	–	–	+	–	A
–	+	+	–	+	+	–	–	B
+	+	+	–	–	–	–	–	AB
–	–	–	–	+	+	+	–	0

Tab. 6.5 Schematische Darstellung des Bedside-Tests

Blutgruppe	**Patientenerythrozyten**		**Konservenerythrozyten**	
	Anti-A	***Anti-B***	***Anti-A***	***Anti-B***
A	+	–	+	–
B	–	+	–	+
AB	+	+	+	+
0	–	–	–	–

In diesem Zusammenhang sei darauf hingewiesen, dass das Risiko der akuten hämolytischen Transfusionsreaktion ganz erheblich ist, wobei Hauptursache Fehltransfusionen im AB0-System sind (46, 133, 136). Sie wären bei korrekter Durchführung des Bedside-Tests praktisch immer vermeidbar. Hintergrund von Fehltransfusionen sind Konserven- bzw. Empfängerverwechslungen. Deren Häufigkeit wird immer unterschätzt, tatsächlich liegt sie aber bei bis zu 1:400 (11). Weil bei Fehltransfusionen im AB0-System sofort schwere Begleiterscheinungen zu erwarten sind, sollte der transfundierende Arzt die biologische Vorprobe durchführen und bis zu 5 Minuten auf pathologische Reaktionen wie Schüttelfrost achten, um die Verträglichkeit noch weiter abzusichern (139).

Die Transfusion einer AB0-inkompatiblen erythrozytenhaltigen Konserve infolge Unterlassens des Bedside-Testes ist ein Kunstfehler des transfundierenden Arztes (43, 44)! Bei der Plasmatransfusion ist der Bedside-Test nicht mehr zwingend vorgeschrieben. Trotzdem ist natürlich auch die AB0-inkompatible Plasmatransfusion ein Kunstfehler!

7 Das Rhesus- und das Kell-System

7.1 Die Gene des Rhesussystems

Dem Rhesussystem liegen zwei auf dem kurzen Arm des Chromosoms 1 eng benachbarte Genloci zugrunde, wobei auf dem Locus 1 das Allel D vorhanden ist oder fehlt und auf dem Locus 2 sich einerseits die Allele C und c und andererseits die Allele E und e wechselseitig vertreten können (10). Die jeweiligen Allelkombinationen werden offensichtlich untrennbar miteinander vererbt – jedenfalls konnte ein crossing-over bislang nicht beobachtet werden – und deshalb auch als Rhesusgenkomplex bezeichnet. Da sich auf den definierten Loci des Genkomplexes jeweils nur 2 der insgesamt 6 Allele, wie beschrieben, vertreten können, ist die Zahl der möglichen Genkombinationen auf 8 beschränkt: cde, Cde, cDe, cdE, CDe, cDE, CdE und CDE.

Bis zur Einführung der CDE-Nomenklatur durch Fisher war eine andere, von Wiener aus dem ursprünglichen Rhesussymbol abgeleitete Schreibweise üblich. Sie lehnt sich eng an die ebenfalls von Wiener entwickelte, von der Fisher'schen etwas abweichende genetische Theorie des Rhesusystems an, wonach diesem nicht ein aus drei Loci (Locus 1: D bzw. d; Locus 2: C bzw. c; Locus 3: E bzw. e) bestehender Genkomplex, sondern ein einzelnes, drei verschiedene Antigene determinierendes Gen zugrunde liegt (59, 218). Die CDE-Nomenklatur ist der Rh-Nomenklatur an Klarheit deutlich überlegen und eignet sich wesentlich besser zum Verständnis der komplexen Zusammenhänge im Rhesussystem. Sie wird heute weltweit der Wiener'schen Nomenklatur vorgezogen. Da aber Wiener, der zusammen mit Landsteiner 1940 das Rhesussystem entdeckt hatte (102, 190), hartnäckig an seiner Nomenklatur festhielt, hat sie sich bis heute neben der CDE-Nomenklatur gehalten und sei deshalb in der ➤ Tab. 7.1, die eine Übersicht über die Häufigkeitsverteilung der 8 Rhesusgenkomplexe in der mitteleuropäischen Bevölkerung gibt, kurz eingeführt.

Letztlich hatten sowohl Wiener als auch Fisher mit der 1-bzw. 3-Locus-Theorie unrecht. Die Wahrheit liegt, wie oben ausgeführt, in der Mitte. Es gibt 2 Loci, den D-oder RHD-Locus und den C/c, E/e-oder RHCE-Locus.

Dass sich die Genkomplexhäufigkeiten in der ➤ Tab. 7.1 nicht zu 100 % addieren, erklärt sich im Wesentlichen aus dem, wenn auch seltenen Vorkommen eines dritten Allels C^w auf dem C-Locus

Immunhämatologie und klinische Transfusionsmedizin. http://dx.doi.org/10.1016/B978-3-437-31681-4.00007-6

Tab. 7.1 Die 8 Rhesusgenkomplexe und ihre Häufigkeit in der mitteleuropäischen Bevölkerung

CDE-Nomenklatur	Wiener'sche Nomenklatur	Häufigkeit
CDe	R_1	40,52 %
cde	r	39,17 %
cDE	R_2	14,16 %
cDe	R_0	2,69 %
Cde	r'	0,94 %
cdE	r'''	0,62 %
CDE	R_z	0,23 %
CdE	r_y	0,01 %
		98,34 %

des Rhesusgenkomplexes, das bislang in 4 nach der Drei-Locus-Theorie möglichen Genkomplexen C^wDe, C^wde, C^wDE, C^wdE nachgewiesen werden konnte. Außerdem existieren noch schwache Varianten D^u oder, moderner, $D^{w(eak)}$ des Allels D.

Das kodierte Antigen, eine schwache Variante des Antigens D, wird als „low-grade"-D^u (D^w) bezeichnet im Gegensatz zum „high-grade"- oder „Positions"-D^u (D^w), das durch einen genetischen Positionseffekt hervorgerufen und nicht vererbt wird. Dieses „Positions"-D^u oder -D^w kommt bei 5 % der Träger des Phänotyps CCDee vor, wobei im konkreten Fall der Genotyp CDe/Cde vorliegt. In diesem Fall wird das D-Antigen durch die C-Antigene in seinen serologischen Effekten abgeschwächt, wobei paradoxerweise das in trans-Stellung, also auf dem Genkomplex Cde befindliche C-Allel einen stärker abschwächenden Effekt zu besitzen scheint als das C-Allel in cis-Stellung auf demselben Chromosom wie das Allel D (35, 121, 185).

Von großem theoretischem Interesse und teilweise auch von klinischer Bedeutung sind das vollständige Fehlen eines oder mehrerer Rhesusallele sowie die zahlreichen weiteren genetischen Varianten in diesem Blutgruppensystem. Viele dieser Phänomene beruhen auf der großen Sequenzhomologie des RHD-Gens und des RHCE-Gens sowie deren enger räumlicher Nachbarschaft auf dem Chromosom 1, wodurch es zu verschiedensten Genkonversionen mit Ersatz von Bereichen des RHD-Gens durch Abschnitte des RHCE-Gens und umgekehrt von Bereichen des RHCE-Gens durch Abschnitte des RHD-Gens kommen kann (60, 207).

Am längsten bekannt ist der Typ-D-, bei dem die Allele des C/c-, E/e-Locus fehlen und keine antigenen Erythrozyteneigenschaften kodieren. Wie sich gezeigt hat, sind dabei große Abschnitte des RHCE-Gens durch Abschnitte des RHD-Gens ersetzt, wobei dann serologisch D verstärkt und C/c bzw. E/e nicht exprimiert werden.

Häufiger sind die genetisch bedingten D-Abschwächungen (D^w oder D^{weak}) sowie die verschiedenen sogenannten D-Varianten. Bei den genetisch bedingten Formen des D^w findet man häufig Punktmutationen im Gen, die über Aminosäureaustausch in intrazellulären oder intramembranösen Abschnitten des D-Proteins zu verringertem Einbau von in den antigenen extrazellulären Abschnitten vollständigen Proteinen führen. Es gibt kurz gesagt weniger D-Antigene auf der Zelloberfläche. Träger eines D^w sind damit durch Transfusion rhesuspositiven Blutes nicht immunisierbar. Bei den sogenannten D-Varianten (auch D-Kategorien oder Partial-D genannt) liegen dagegen Veränderungen vor, die zu D-Proteinen führen, die in ihren extrazellulären antigentragenden Bereichen variant sind. Ursache können Punktmutationen, kurzstreckige Genkonversionen, aber auch langstreckige Genkonversionen mit Einbau großer Abschnitte des

RHCE-Gens in das variante RHD-Gen und gelegentlich auch reine D-Gen-Deletionen sein. In der Folge fehlen vielen Trägern von D-Varianten antigene Abschnitte des normalen D-Antigens. Träger eines D^{var} bzw. D^{kat} können daher durch Transfusion rhesuspositiven Blutes immunisiert werden. Sie imponieren dann als serologisch scheinbar normal D-positive Probanden, die ein Anti-D entwickelt haben.

Fehlen alle Rhesusantigene an der Erythrozytenoberfläche, besteht meist gleichzeitig eine mehr oder weniger ausgeprägte hämolytische Anämie. Man spricht dann vom Rh_{null}-Syndrom. Patricia Tippett (199) hat aus einer Zusammenschau aller bis 1972 bekannt gewordenen Rh_{null}-Fälle eine genetische Konzeption des Rhesussystems entwickelt, die sich auch im Licht molekularbiologischer Erkenntnisse als erstaunlich treffsicher erwiesen hat. Nach Tippetts Theorie wird von einem unbekannten Genort mit unbekannter chromosomaler Lokalisation eine Rhesuspräkursorsubstanz 1 kodiert, die unter Einwirkung von Regulatorgenen (X^1X^1 oder X^1X^0) mit gleichfalls unbekannter chromosomaler Lokalisation in eine Rhesuspräkursorsubstanz 2 umgewandelt wird. An dieser Präkursorsubstanz determinieren die Allele des Rhesusgenkomplexes die bekannten Rhesusantigene. Rhesusantigene können bei Homozygotie X^0X^0 am Regulatorgenort infolge Fehlens der Präkursorsubstanz 2 (Rh_{null}-Syndrom vom Regulatortyp) oder trotz Vorhandenseins der Präkursorsubstanz 2 bei homozygoter Deletion oder „Stummheit" des Rhesusgenkomplexes auf dem kurzen Arm des Chromosoms 1 (Rh_{null}-Syndrom vom „amorphen" Typ) nicht gebildet werden. Diese Theorie löst sich zwischenzeitlich auf, wobei aus ihr die Präkursorsubstanz verschwindet. Trotzdem bleibt es beim Nebeneinander des „Regulatortyps" und des „amorphen Typs". Der häufigere „Regulatortyp" beruht auf Deletionen oder Mutationen des Gens für das RHAG-Protein, ein mit den Rhesusproteinen kopräzipitierendes Protein mit gleicher Membrantopologie, bei dessen Fehlen die Rhesusproteine nicht in die Zellmembran eingebaut werden. Der „amorphe Typ" dagegen beruht auf Mutationen im RHCE-Gen bei RHD-negativen Individuen und ist durch das völlige Fehlen von Rhesusantigenen und verminderte Ausprägung des RHAG charakterisiert (41, 92).

In Zusammenhang mit dem Rhesussystem steht das LW-Blutgruppensystem, dessen Antigene sozusagen die „echten" Rhesusantigene sind, weil sie und nicht die Genprodukte der Genorte RHD und RHCE dem Menschen und dem Rhesusaffen gemeinsam sind. Rhesusaffen haben keine Rhesusantigene. Zu Ehren von Landsteiner und Wiener tragen die auf Chromosom 19 kodierten Gene und die zugehörigen Antigene dieses Systems heute die Buchstaben LW. Die LW-Antigene sitzen auf dem Glykoprotein ICAM-4. Die meisten Menschen tragen dort das Antigen LW^a. Das durch einen einzigen Aminosäurenaustausch bedingte antithetische Merkmal LW^b findet sich vor allem bei baltischen Völkern in nennenswerter Frequenz und könnte daher im Baltikum entstanden sein. Eine extreme Rarität ist der Phänotyp LW(a–b–), dem eine Gendeletion zugrunde liegt. Gegen die LW-Antigene werden im Meerschweinchensystem durch Erythrozyten unterschiedlichster Rhesusformeln Antikörper gebildet, die die Erythrozyten aller Menschen, Träger der Rh_{null}-Syndrome ausgenommen, und der meisten Affen agglutinieren. Interessanterweise fehlen die LW-Antigene, nicht jedoch die LW-Gene bei Trägern der Rh_{null}-Syndrome, was darauf hinweist, dass Rhesusproteine vorhanden sein müssen, damit das die LW-Antigene tragende ICAM-4 in die Zellmembran eingebaut wird (102, 110, 120, 149, 180, 185, 199).

7.2 Die Antigene des Rhesussystems

Von transfusionsmedizinischer Relevanz sind die vom Rhesusgenkomplex kodierten und gensynonym bezeichneten Antigene C, C^w, c, D, D^w, E, e, das nicht erbliche Positions-D^w, im Falle von

Autoantikörpern die LW-Antigene und das Faktum, dass rhesusnegative Menschen keine D-Antigene an ihrer Erythrozytenoberfläche besitzen. Die wenigen Menschen mit Rh_{null}-Syndromen dürfen ohnehin ausschließlich Rh_{null}-Blut erhalten, das meist nur bei Familienangehörigen gefunden werden kann.

Die Rhesusantigene sind untereinander kodominant, d.h. sind die entsprechenden Gene vorhanden, finden sich auch alle Antigene mit der Einschränkung, dass das stumme Allel d kein Antigen kodiert und dd-Phänotypen durch das Fehlen des Antigens D definiert sind. Molekularbiologisch liegt beim rhesusnegativen Kaukasier eine Deletion am D-Genort vor, das D-Gen fehlt. Beim Afrikaner kann das D-Gen vorhanden, aber stumm sein. Aus der unterschiedlichen Verteilung der Rhesusgenkomplexe (➤ Tab. 7.1) resultiert die unterschiedliche Häufigkeit der Rhesusphänotypen. Aus der grundsätzlichen Kodominanz der Antigene folgt, dass sich hinter den meisten Phänotypen mehrere verschiedene Genotypen verbergen können, die in der Regel nur über erweiterte Familienuntersuchungen erschlossen werden können. Die Verhältnisse in Mitteleuropa zeigt die ➤ Tab. 7.2. Dass sich Phänotyp- und Genotypfrequenzen nicht zu 100 % addieren, liegt daran, dass 1,04 % der Mitteleuropäer Träger des Rhesusmosaiks C^wcDee (C^wDe/cde), 1,07 % des Rhesusmosaiks C^wCDee (Genotyp C^wDe/CDe) sind. Die verbleibenden 1,24 % sind z. B. Träger der erblichen D^w-Varianten und extrem seltener Phäno- (CCDEE) und damit Genotypen (CDE/CdE oder CDE/CDE) usw.

Die Träger der in der Tabelle kursiv gesetzten Phänotypen und alle D^u-Träger, die Träger des nicht erblichen Positions-D^u eingeschlossen, waren als Empfänger rhesusnegativ, während sie mit Ausnahme der Träger des Phänotyps ccddee, die auch als Spender rhesusnegativ waren und bleiben, als rhesuspositive Spender werteten. Alle Träger des D-Antigens waren und sind grundsätzlich rhesuspositiv (162, 163).

Die neuen Richtlinien enthalten hier substanzielle Änderungen (160, 161). So gelten künftig die Träger der in ➤ Tab. 7.2 kursiv gesetzten Phänotypen und natürlich ebenso die Träger der entsprechenden Phänotypen mit dem Merkmal C^w, also alle Menschen, die das Antigen D nicht besitzen, sowohl als Empfänger als auch als Spender als rhesusnegativ.

Bei der Blutgruppenbestimmung soll die Untersuchung des Rhesusmerkmals D mit mindestens zwei verschiedenen monoklonalen Antikörpern vom IgM-Typ erfolgen, die die Kategorie D^{VI} nicht erfassen. Bei negativem Ergebnis beider Testansätze werten potenzielle Konservenempfänger, Schwangere und Neugeborene als rhesusnegativ, bei übereinstimmend positivem Ergebnis als rhesuspositiv. Bei diskrepanten oder fraglich positiven Ergebnissen schließt sich eine Abklärung im indirekten Coombstest mit geeigneten Testreagenzien an. Im Falle der Positivität wertet der Proband als rhesuspositiv (D^{weak}-positiv). Damit entfällt künftig beim potenziellen Konservenempfänger die Ausbringung der schwachen Varianten des D-Antigens in der Rhesusformel unter dem Oberbegriff D^u mit der Konsequenz der Verabfolgung rhesusnegativer Konserven.

Die neuesten Richtlinien (157, 158, 159, 160) gestatten bei diskrepanten oder fraglich positiven Ergebnissen der Testansätze mit monoklonalem IgM-Anti D die Deklarierung eines Patienten als „Empfänger Rh negativ (D negativ)“, um hinzuzusetzen: „Eine weitere Klärung sollte angestrebt werden“. Dies mag im Notfall hingehen. Unter Routinebedingungen ist das Konditional der Richtlinien in einen Imperativ zu verwandeln und wie oben beschrieben zu verfahren, da für den D^{weak}-Empfänger Rh-positives Blut ein geeignetes Versorgungsmedium darstellt.

Bei Blutspendern dagegen müssen auch in der Zukunft schwache D-Varianten (früher D^u) und D-Kategorien generell erfasst werden. Alle Merkmalsträger, auch die mit Kategorie D^{VI} oder anderen, im indirekten Coombstest negativen schwachen D^w-Varianten werten auch weiterhin als rhesuspositive Spender.

Aus der Verteilung der Rhesusphänotypen ergibt sich die in ➤ Tab. 7.3 gezeigte Verteilung der einzelnen Rhesusantigene in der mitteleuropäischen Bevölkerung:

Tab. 7.2 Die Häufigkeit der wichtigsten Geno- und Phänotypen im Rhesussystem

Phänotyp	**Mögliche Genotypen**		
CcDee	33,97 %	CDe/cde	31,74 %
		CDe/cDe	2,18 %
		Cde/cDe	0,05 %
CCDee	17,18 %	CDe/CDe	16,42 %
		CDe/Cde	0,76 %
ccddee	15,34 %	cde/cde	15,34 %
CcDEe	12,42 %	CDe/cDE	11,46 %
		CDe/cdE	0,50 %
		Cde/cDE	0,27 %
		CDE/cde	0,18 %
		CDE/cDe	0,01 %
		(CdE/cDe	<0,01 %)
ccDEe	11,89 %	cDE/cde	11,10 %
		cDE/cDe	0,76 %
		cdE/cDe	0,03 %
ccDEE	2,18 %	cDE/cDE	2,00 %
		cDE/cdE	0,18 %
ccDee	2,17 %	cDe/cde	2,10 %
		cDe/cDe	0,07 %
Ccddee	0,74 %	Cde/cde	0,74 %
ccddEe	0,49 %	cdE/cde	0,49 %
CCDEe	0,19 %	CDE/CDe	0,19 %
		(CDE/Cde	<0,01 %)
CcDEE	0,06 %	CDE/cDE	0,06 %
		(CDE/cdE	<0,01 %)
CCddee	0,01 %	Cde/Cde	0,01 %
CcddEe	0,01 %	Cde/cdE	0,01 %
		(CdE/cde	<0,01 %)
	96,65 %		96,65 %

Das e ist also das häufigste, das C^w das seltenste Rhesusantigen. Ein Antigen d gibt es nicht. Deshalb müssen allen rhesusnegativen Phänotypen auf den Chromosomen 1 homozygot die Allele dd zugrundeliegen, was auch in der Schreibung der Rhesusformel zum Ausdruck kommt. Bei einem D-(rhesus-)positiven Menschen ist anhand des Phänotyps nicht ersichtlich, ob er auf dem D-Genort tatsächlich homozygot DD oder heterozygot Dd ist. Dies wird in der Schreibweise der Rhesusformel durch nur einfache Angabe von „D." ausgedrückt. Bei den übrigen Antigenen ist aufgrund ihrer Kodominanz klar, dass auch die entsprechenden Allele auf dem Genort vorhanden sein müssen. Die Zusammensetzung der zugrundeliegenden Genkomplexe kann

Tab. 7.3 Häufigkeit der einzelnen Rhesusantigene in Mitteleuropa			
e	96,52 %	C	64,58 %
D	82,17 %	E	27,23 %
c	80,31 %	C_w	2,11 %

allerdings, mit Ausnahme einiger weniger Rhesusformeln, nur aus Familienuntersuchungen ermittelt werden.

7.3 Antikörper im Rhesussystem

Antikörper im Rhesussystem sind nur selten natürlich präformiert. Sie werden in der Regel erst durch Immunisierung im Verlauf von Fehltransfusionen oder in der Gravidität bei Mosaikdifferenzen zwischen Mutter und Kind erworben. Meist handelt es sich um IgG-, seltener um IgM- und nur ausnahmsweise um IgA-Antikörper, die – eine Besonderheit der Rhesusantikörper – bei der Antigen-Antikörper-Reaktion kein Komplement binden.

Wegen der beträchtlichen Antigenstärke des D war der wichtigste Rhesusantikörper das Anti-D, der heute vor dem Hintergrund D-identischer Transfusionen und der Rhesusprophylaxe bei rhesusnegativen Müttern allmählich seltener wird. Wie bereits beschrieben (➤ Kap. 3.2 Antikörper), ist der Antikörper durchaus gefährlich. Er kann sowohl Ursache hämolytischer Transfusionszwischenfälle als auch schwerer Neugeborenenerythroblastosen sein.

Das Anti-C ist in der Regel ein Anti-CC^w-Mischantikörper, der häufig von einem Anti-D begleitet wird. Dieser Antikörper tritt ebenfalls fast ausschließlich bei reinerbig rhesusnegativen Menschen auf. D-Positive dagegen bilden kaum je ein Anti-C. Dies liegt einmal daran, dass C ein äußerst schwaches Antigen ist, und zum zweiten daran, dass sowohl D-positive als auch C-positive Individuen ein Rhesusantigen G besitzen, das offensichtlich sowohl dem D als auch dem C zugeordnet ist, weshalb auch C-negative, D-positive Individuen aufgrund des G-Gehalts ihrer Erythrozyten das C nicht als fremdes Antigen erkennen. Ein reines Anti-C^w kann nur von C^w-negativen Menschen, übrigens auch von Trägern des Merkmals C, gebildet werden, ist aber aufgrund der Seltenheit und der geringen Antigenität des Merkmals C^w ein ungewöhnlicher Antikörper. C-negative Menschen reagieren bei Immunisierung mit dem C immer mit der Bildung eines Anti-CC^w, bei Immunisierung mit dem C^w mit der Bildung eines reinen Anti-C^w.

Das Anti-E ist häufiger als das Anti-C, nach dem Anti-D der zweithäufigste Rhesusantikörper; es ist nicht selten ebenfalls mit einem Anti-D vergesellschaftet und kommt gelegentlich als natürlicher Antikörper vor.

Das Anti-c wird fast ausschließlich von D-positiven Individuen des Genotyps CDe/CDe oder CDe/Cde, also des Phänotyps CCDee und, in Ausnahmefällen, von D-negativen Individuen des Geno- und Phänotyps CCddee gebildet und ist zudem, wegen geringer Antigenität des Merkmals, selten. Häufig ist es von einem Anti-E, sehr selten von einem Anti-e begleitet.

Das Anti-e ist ein extrem seltener Antikörper, da die Zahl der e-negativen Individuen, also der potenziellen Antikörperbildner, mit circa 3,5 % außerordentlich gering ist.

Gesondert zu betrachten ist das D^w-Problem. Da sich unter diesem Oberbegriff inkomplette D-Varianten subsumieren, können D-positive Menschen kein Anti-D^w bilden, da sich die jeweiligen Antikörper auch gegen körpereigene Merkmale richten würden. D-negative Menschen können natürlich nicht nur ein Anti-D, sondern auch Antikörper gegen diese D-Varianten bilden. In der Bundesrepublik Deutschland wurden bisher D^{w}-positive Individuen D-negativ transfundiert, um bei extrem schwachen D-Varianten eine eventuell allenfalls doch mögliche Anti-D-Antikörperbildung auszuschließen. Nach den neuen Richtlinien zur Bestimmung des Rhesusmerkmals D ist dieses Problem entfallen, da bei Konservenempfängern keine Ausformelung auf schwache D-Varianten mehr erfolgt. Bei Blutspendern wird sie weiter durchgeführt, wobei wie bisher schon Träger von schwachen D-Varianten vernünftigerweise auch weiterhin als rhesuspositiv werten (160).

7.4 Die Bedeutung der Rhesusblutgruppen für die Bluttransfusion

Der Rhesusfaktor D ist ein so starkes Antigen, dass nach Transfusion D-positiven Blutes an D-negative Empfänger in 80 % der Fälle mit einer Anti-D-Bildung zu rechnen ist. Es muss deshalb streng D-kompatibel transfundiert werden. Während D-positive Menschen immer auch D-negativ transfundiert werden können, dürfen D-negative nur D-negativ transfundiert werden. Ausnahmen von dieser Regel sollten nur bei Lebensgefahr gemacht werden.

Da Rhesusantigene weder auf Leukozyten noch auf Thrombozyten vorkommen, muss bei der Thrombozytentransfusion wegen der allenfalls geringen erythrozytären Verunreinigungen auf die D-Identität nur beim Vorliegen von Antikörpern, die geboostert werden könnten, Rücksicht genommen werden. Allerdings empfiehlt es sich, besonders bei Langzeittransfundierten, wegen der eventuell doch möglichen Sensibilisierung, bei Applikation positiver Konzentrate auf negative Empfänger eine intravenöse Anti-D-Prophylaxe mit 50 µg Anti-D-Hyperimmunglobulin durchzuführen. Wegen ihrer starken erythrozytären Verunreinigungen dürfen dagegen Granulozytentransfusionen nur D-kompatibel verabfolgt werden.

Ideal wäre in jedem Fall die mosaikverträgliche Transfusion, die aber in vielen Fällen aufgrund Konservenmangels nicht praktikabel ist. Wegen der im Vergleich zum D schwächeren Antigenität der übrigen Rhesusmerkmale, sind mosaikungleiche Transfusionen durchaus zu verantworten, wobei allerdings bei Frauen im gebärfähigen Alter und Kindern, von Lebensgefahr einmal abgesehen, immer phänotypverträgliche Transfusionen erfolgen müssen.

Niemals darf gegen einen vorhandenen Rhesusantikörper antransfundiert werden, da dies stets hämolytische Transfusionsreaktionen zur Folge hat.

7.5 Die Bestimmung der Rhesusblutgruppen

Die Bestimmung der Rhesusblutgruppen erfolgt im Platten- oder im Röhrchentest. In der modernen Blutgruppenroutine werden dazu meist monoklonale Testseren, seltener durch Supplement so reaktionsverstärkte Antiseren verwendet, dass die Antigen-Antikörper-Reaktion der inkompletten Rhesusantikörper schon bei Raumtemperatur zur Erythrozytenagglutination führt. Das Vorliegen des für die klinische Transfusionsmedizin wichtigsten Rhesusantigens, des D, wird durch eine mit zwei verschiedenen monoklonalen Testseren durchgeführte Doppelbestimmung gesichert (160, 161, 162, 163). Die Definition des Rhesusmosaiks ergibt sich anhand des Reaktionsmusters (➤ Tab. 7.4).

Tab. 7.4 Schematische Darstellung der Rhesusblutgruppenbestimmung

Testseren + Probandenerythrozyten					**Blutgruppe**
Anti-C	***Anti-c***	***Anti-D***	***Anti-E***	***Anti-e***	
+	+	+	–	+	CcDee
+	–	+	–	+	CCDee
–	+	–	–	+	ccddee
+	+	+	+	+	CcDEe
–	+	+	+	+	ccDEe
–	+	+	+	–	ccDEE
–	+	+	–	+	ccDee
+	+	–	–	+	Ccddee
–	+	–	+	+	ccddEe
+	–	+	+	+	CCDEe
+	+	+	+	–	CcDEE
+	–	–	–	+	CCddee
+	+	–	+	+	CcddEe

Das C^w-Antigen wird bei Nachweis des C in eigenem Testansatz bestimmt. Alle D-negativen Probanden werden in einem zweiten Schritt auf das Vorliegen einer schwachen D-Variante getestet. Dabei werden ihre Erythrozyten mit inkomplettem Anti-D-Serum im indirekten Coombstest untersucht. Bei positivem Ausfall wird das Vorliegen eines D^{kat} diagnostiziert. Dies ist zwingend nur noch bei Blutspendern erforderlich.
Alle im Test mit monoklonalen Seren fraglich und/oder in der D-Zweitbestimmung fraglich oder nicht reagierenden Probanden werden in einer dritten Testphase im indirekten Coombstest mit geeigneten Testreagenzien untersucht. Fällt er positiv aus, liegt ein D^{weak} vor, und sie werden als rhesuspositiv (D^{weak}-positiv) klassifiziert. Bleibt auch er, wie schon die Zweitbestimmung negativ, werden sie als D-negativ angesehen.

7.6 Das Kell-System

7.6.1 Die Gene des Kell-Systems

Die genetischen Verhältnisse im Kell-System sind ähnlich kompliziert wie im Rhesussystem. Dem Kell-System liegt ein Genkomplex auf dem Chromosom 7 (227) mit wenigstens drei Genloci zugrunde. Auf dem Locus 1 können sich die Allele K (Kell) und k (Cellano), auf dem Locus 2 die Allele Kp^a und Kp^b und auf dem Locus 3 die Allele Js^a und Js^b wechselseitig vertreten. Wie im Rhesussystem müsste es demnach auch im Kell-System 8 Haplotypen geben, von denen allerdings bislang nur 4 – KKp^bJs^b, kKp^bJs^b, kKp^aJs^b und kKp^bJs^a – nachgewiesen werden konnten. Am weitaus häufigsten (94,26 %) ist der Genkomplex kKp^bJs^b. Dementsprechend kommt der reinerbige Genotyp kKp^bJs^b/kKp^bJs^b bei 88,85 % aller Menschen vor.
Wie im Rhesussystem gibt es auch im Kell-System ein weiteres Protein, das eine enge Assoziation mit dem die Kell-Merkmale tragenden Protein aufweist, das Merkmal Kx, das durch ein auf dem

Tab. 7.5 Häufigkeit der Kell-Gene in Mitteleuropa	
K	8,00 %
k	92,00 %
Kp^a	0,02 %
Kp^b	99,98 %
Js^a	–
Js^b	100,00 %

X-Chromosom lokalisiertes Gen X^lk kodiert wird. Werden die Strukturgene durch homozygotes Vorliegen eines Gens K^0, das wahrscheinlich am Kell-Locus selbst liegt, blockiert, resultiert der extrem seltene K_0-Typ, bei dem sich nur Kx auf den Erythrozyten nachweisen lässt. Wird dagegen die X-chromosomal gesteuerte Bildung von Kx durch Mutation des zuständigen X^lk-Gens verhindert oder verändert, resultieren Kx-antigenfreie und Kell-antigenfreie Erythrozyten, der McLeod-Typ. Da offensichtlich zumindest die Anwesenheit der Kx-Substanz für eine normale Membranstruktur der Erythrozyten unerlässlich ist, treten in solchen Fällen Akanthozytose, Anisozytose und hämolytische Krisen auf. Wie fast alle X-chromosomal rezessiv vererbten Defekte findet sich der McLeod-Phänotyp nur bei Knaben und ist meist mit dem Krankheitsbild der progressiven septischen Granulomatose vergesellschaftet, die durch rezidivierende bakterielle Infekte mit Granulombildung charakterisiert ist und rasch zum Tode führt.
In der mitteleuropäischen Bevölkerung verteilen sich die Kell-Gene wie in ➤ Tab. 7.5 gezeigt:

7.6.2 Die Antigene des Kell-Systems und ihre transfusionsmedizinische Bedeutung

Aus der mitteleuropäischen Genverteilung folgt, dass nahezu 100 % unserer Bevölkerung Kp^bKp^b- und Js^bJs^b-homozygot sind und nur die Antigene Kp^b und Js^b besitzen. Lediglich beim Allelpaar K und k – übrigens sind alle Kell-Antigene kodominant – liegen die Verhältnisse etwas anders. Hier sind 92 % unserer Bevölkerung reinerbige Träger des Antigens k, bei circa 7,8 % der Bevölkerung liegen die Antigene K und k vor und 0,2 % sind reinerbige Träger des Antigens K.
Die Antigene Kp^a und Kp^b sowie Js^a und Js^b sind somit transfusionsmedizinisch bedeutungslos, da in diesen Systemen bei uns praktisch immer identisch transfundiert wird und Antikörper nicht auftreten. Das Antigenpaar kk ist spender- und in den meisten Fällen empfängerseitig ebenfalls problemlos, da nur 2 von 1.000 Konservenempfängern reinerbig KK und damit potenzielle Antikörperbildner sind. Hat allerdings ein KK-Träger tatsächlich einmal ein Anti-k gebildet, ist die Blutversorgung mit erheblichen Schwierigkeiten verbunden. Da immerhin 7,8 % unserer Blutspender Kk-heterozygot sind, sollte man wegen der relativ hohen Antigenität des Merkmals K solche Konserven nach Möglichkeit nur phänotypidentisch verabreichen, um die Immunisierung von kk-Homozygoten, immerhin 92 % aller Konservenempfänger, zu vermeiden.
Aus diesem Grund ermitteln wir routinemäßig sowohl bei Spendern, was vorgeschrieben ist (160, 161, 162, 163), als auch bei Empfängern diese beiden Antigene im Coombstest – denn K- wie k-Antikörper sind inkomplett – und transfundieren phänotypverträglich.

8 Weitere Blutgruppensysteme

8.1 Die Kreuzprobe

Die übrigen Blutgruppensysteme des Menschen sind in der klinischen Transfusionsmedizin nur dann von Bedeutung, wenn Antikörper vorliegen, die auch in diesen Systemen eine gruppengleiche Transfusion erforderlich machen (90, 176).
Der Entdeckung unter anderem solcher Antikörper dient die Kreuzprobe, die vor jeder Transfusion zwischen dem Blut des Empfängers und jeder für ihn bereitgestellten Konserve durchgeführt wird. Sie verhindert bei sachgerechter Ausführung weitgehend jeden durch Erythrozytenantikörper bedingten Transfusionszwischenfall. Bei jeder Kreuzprobe wird zusätzlich ein Antikörpersuchtest mit mindestens zwei verschiedenen Testerythrozyten und Serum des Patienten mitgeführt. Außerdem wird die Bestimmung der AB0-Blutgruppen, unter Wegfall der Serumgegenprobe, und die Bestimmung des D-Merkmals beim Patienten wiederholt, um die Blutgruppenidentität des Kreuzblutes (10 ml Nativblut!) mit der vorher erfolgten Blutgruppenbestimmung des Patienten zu überprüfen. Weiter wird immer eine Eigenkontrolle (Erythrozyten und Serum

Immunhämatologie und klinische Transfusionsmedizin. http://dx.doi.org/10.1016/B978-3-437-31681-4.00008-8

des Patienten) im Dreistufentest durchgeführt, um das Vorliegen von Autoantikörpern auszuschließen.
Die eigentliche Kreuzprobe besteht aus zwei Ansätzen, dem Minor- und dem Majortest, die ebenfalls im Dreistufentest durchgeführt werden. Im Minortest wird das Plasma der Konserve mit Blutkörperchen des Empfängers versetzt und so auf das Vorliegen von gegen die Empfängererythrozyten gerichteten irregulären Antikörpern überprüft. Der Minortest kann unterbleiben, wenn bei jeder Blutspende Antikörpersuchteste unternommen werden, d.h. alle Konserven auf Antikörperfreiheit geprüft sind. Dies ist in der Bundesrepublik Deutschland in der Regel der Fall (160, 161, 162, 163).
Im Majortest wird das Serum des Empfängers mit Konservenblutkörperchen versetzt und so auf das Vorliegen von Antikörpern gegen die Konservenerythrozyten überprüft. Der Majortest ist in jedem Fall vor Transfusion erythrozytenhaltiger Präparate durchzuführen. Seine größere Bedeutung resultiert aus der Tatsache, dass Antikörper im Empfängerserum im Verhältnis zu den Konservenerythrozyten immer im Überschuss vorliegen und im schlimmsten Fall alle übertragenen Erythrozyten hämolysieren können. Umgekehrt liegen quantitativ günstigere Verhältnisse vor, da Antikörper in der Konserve schon während der Transfusion im Empfängerkreislauf stark verdünnt werden. Obgleich gesunde Blutspender nur selten so starke Immunantikörper besitzen, dass sie nach einer durch Transfusion erfolgten Verdünnung von mindestens 1:20 bei Erwachsenen noch einen Zwischenfall verursachen, sollte man auf den Minortest, wie betont, nur verzichten, wenn bei allen Spendern Antikörpersuchteste durchgeführt werden.
Heute wird immer wieder gefordert, besonders aus Kostengründen auch auf den Majortest zu verzichten, also die Kreuzprobe ganz aufzugeben, nur noch einen Antikörpersuchtest beim Empfänger durchzuführen und zu transfundieren, wenn dieser negativ ausfällt. Solche Forderungen halten wir für medizinisch inadäquat, da hier der direkte Antikörpersuchtest zwischen Spender-/Konservenerythrozyten und Empfängerserum – nichts anderes ist die Kreuzprobe – aufgegeben und auf einen Screeningtest auf beim Empfänger vorhandene Antikörper reduziert wird. Dieser setzt an die Stelle der individuellen Testung in der Kreuzprobe eine Suchmethode mit populationsadaptierten Testzellen. Dadurch können seltene Antikörper, die – sofern sie transfusionsrelevant sind – in der Kreuzprobe auf jeden Fall auffallen werden, in vielen Fällen nicht mehr erfasst werden. Eine solche Verschlechterung der Transfusions- und damit der Patientensicherheit erscheint uns inakzeptabel.
Fällt eine Kreuzprobe im Majortest positiv aus, enthält das Empfängerserum Antikörper gegen die Konservenerythrozyten, und die Konserve fällt für die Transfusion aus. In den simultanen Kreuzproben negative Konserven können natürlich transfundiert werden. In der Folge wird bei einem solchen Patienten eine Antikörperdifferenzierung angeschlossen, und dann das Blutgruppensystem definiert, gegen dessen Merkmal der Antikörper gerichtet war. Bei weiteren Transfusionen muss dann auch in diesem System antigengleich transfundiert werden.
Da solche Ereignisse durchaus vorkommen, sei kurz auf die in diesem Zusammenhang wichtigen Blutgruppensysteme eingegangen.

8.2 Das Lewis-System

Das Lewis-System, das hier von einiger Bedeutung ist, ist im strengen Sinn der Definition kein Blutgruppensystem, denn seine Antigene sind lösliche Mukoide, die sich erst sekundär an die Erythrozytenoberfläche anlagern. Genetisch steht es in engem Zusammenhang mit dem AB0- und dem Sekretorsystem. Die Antigene sind Teil von Zuckerketten, sodass das Lewis-Blutgruppensystem wie das AB0-System zu den Kohlenhydrat-Blutgruppen-Systemen gehört. Nach gegenwärtigem Wissensstand gibt es im Lewis-System zwei Allele Le und le, die wie die Gene H und h des AB0-Systems und die Gene Se und se des Sekretorsystems auf dem Chromosom 19 lokalisiert sind und sich dort wechselseitig vertreten. Am Anfang der Lewis-Antigenbildung stehen zwei Präkursorsubstanzen. Die Präkursorsubstanz 1 (P1) wird vom Gen Le zum Antigen Le^a, die Präkursorsubstanz 2 (P2) vom Gen le zum Antigen Le^c modifiziert.

Die weitere Modifizierung dieser Lewis-Antigene erfolgt oder unterbleibt in Abhängigkeit von der Kombination der Allelpaare Hh und Sese. Während die Genkombination HSe, allerdings inkomplett, das Le^a zum Antigen Le^b, das Le^c zum Antigen Le^d modifiziert – alle Träger dieser Genkombination sind Ausscheider der ABH-Blutgruppensubstanzen –, lassen die Genkombinationen Hse, hSe und hse die Antigene Le^a und Le^c unverändert. Für unsere weiteren Betrachtungen ist lediglich die Kombination Hse von Interesse, da die beiden anderen Kombinationen hSe und hse extrem selten sind und nur beim Bombay-Typ, dem erblichen Fehlen der AB0-Blutgruppen, vorkommen. Alle Träger dieser Genkombination sind Nichtausscheider der ABH-Blutgruppensubstanzen. Das Lewis-System ist also eng mit der ABH-Sekretoreigenschaft gekoppelt. Lewis-Antigene und Präkursorsubstanzen werden übrigens auch von ABH-Nichtausscheidern mit den Körperflüssigkeiten sezerniert (149).

Den bekannten Lewis-Phänotypen – die Antigene Le^c und Le^d sind ohne klinische Bedeutung und deshalb unberücksichtigt – können entsprechend die in ➤ Tab. 8.1 genannten Genotypen zugrunde liegen.

Die Phänotypenfrequenz ist in der Weltbevölkerung weitgehend gleich. Wegen der ungleichen Verteilung der Lewis-Blutgruppen sind im Rahmen von Transfusionen Antikörperbildungen nicht selten. Alle Lewis-Antikörper gehören der IgM-Klasse an und reagieren deshalb am besten in der Kochsalzphase bei Raumtemperatur. Klinisch relevant sind das Anti-Le^a und das Anti-Le^b. Anti-Le^a-Antikörper sind nicht selten und können auch natürlicher Herkunft sein. Sie werden nur von Le (a– b–) Individuen gebildet, da Le (a– b+) Menschen wegen der nur unvollständigen Le^a-Umwandlung in Le^b durch die Genkombination HSe regelhaft Le^a-Substanz zwar nicht am Erythrozyten, wohl aber im Serum aufweisen. Das Anti-Le^a ist ein gefährlicher Antikörper und kann zu tödlichen hämolytischen Transfusionsreaktionen führen. Allerdings bereitet die Blutversorgung der Antikörperträger keine Probleme, da 78 % aller Menschen Le^a-negative Erythrozyten besitzen. Auch Anti-Le^b-Antikörper werden vorzugsweise von Le (a– b–) Menschen, vor allem von der extrem kleinen Gruppe der ABH-Nichtsekretoren unter ihnen, und nur in Ausnahmefällen von Le (a+ b–) Individuen gebildet. Sie sind erheblich weniger gefährlich und führen nur selten zu hämolytischen Transfusionsreaktionen.

Ein größeres transfusionsmedizinisches Problem tritt auf, wenn ein starker Le^a-Antikörper von einem meist schwächeren Le^b-Antikörper begleitet wird, da nur 6 % der Blutspender Le (a– b–) sind.

Tab. 8.1 Phänotypen und Genotypen im Lewis-System unter Berücksichtigung der Sekretoreigenschaften

Phänotyp		**Genotyp**			**Sekretorstatus**	
					ABH	***Lewis***
Le (a– b+)	(72 %)	LeLe	HSe		+	Le^a, Le^b, P2
		Lele	HSe		+	Le^a, Le^b, le^c, Le^d
Le (a+ b–)	(22 %)	LeLe	Hse		–	Le^a, P2
		Lele	Hse		–	Le^a, Le^c
Le (a– b–)	(6 %)	lele	HSe	(4,5 %)	+	Le^c, Le^d, P1
		lele	Hse	(1,5 %)	–	Le^c, P1

Eine Neugeborenenerythroblastose durch Lewis-Antikörper gibt es übrigens nicht, weil sie meist IgM-Antikörper sind und die Plazenta nicht passieren können. Aber selbst bei Plazentapassage können sie ihre Wirkung nicht entfalten, da alle Feten und Neugeborenen noch Le (a– b–) sind (97, 121, 124, 125, 126, 127).

8.3 Das Duffy-System

Die Gene des Duffy-Systems sind wie die des Rhesussystems auf dem Chromosom 1 lokalisiert. Die von ihnen kodierten Duffy-Proteine sind Chemokin-Rezeptoren; sie führen auch die Bezeichnung Duffy-Antigen-Rezeptor für Chemokine (DARC) und binden CXC-Chemokine wie das Interleukin-8 und andere sowie CC-Chemokine wie RANTES und andere (178). Es gibt 4 Allele – Fy^a, Fy^b, Fy^x und Fy –, die sich am Genort wechselseitig vertreten können. Die kodierten Antigene Fy^a, Fy^b und Fy^{bw}, das Genprodukt von Fy^x, das einem stark abgeschwächten Fy^b entspricht, sind untereinander kodominant und dominant über das stumme Allel Fy, bei dem es durch eine Mutation am Promotor nicht zur Duffy-Expression am Erythrozyten kommt. Genotypen und Phänotypen des Duffy-Systems verteilen sich in Mitteleuropa wie in ➤ Tab. 8.2 dargestellt.

98,60 % der Mitteleuropäer sind also Träger der Gene Fy^a und/oder Fy^b. In negriden Populationen ist dies dezidiert anders. Hier sind zum Teil 68 % der Bevölkerung homozygote Träger des stummen Allels Fy, in manchen Regionen Afrikas sogar 90–99 %, was dadurch bedingt sein könnte, dass Fy(a– b–)-Erythrozyten gegen die Invasion des Malariaerregers Plasmodium vivax praktisch resistent sind (122, 123, 149).

Duffy-Antikörper sind vorwiegend komplementbindende Immunantikörper der IgG-Klasse. Anti-Fy^a-Antikörper sind häufig, Anti-Fy^b-Antikörper eher selten. Beide Antikörper sind gefährlich, Todesfälle durch hämolytische Transfusionsreaktion bekannt. Träger dieser Antikörper müssen permanent phänotypidentisch transfundiert werden. Neugeborenenerythroblastosen durch Duffy-Antikörper sind dagegen selten und nur bei durch Transfusion vorimmunisierten Müttern beschrieben (97, 121, 124, 125, 126, 127).

Tab. 8.2 Phänotypen und Genotypen des Duffy-Systems

Phänotypen		**Genotypen**	
Fy (a+ b+)	47,40 %	Fy^a Fy^b	47,40 %
Fy (a– b+)	33,00 %	Fy^b Fy^b	31,00 %
		Fy^b Fy^x	1,80 %
		Fy^b Fy	0,20 %
Fy (a+ b–)	18,20 %	Fy^a Fy^a	18,00 %
		Fy^a Fy	0,20 %
Fy (a+ bw+)	1,30 %	Fy^a Fy^x	1,30 %
Fy (a– b–)	0,06 %	Fy Fy	0,06 %
Fy (a– bw+)	0,04 %	Fy^x Fy^x	0,03 %
		Fy^x Fy	0,01 %

8.4 Das Kidd-System

An dem auf dem Chromosom 18 lokalisierten Kidd-Genort – man hatte ihn zunächst auf dem Chromosom 7, später auf dem Chromosom 2 vermutet – können sich drei Allele Jk^a, Jk^b und Jk wechselseitig vertreten (66, 117, 149, 228). Die durch sie kodierten Merkmale Jk^a und Jk^b sind kodominant und beruhen auf einem Austausch einer Aminosäure. Sie liegen auf dem Harnstofftransporter-Protein HUT11, das außer auf Erythrozyten auch im Nierengewebe und auf Neutrophilen exprimiert wird (178).
Phänotypen und Genotypen des Kidd-Systems verteilen sich in Mitteleuropa wie in ➤ Tab. 8.3 gezeigt.
Nahezu 100 % der Mitteleuropäer sind also Träger der Allele Jk^a und/oder Jk^b. Der extrem seltene Jk(a– b–)-Phänotyp – nur bei Polynesiern findet er sich bei bis zu 1 % der Individuen – ist mit einer Urinkonzentrationsstörung assoziiert und beruht auf verschiedenen, sehr seltenen Deletionen des Gens für HUT11.
Die Antikörper Anti-Jk^a und Anti-Jk^b sind immer komplementbindende Immunantikörper der IgG-Klasse, die problematisch, weil schwierig nachweisbar, und gefährlich sind, da sie schwere hämolytische Transfusionsreaktionen auslösen können. Ihr Vorliegen erfordert immer phänotypidentische Transfusionen. Besonders an den Kidd-Antikörpern zeigt sich das Phänomen, dass nach Immunisierung gebildete Antikörper nicht selten ausgesprochen rasch wieder verschwinden oder unter die Nachweisgrenze fallen und die abgelaufene Immunisierung serologisch nicht mehr erkannt wird. Dementsprechend sind Kidd-Antikörper auffallend häufig bei verzögerten hämolytischen Transfusionsreaktionen nach erneuter Antigenexposition zu finden.
Wären sie nicht so selten, und könnten nicht rund 75 % aller Transfusionempfänger den häufigsten Kidd-Antikörper, das Anti-Jk^a, nicht bilden, da sie das Antigen besitzen, müsste im Kidd-System ebenso streng verträglich transfundiert werden wie im AB0- und im Rhesussystem.

Tab. 8.3 Phänotypen und Genotypen des Kidd-Systems

Phänotypen		**Genotypen**	
Jk (a+ b+)	49,960 %	Jk^a Jk^b	49,960 %
Jk (a+ b–)	26,440 %	Jk^a Jk^a	26,436 %
		Jk^a Jk	0,004 %
Jk (a– b+)	23,599 %	Jk^b Jk^b	23,595 %
		Jk^b Jk	0,004 %
Jk (a– b–)	0,001 %	Jk Jk	0,001 %

8.5 Das Lutheran-System

Die Allele des Lutheran-Systems sind in enger Nachbarschaft zu den Genen Hh des AB0-, Sese des Sekretor- und Lele des Lewis-Systems auf dem Chromosom 19 in der Reihenfolge Le, Se, Lu und H lokalisiert. Am Lutheran-Genort können sich drei Allele – Lu^a, Lu^b und Lu – wechselseitig vertreten. Die Merkmale Lu^a und Lu^b sind kodominant und dominant über Lu. Das stumme Allel Lu ist in unserer Population extrem selten, sodass der Phänotyp Lu (a– b–) kaum vorkommt. Neben Homozygotie LuLu auf dem Lutheran-Genort kann diesem Phänotyp noch eine weitere

Tab. 8.4 Phänotypen und Genotypen des Lutheran-Systems

Phänotypen		**Genotypen**	
Lu (a– b+)	92,72 %	Lu^b Lu^b	92,72 %
Lu (a+ b+)	7,14 %	Lu^a Lu^b	7,14 %
Lu (a+ b–)	0,14 %	Lu^a Lu^a	0,14 %
		Lu^a Lu	> 0,01 %
Lu (a– b–)	< 0,01 %	Lu Lu	oder jede beliebige andere Kombination in Verbindung mit In (Lu)

genetische Variante zugrundeliegen, die immer dann vermutet wird, wenn dieser Phänotyp über wenigstens drei Generationen vererbt wird, das Allelpaar In(Lu) in(Lu) – Inhibitorgene für die Lutheran-Allele mit unbekannter chromosomaler Lokalisation, wobei In(Lu) ihre Wirksamkeit unterdrückt. Die meisten Menschen sind wahrscheinlich in(Lu) in(Lu)-homozygot und prägen daher Lutheran-Antigene aus. Die dieser Konzeption entsprechenden Phänotypen und Genotypen des Lutheran-Systems verteilen sich in der mitteleuropäischen Bevölkerung wie in ➤ Tab. 8.4 dargestellt.

99,86 % der Mitteleuropäer sind also Träger des Allels Lu^b, 7,28 % Träger des Gens Lu^a. Das seltene Inhibitorgen In(Lu) unterdrückt neben den Lutheran-Genen auch noch die Ausprägung anderer Blutgruppenmerkmale (Au^a, P_1, i), ist aber wie auch das stumme Lutheran-Allel Lu sehr selten. Diese genetische Konzeption ist übrigens nicht unumstritten, und einige neuere Erkenntnisse deuten darauf hin, dass das Lutheran-System nicht, wie bisher vermutet, ein dialleles, sondern, ähnlich wie das Rhesus- und das Kell-System, ein Genkomplexsystem mit mehreren Allelpaaren sein dürfte (92, 94, 115, 121, 131, 149, 228).

Lu^a-Antikörper sind selten, da das Merkmal Lu^a ein schwaches Antigen ist und außerdem nicht besonders häufig vorkommt. Sie sind im Allgemeinen natürlich präformiert und gehören vorwiegend der IgG-Klasse an. Sie reagieren bei Raumtemperatur stärker als bei 37 °C. Hämolytische Transfusionsreaktionen und Neugeborenenerythroblastosen durch solche Antikörper sind nicht bekannt. Da aber die Substitution mit Lu^a-negativem Blut problemlos ist, sollte sie bei Antikörperträgern durchgeführt werden.

Lu^b-Antikörper sind ebenfalls selten, da aufgrund der Blutgruppenverteilung die Zahl der potenziellen Antikörperbildner extrem gering ist. Auch sie gehören vorwiegend der IgG-Klasse an und zeigen bei Raumtemperatur wie bei 37 °C gleich starke Reaktionen. Hämolytische Transfusionsreaktionen und Neugeborenenerythroblastosen sind bekannt. Die Versorgung mit kompatiblem Blut ist unabdingbar und wegen der geringen Zahl ausschließlicher Lu^a-Träger sehr schwierig. Gleiches gilt für Mischantikörper, wie sie bei Lu (a– b–) Menschen auftreten können.

8.6 Das MNSs-System

Das MNSs-System – die Allele M und N wurden 1927 von Landsteiner und Levine, die Allele S und s 1947 von Walsh und Montgomery entdeckt (101, 208) – ist ein einfaches Genkomplexsystem. Die beiden eng benachbarten Genloci – auf dem einen können sich die Allele M und N, auf dem anderen die Allele S und s wechselseitig vertreten – sind auf dem Chromosom 4 lokalisiert. Die durch sie kodierten Merkmale sind untereinander kodominant und befinden sich auf dem Membranprotein Glykophorin A, wo 2 Aminosäureaustausche die antithetischen Merkmale M oder N

Tab. 8.5 Phänotypen und Genotypen im MNSs-System

Phänotypen		**Genotypen**	
MNSs	23,5 %	MS/Ns	19,0 %
		Ms/NS	4,5 %
MNs	22,0 %	Ms/Ns	22,0 %
Ns	14,5 %	Ns/Ns	14,5 %
MSs	14,0 %	MS/Ms	14,0 %
Ms	8,5 %	Ms/Ms	8,5 %
MS	6,0 %	MS/MS	6,0 %
NSs	6,0 %	NS/Ns	6,0 %
MNS	5,0 %	MS/NS	5,0 %
NS	0,5 %	NS/NS	0,5 %

bedingen, und dem Glykophorin B, wo 1 Aminosäureaustausch die antithetischen Merkmale S oder s bedingt. Die Glykophorine gehören zu den häufigsten Membranproteinen menschlicher Erythrozyten, weshalb die Antigendichte im MNSs-System sehr hoch ist. In Mitteleuropa verteilen sich die Genotypen und Phänotypen des MNSs-Systems wie in ➤ Tab. 8.5 dargestellt.

Für die möglichen Genkomplexe ergeben sich aus dieser Verteilung folgende Häufigkeiten: MS = 24,5 %, Ms = 29,1 %, NS = 7,9 %, Ns = 38,5 %.

Anti-M-Antikörper sind meist Kälteantikörper sowohl der IgM- als auch der IgG-Klasse. Nur selten und nur bei Überwiegen der IgG-Komponente sind sie bei Körpertemperatur wirksam, dann allerdings gut für hämolytische Transfusionsreaktionen und Neugeborenenerythroblastosen und daher transfusionsmedizinisch zu berücksichtigen. Anti-N-Antikörper sind, weil auf dem Glykophorin B eine dem N ähnelnde Struktur vorkommt, bedeutend seltener, fast ausschließlich Kälteantikörper der IgM-Klasse und daher transfusionsmedizinisch irrelevant. Nur beim extrem seltenen Phänotyp M+N-S-s-U-, also beim Fehlen des Glykophorin B, kommen gefährliche hämolysierende Exemplare des Anti-N vor. Die Merkmale S und s sind wenig antigen und geben nur selten zur Antikörperbildung Anlass. Die Antikörper sind allerdings immer Immunantikörper der IgG-Klasse und erfordern daher merkmalsidentische Transfusionen, was bei Anti-S-Antikörpern unproblematisch ist, bei Anti-s-Antikörpern wegen der geringen Zahl der s-negativen Spender schwierig sein kann.

Die MNSs-Antigene sind Proteinantigene. Trotzdem gibt es im System gegen die Merkmale M und N IgM-Antikörper, die bekanntlich vorzugsweise durch Kohlenhydratantigene über T-zellunabhängige B-Zellstimulation hervorgerufen werden. Dieses zunächst erstaunliche Phänomen ist wohl darauf zurückzuführen, dass die Aminosäuren 2 bis 4 des Glykophorins A glykosyliert sind und sich die IgM-Antikörper Anti-M und Anti-N gegen einen Glykoproteinkomplex richten, während die IgG-Komponenten des Anti-M und Anti-N wahrscheinlich nur gegen die Proteinanteile gerichtet sind.

Am MN-Locus gibt es seltene Allele, deren Genprodukte zu den Privatantigenen (➤ Kap. 8.18) zu zählen sind. Ihr Zustandekommen erklärt sich prinzipiell ähnlich wie das der vielen seltenen Varianten im Rhesussystem. Auch im MNSs-System liegen mit den Genen für die Glykophorine A und B zwei offenbar durch Genduplikation entstandene Gene mit weitgehender Sequenzhomologie in enger Nachbarschaft auf dem gleichen Chromosom vor, wodurch es zu Crossing-over-Ereignissen und Genkonversionen kommen kann, die verschiedenste Hybridmoleküle aus Glykophorin A und Glykophorin B kodieren (178).

Das Allel M^g induziert die Bildung eines gleichnamigen Antigens, das nur mit Anti-M^g, nicht dagegen mit Anti-M oder Anti-N reagiert. Es ist mit 1,5 ‰ extrem selten und bislang nur bei Graubündnern in Verbindung mit s, bei Sizilianern gekoppelt an S nachgewiesen, sodass hier möglicherweise zwei M^g-Spezifitäten vorliegen.

Das mit 0,03 ‰ gleichfalls sehr seltene Allel M^c produziert ein Antigen, das sowohl M- als auch N-Eigenschaften aufweist. Das Allel N_2 induziert die Bildung eines abgeschwächten N-Antigens.

Ohne transfusionsmedizinische Bedeutung sind auch die Satellitenantigene des MNSs-Systems, deren Vorliegen zu einer Abschwächung der üblichen Merkmale führen kann. So verursacht das St^a-Antigen eine Abschwächung der M- oder N-Antigene, mit denen es einhergeht. Das vom Gen M^v produzierte, gleichnamige Antigen, das sich normalerweise wie ein M verhält, schwächt ein begleitendes s ab.

Von besonderer Bedeutung bei den Satellitenantigenen ist das Miltenberger-Subsystem, dessen 5 wichtigste Gene und Antigene Verweyst (Vw) oder Miltenberger I (Mi I), Miltenberger (Mi^a) oder Mi II, Murrell (Mur) oder Mi III, Hill (Hil) oder Mi IV und Hutchinson (Hut) oder Mi V in bestimmten Populationen gehäuft auftreten. Während Gene und Antigene dieses Satellitensystems mit Frequenzen zwischen 0,06 % bei Mi II und 0,002 % bei Mi III und IV in Europa extrem selten vorkommen, sind immerhin 5–10 % der Mongoliden Träger von Mi III. Während Mi III M- und s-, Mi IV S-Antigene abschwächt, scheint Mi V M- und N-Antigene abzuschwächen, s-Antigene dagegen zu verstärken. Während der Anti-Vw(Mi I)-Antikörper natürlich vorkommt und in 1 % aller menschlichen Seren nachweisbar ist, wurden die 4 übrigen Antikörper des Miltenberger-Subsystems nur bei inkompatiblen Schwangerschaften gefunden. Die Existenz des Miltenberger-Subsystems als kongruentes System ist zwischenzeitlich wieder umstritten (92), was aber natürlich nichts an der Existenz der Antigene und vor allem der Antikörper ändert.

Neben seltenen Genvarianten und den „Satellitengenen" gibt es am MNSs-Locus noch die Gene U, M^k und En, die die Bildung von Ss-, MNSs beziehungsweise MN-Antigenen auf der Erythrozytenmembran unterdrücken.

Bei den U-Genen gibt es die Allele U und u. uu-Homozygote, praktisch ausschließlich Schwarze, können keine Ss-Antigene ausprägen und ein Anti-U bilden. Dieser Immunantikörper kann hämolytische Transfusionsreaktionen und Neugeborenenerythroblastosen auslösen. Antikörperträger stellen ein beträchtliches transfusionsmedizinisches Problem dar, da es selbst in negroiden Populationen maximal 1,5 % uu-Homozygote gibt.

Bei den En-Genen existieren die Allele En^a und En. Liegt das stumme Allel En homozygot vor, unterbleibt die Bildung von MN-Antigenen, während Ss-Antigene nicht verändert werden. Die bei uns sehr seltenen EnEn-Homozygoten können bei Bluttransfusionen und inkompatiblen Schwangerschaften ein Anti-En^a bilden.

Das Gen M^k, das bei uns in 1,3 ‰ der Fälle vorkommt, unterdrückt bei Homozygotie die Ausprägung aller Erythrozytenmerkmale des MNSs-Systems. Homozygote sind M, N, M^g, S, s, U und En^a negativ. Sie besitzen natürliche Antikörper, die zwischen 4 °C und 20 °C wirksam sind und alle Erythrozyten mit Ausnahme En(a–)-negativer, die normale Ss-Antigene besitzen, agglutinieren, ein in Bezug auf diese Erythrozyten erstaunlicher Befund, der mit dem nichtimmunen Charakter der Antikörper und ihrer daher schwachen Wirksamkeit erklärt wird.

Das MNSs-System ist also recht vielfältig. Sind die einzelnen Subspezifitäten auch selten – ihre Häufigkeit in Mitteleuropa schwankt zwischen 0,03 ‰ bei M^c und N_2 und 1,284 ‰ bei M^k – ergibt die Zusammenschau den erstaunlichen Befund, dass immerhin 1 von 70 Blutspendern irgendeine dieser Varianten aufweist (121, 140).

Alle Menschen, bei denen MNSs-Antigene abgeschwächt sind, und alle Träger von MNSs-Defekten, die Genträger von u, En und M^k, weisen infolge Neuraminsäuremangels eine veränderte Erythrozytenmembran auf. Im Gegensatz zu Trägern des Rh_{null}-Syndroms und Menschen mit Kell-antigenfreien Erythrozyten sind sie aber gesund.

8.7 Das P-System

Die Genetik des P-Systems ist komplex und nicht voll geklärt. Fakt ist, dass das Merkmal P_1 über das Merkmal P_2 dominant ist. Daneben gibt es eine kleine Gruppe Menschen ohne P-Merkmale (p). Früher ging man von den in ➤ Tab. 8.6 dargestellten Verhältnissen aus, die die Phänotypverteilung dieses Systems gut erklären (154).

Heute muss angenommen werden, dass die Gene P_1 und P_2, jetzt auch P genannt, keine Allele sind, sondern von zwei unabhängigen Genorten, P_1 auf dem Chromosom 22, P auf dem Chromosom 6, auf eine gemeinsame Präkursorsubstanz einwirken. Dabei steuert ein Gen P^K die Umwandlung von Lactosylceramid in Trihexosylceramid, das dann durch das Gen P zu Globosid (P_2-Substanz) modifiziert wird. Fehlt das Gen P, bleibt die Substanz P^K erhalten. Das Gen P_1 dagegen steuert die Umwandlung von Paraglobosid in P_1-Substanz. Möglicherweise sind nun P_1 und P^K Allele, wobei das P_1 sowohl am Paraglobosid als auch am Lactosylceramid, das P^K nur an Letzterem angreifen kann. Bei pp-Homozygotie am Chromosom 22 unterbliebe dann jegliche Bildung von P-Substanz. Endgültige Klarheit besteht nicht (92, 117).

Anti-P_1-Antikörper sind natürlich vorkommende Kälteagglutinine der IgM-Klasse, die von P_2-Individuen häufig gebildet werden und im Allgemeinen transfusionsmedizinisch bedeutungslos sind. Nur bei Körpertemperatur reagierende Anti-P_1-Immunantikörper erfordern merkmalsidentische Transfusionen. Dagegen sind Anti-Tj^a-Antikörper, die sich als Immunantikörper der IgM-Klasse bei allen pp-Homozygoten finden und sowohl gegen das Merkmal P_1 als auch das Merkmal P_2 und das Merkmal P^K richten, extrem gefährlich und erfordern die Transfusion von p-Erythrozyten, wobei wegen der Seltenheit des Merkmals identische Spender meist nur in der Familie gefunden werden können (121, 154).

Bei der paroxysmalen Kältehämoglobinurie treten biphasische komplementaktivierende IgG-Antikörper – die sogenannten Donath-Landsteiner-Antikörper – auf, die in vitro bei Kälte optimal binden und bei 37 °C hämolysieren. Diese Antikörper haben die extrem breit reagierende Spezifität Anti-P oder Anti-Tj^a. Sie treten bevorzugt nach Infektionen im Kindesalter auf und können schwere Hämolysen verursachen.

Tab. 8.6 Phänotypen und Genotypen im P-System

Phänotypen		**Genotypen**	
P_1	78 %	$P_1 P_1$	28 %
		$P_1 P_2$	50 %
		$P_1 P$	< 0,01 %
P_2	22 %	$P_2 P_2$	22 %
		P_2 p	< 0,01 %
p	< 0,01 %	p p	<0,01 %

Tab. 8.7 Phänotypen und Genotypen im Xg-System

Männer		**Frauen**	
Phänotyp	***Genotyp***	***Phänotyp***	***Genotyp***
Xg (a+) 68 %	Xg^a Y	Xg (a+) 89 %	Xg^a Xg^a Xg^a Xg
Xg (a–) 32 %	Xg Y	Xg (a–) 11 %	Xg Xg

8.8 Das Xg-System

Das einzige in diesem System nachweisbare Antigen Xga wird von einem am X-Chromosom lokalisierten Gen Xg^a kontrolliert und ist deshalb bei Frauen häufiger als bei Männern, da Väter ein vorhandenes Xg^a regelmäßig auf ihre Töchter vererben, jedoch nie auf ihre Söhne vererben können. Genotypen und Phänotypen dieses Systems verteilen sich in Mitteleuropa wie in ➤ Tab. 8.7 dargestellt.

Die Xga-Antigenität ist gering und Antikörper sind sehr selten. Diese Antikörper sind meist inkomplett, nur im indirekten Coombstest nachweisbar und können Komplement binden, führen jedoch nicht zur Hämolyse. Da aber die Erfahrungen mit diesen Antikörpern gering sind, wird empfohlen, bei ihrem Vorliegen Xg(a–)Blut zu transfundieren (121, 185).

8.9 Das Diego-System

Im Diego-System gibt es zwei Allele – Di^a und Di^b –, die auf dem Chromosom 17 lokalisiert sind. Möglicherweise bestehen Beziehungen zu den Wr (Wright)-Antigenen (➤ Kap. 8.18) (228). Die kodierten, synonym bezeichneten Merkmale sind kodominant und werden auf dem Membranprotein Band 3 exprimiert. In Mitteleuropa kommt praktisch nur der Phänotyp Di (b+) vor. Dies ist bei mongolischen Völkern anders. 2–5 % der Chinesen, 3–12 % der Japaner und bis zu 38 % der südamerikanischen Indianer sind Di (a+). Anti-Di-Antikörper sind stets inkomplett und können Neugeborenenerythroblastosen und hämolytische Zwischenfälle verursachen. In unserer Population gibt es sehr selten ebenfalls Di^a-Träger, wobei das Gen allgemein als Relikt des Mongolensturms im frühen 13. Jahrhundert angesehen wird (83, 121, 149).

8.10 Das Cartwright-System

Auch im Cartwright-System gibt es zwei auf dem Chromosom 7 lokalisierte Allele – Yt^a und Yt^b, die kodominante synonym bezeichnete Erythrozytenantigene auf der erythrozytären Acetylcholinesterase ausprägen. Beziehungen zum Kell-System sind wahrscheinlich (228). Genotypen und Phänotypen verteilen sich bei uns wie in ➤ Tab. 8.8 dargestellt.

Anti-Yt^a- und Anti-Yt^b-Antikörper sind Immunantikörper vom IgG-Typ. Sie können Hämolysen hervorrufen und erfordern merkmalsidentische Transfusionen, was wegen der Blutgruppenverteilung bei Anti-Yt^a schwierig, bei Anti-Yt^b unproblematisch ist. Beide Antikörper sind aufgrund der Blutgruppenverteilung in unserer Bevölkerung extrem selten (121, 227).

Tab. 8.8 Phänotypen und Genotypen des Cartwright-Systems

Phänotypen	Genotypen	
Yt (a+ b–)	Yt^a Yt^a	91,92 %
Yt (a+ b+)	Yt^a Yt^b	7,91 %
Yt (a– b+)	Yt^b Yt^b	0,17 %

Tab. 8.9 Phänotypen und Genotypen des Colton-Systems

Phänotypen	Genotypen	
Co (a+ b–)	Co^a Co^a	91,37 %
Co(a+ b+)	Co^a Co^b	8,43 %
Co(a– b+)	Co^b Co^b	0,20 %

Tab. 8.10 Phänotypen und Genotypen des Dombrock-Systems

Phänotypen	Genotypen	
Do (a+ b–)	Do^a Do^a	17,64 %
Do (a+ b+)	Do^a Do^b	48,72 %
Do (a– b +)	Do^b Do^b	33,64 %

8.11 Das Colton-System

Das Colton-System ist ebenfalls ein dialleles System. Die Gene Co^a und Co^b auf dem Chromosom 7 kodieren die synonymen Antigene. Phänotypen und Genotypen verteilen sich bei uns ähnlich wie die des Cartwright-, Kell- und Lutheran-Systems (➤ Tab. 8.9).
Die Antikörper sind Immunantikörper der IgG-Klasse, entsprechend der Blutgruppenverteilung selten und transfusionsmedizinisch offensichtlich ohne Bedeutung, da bislang Hämolysen nicht beobachtet wurden. Auch Neugeborenenerythroblastosen sind nicht beschrieben (111, 121, 227, 228).

8.12 Das Dombrock-System

Die Gene dieses 2-Allelsystems, Do^a und Do^b, sind auf dem Chromosom 12 lokalisiert und kodieren zwei synonyme Erythrozytenantigene, die kodominant sind. Genotypen und Phänotypen verteilen sich in Mitteleuropa wie in ➤ Tab. 8.10 dargestellt.
Die Antikörper sind Immunantikörper, das Anti-Do^a ein IgG-Antikörper. Ihre klinische Bedeutung ist unsicher. Hämolysen sind allerdings wahrscheinlich. Freilich sind solche Antikörper selten, da die Dombrock-Merkmale schwache Antigene sind (92, 121).

Tab. 8.11 Phänotypen und Genotypen des Scianna-Systems in Mitteleuropa		
Phänotypen	**Genotypen**	
Sc (1+ 2–)	Sc^1 Sc^1	98,31 %
Sc (1+ 2+)	Sc^1 Sc^2	1,68 %
Sc (1–2+)	Sc^2 Sc^2	0,01 %

8.13 Das Scianna-System

Die Allele Sc^1 und Sc^2 dieses diallelen Systems sind auf dem Chromosom 1 lokalisiert (228). Die durch sie kodierten synonymen Merkmale sind kodominant (➤ Tab. 8.11).
Wegen der Blutgruppenverteilung kommen die Immunantikörper dieses Systems praktisch nicht vor, sodass seine klinische Bedeutung gering ist (121).

8.14 Das Gerbich-System

Im Gerbich-System sind drei auf dem Chromosom 2 lokalisierte Allele – Ge 1, Ge 2 und Ge 3 – von Bedeutung. Die entsprechenden Antigene sind kodominant und werden auf den Glykophorinen C und D der Erythrozytenmembran ausgeprägt. Bis auf einige Melanesier sind alle Menschen Ge 1 + 2 + 3 +. Die Melanesier der Phänotypen Ge 1–2 + 3 + und Ge 1–2–3 –, in bestimmten Populationen Neuguineas sind dies bis zu 50 % der Bevölkerung, besitzen natürliche Antikörper gegen das Merkmal Gerbich 1. Bei uns ist dieses Blutgruppensystem klinisch bedeutungslos (149, 228).

8.15 Das Auberger-System

In diesem System sind die Gene Au^a und Au^b bekannt, die entsprechende Erythrozytenmerkmale kodieren. 82 % der Mitteleuropäer sind Au(a+). Der einzige bislang bekannt gewordene Antikörper bei einer Au(a–)-Frau war inkomplett und reagierte im indirekten Coombstest (149). Die Gene sind auf dem Chromosom 19 lokalisiert, wobei engste Beziehungen zum Lutheran-System bestehen (62, 111, 117, 226). Derzeit wird das ganze System dem Lutheran-System subsumiert, Au^a als Lu18 und Au^b als Lu19 bezeichnet (92, 228).

8.16 Das Ii-System

In diesem Blutgruppensystem gibt es 2 Antigene I und i. Das Antigen I ist bei Geburt nur schwach ausgeprägt und erreicht erst im Alter von 18 Monaten die Stärke, die es bei Erwachsenen aufweist. Daneben findet sich aber auch auf Erwachsenenerythrozyten immer noch etwas i, wie auch auf Neugeborenenerythrozyten immer schon etwas I vorhanden ist. Es fehlt also im Ii-System die sonst übliche Trennung der Spezifitäten zwischen 2 „allelen" Antigenen, das System ist nicht diallel. Die Antigene I und i kommen an sogenannten Typ-2-Kohlenhydratketten vor, die Präkursorsubstanz von Antigenen des ABH-Systems sind, wobei Anti-i mit unverzweigten Ketten, Anti-I mit verzweigten Ketten reagiert. Die Glykosyltransferase, die die Verzweigungen synthetisiert, eine spezielle (β1–6)N-Acetylglukosamintransferase, die auf Chromosom 6 kodiert wird, scheint altersabhängig reguliert zu sein. Dies erklärt plausibel die unterschiedliche Beimengung von i zu I und umgekehrt, je nachdem, wie vollständig oder unvollständig die Umwandlung von i zu I bzw. die Anlage von Verzweigungen an Kohlenhydratketten stattgefunden hat.

Das Antigen i scheint generell eine Eigenschaft unreifer Erythrozyten zu sein. Jedenfalls findet man bei vielen Anämien, aber auch bei Leukämien und in der Phase der Rekonstitution nach Knochenmarktransplantation Erythrozyten, die bei unveränderter I-Reaktivität mit Anti-i fast gleich stark reagieren wie Nabelschnurblut.

Nur 1 von 10.000 Erwachsenen ist ausschließlich Träger des Antigens i. Diesem extrem seltenen Phänotyp ii bei Erwachsenen liegen Mutationen des Gens für die (β1–6)N-Acetylglukosamintransferase zugrunde, die zu Enzymen mit fehlender oder massiv reduzierter Aktivität führen, wobei die Gene auf beiden Chromosomen 6 betroffen sein müssen. Heterozygote Mutationsträger können serologisch nicht erkannt werden.

Anti-I-Antikörper sind komplementbindende Kälteagglutinine der IgM-Klasse. Als Alloantikörper sind sie natürlich vorkommende Agglutinine, aber wegen der minimalen Frequenz des i-Phänotyps eine Rarität.

Als Autoantikörper finden sie sich praktisch in allen Seren I-positiver Menschen. Normalerweise sind sie allerdings nur bei Temperaturen unter 10 °C wirksam, also Kälteagglutinine, und klinisch ohne Relevanz. Werden sie freilich stimuliert, können sie eine erweiterte Wärmeamplitude erlangen und auch bei 37 °C aktiv werden. Es genügt aber häufig schon der Titeranstieg zur klinischen Manifestation. Die Mehrzahl der Autoantikörper bei Patienten mit autoimmunhämolytischen Anämien vom Kälteantikörpertyp zeigt Anti-I-Spezifität.

Anti-i-Antikörper sind gleichfalls komplementbindende Kälteagglutinine vom IgM-Typ. Sie sind praktisch durchweg Autoantikörper, kommen wegen der meist unvollständigen i-I-Umwandlung auch bei I-positiven Individuen vor und können gelegentlich Hämolysen auslösen (97, 121, 124, 125, 126, 178).

8.17 Das Sid-System

Im Sid-System gibt es ein Antigen, das Sd^a. In unserer Population sind etwa 91 % der Menschen Sd(a+) und 9 % Sd(a–). Feten und Neugeborene sind durchweg Sd(a–). Erst im Alter von 10 Wochen beginnt das Antigen an Erythrozyten von später Sd(a+)-Personen aufzutreten. Während der Schwangerschaft schwächt es sich ab – bei Geburt sind 75 % der vormals Sd(a+)-Frauen Sd(a–) –, um einige Wochen nach der Geburt wieder zu erscheinen. Sid^a-Substanz wird sezerniert und kann im Speichel und im Urin nachgewiesen werden.

Einige Sd(a+)-Menschen zeigen mit Sd^a-Antikörpern deutlich stärkere Reaktionen als die meisten anderen. Sie werden als Sd(a+ +) oder als „Super"-Sid-Träger bezeichnet. Das Merkmal wird nach der Familie, bei der es zuerst entdeckt wurde, auch als Cad bezeichnet. Cad-Erythrozyten reagieren mit einem normalerweise als Anti-A_1 verwendeten, aus Dolichos biflorus, der indischen Prunkbohne, gewonnenen Lektin stark positiv, auch wenn sie nicht der Blutgruppe A_1 angehören.

Das Sd^a-Antigen wird dominant vererbt. Der Erbgang kann am besten in Cad-Familien verfolgt werden.
Anti-Sd^a-Antikörper werden nicht nur von Sd(a−), sondern auch von Sd(a+)-Individuen gebildet und sind somit den Anti-I-Antikörpern vergleichbar. Ihre Stärke ist der Stärke des Antigens umgekehrt proportional. Sie sind besonders wirksam bei Sd(a−)-Menschen und fehlen bei Cad-Trägern. Sie gehören der IgM-Klasse an, binden Komplement, sind überwiegend komplett, agglutinieren Erythrozyten in physiologischer Kochsalzlösung bei 20–37 °C und kommen bei 1 % der Blutspender als natürliche Antikörper vor. Gelegentlich werden sie aber auch 2–3 Wochen nach Bluttransfusion gebildet. Klinisch sind sie weitgehend bedeutungslos, da Sd(a+)-Erythrozyten auch bei Antikörperträgern eine normale Überlebenszeit aufweisen. Bislang ist lediglich ein Fall einer hämolytischen Transfusionsreaktion bei einem Antikörperträger nach Applikation einer Cad-Konserve beschrieben worden (121, 124, 125, 126, 154).

8.18 Seltene Blutgruppenantigene

Zu diesen seltenen oder Privatantigenen rechnet man Blutgruppenmerkmale, deren Häufigkeit 1 ‰ nicht übersteigt. Eine Ausnahme macht das Antigen Radin, dessen Häufigkeit bei 0,5 % liegt. Sie seien der Vollständigkeit halber kurz erwähnt.
Das Antigen An^a (Ahonen) kommt in Finnland und Schweden bei 0,6 ‰ der Bevölkerung vor. Antikörper finden sich in 1 ‰ der Normalseren. Das Antigen gehört wohl zum Gerbich-System (92).
Das Antigen Rd (Radin) findet sich in Kaukasierpopulationen in 0,5 % der Fälle. Das zugehörige Gen ist auf dem Chromosem 1 lokalisiert (228). Anti-Rd-Antikörper sind inkomplette, in der Coombsphase reagierende Immunantikörper, die einen Morbus haemolyticus neonatorum auslösen können. Beziehungen zum Scianna-System und zum Rhesussystem werden diskutiert.
Das Antigen Sw^a (Swann) findet man bei uns in maximal 0,2 ‰ der Fälle. Anti-Sw^a-Antikörper finden sich nicht selten in Seren von Patienten mit autoimmunhämolytischen Anämien, aber auch in Seren gesunder Blutspender. Sie sind als Agglutinine in physiologischer Kochsalzlösung, aber auch in der Coombsphase wirksam. Beziehungen zum Diego-System werden diskutiert (92).
Das Antigen Wb (Webb) kommt in angelsächsischen Populationen in bis zu 0,5 ‰ der Fälle vor, Anti-Wb-Antikörper finden sich in 0,13 % der Normalseren. Auch hier bestehen Beziehungen zum Gerbich-System (92).
Das Antigen Wr^a (Wright) besitzen circa 0,5 ‰ der mitteleuropäischen Blutspender. Möglicherweise bestehen Beziehungen zum Diego-System. Ein Anti-Wr^a findet sich in 2,5 % der Fälle. Besonders häufig sind Wr^a-Antikörper bei Patienten mit autoimmunhämolytischen Anämien. Sie können natürlich oder immun sein. Einige arbeiten als Agglutinine in der Kochsalz-, andere sind inkomplett und nur in der Coombsphase nachweisbar. Sie sind ausgesprochen gefährlich und können schwere hämolytische Transfusionsreaktionen hervorrufen. Bei der Seltenheit des Antigens ist aber das Zusammentreffen von Antigen und Antikörper im selben Patienten eine extreme Rarität, einmal abgesehen davon, dass heute eine positive Kreuzprobe die Applikation antigentragender Erythrozyten auf einen Antikörperträger verhindern sollte. Gleiches gilt für alle anderen seltenen Antigene, sodass sie in transfusionsmedizinischer Hinsicht eigentlich bedeutungslos sind (121).

8.19 Häufige Blutgruppenantigene

Häufige Antigene weisen eine Frequenz von mehr als 99,9 % auf. Ganz im Gegensatz zu den seltenen Antigenen sind sie transfusionsmedizinisch von eminenter Bedeutung, da im Falle des Auftretens von Antikörpern Spender praktisch nur in der Familie gefunden werden können.
Zu diesen häufigen Antigenen zählt das Vel-Antigen (Vel). In unserer Population sind maximal 0,6 ‰ der Menschen Vel-negativ. Anti-Vel-Antikörper sind Immunantikörper vom IgM-Typ, die besonders stark in der Wärme wirksam sind. Bezogen auf die geringe Zahl Vel-negativer Menschen, sind sie unverhältnismäßig häufig. Vel scheint also ein starkes Antigen zu sein. Sie können schwere hämolytische Transfusionsreaktionen hervorrufen, und Antikörperträger müssen unbedingt mit Vel-negativem Blut versorgt werden, was erhebliche Probleme bereiten kann.
Erwähnt werden muss in diesem Zusammenhang noch das Antigen Langereis (Lan). In unserer Population sind wohl maximal 0,02 % der Menschen Lan-negativ. Anti-Lan-Antikörper sind immer Immunantikörper der IgG-Klasse und arbeiten in der Coombsphase. Eine leichte Neugeborenenerythroblastose durch solche Antikörper ist bekannt, hämolytische Transfusionszwischenfälle sind wohl möglich, bislang aber nicht beschrieben (121, 124, 125, 126).

8.20 Die Kryptantigene T und Tn

Neuraminidaseproduzierende Mikroorganismen, so Corynebakterien, Pneumokokken, Vibrio cholerae, Clostridium perfringens und Bacteroides fragilis, können über dieses Enzym die Neuraminsäure aus den Glykoproteinen der Erythrozytenmembran abspalten und dadurch ein in der Membran verstecktes Kryptantigen T freilegen, gegen das jedes Erwachsenenserum, nicht dagegen Nabelschnurvenenblut, Antikörper enthält. Diese Anti-T-Antikörper, die etwa ab dem 6. Lebensmonat nachweisbar sind, sind komplementaktivierende IgM-Antikörper, die im Falle der Infektion mit Neuraminidase-produzierenden Bakterien zu schweren Hämolysen führen können.
An eine T-Aktivierung sollte stets gedacht werden, wenn die AB0-Blutgruppe der Patientenerythrozyten nicht mit den Isoagglutininen in der Serumgegenprobe übereinstimmt, wenn die Eigenkontrolle in der Kreuzprobe positiv ist, bei positivem direkten Coombstest vom Komplementtyp, bei allen Blutproben mit der Verdachtsdiagnose „autoimmunhämolytische Anämie“ und auch bei hämolytischen Transfusionsreaktionen.
Die Diagnosesicherung erfolgt durch Agglutination von Patientenerythrozyten durch ein Anti-T-Extrakt aus Erdnüssen. Kontrollerythrozyten dürfen erst nach Neuraminidasebehandlung mit Anti-T-Extrakt reagieren.
Im Vordergrund der Therapie steht die Antibiotikaapplikation, da eine Reduktion der Mikroorganismen über eine Reduktion der Neuraminidaseproduktion zur Verminderung der Kryptantigenfreilegung führt. Die transfusionsmedizinische Versorgung der Betroffenen sollte mit gewaschenen Erythrozytenkonzentraten erfolgen, da selbst die im Restplasma von Erythrozytenkonzentraten vorhandenen Anti-T-Mengen die Hämolyse verstärken können.
Differenzialdiagnostisch ist immer auch an die erheblich seltenere Tn-Polyagglutinabilität zu denken, die durch das Fehlen einer bakteriellen Infektion gekennzeichnet ist, mit hämolytischer Anämie, Leuko- und Thrombopenie einhergehen kann, aber auch bei gesunden Menschen auftritt.
Das Tn-Antigen ist wahrscheinlich ebenfalls ein Kryptantigen und Anti-Tn-Antikörper sind Agglutinine, die in allen Erwachsenenseren vorkommen, in Nabelschnurseren dagegen fehlen.

Im Gegensatz zur T-Polyagglutinabilität bestehen Tn-Polyagglutinabilitäten meist lebenslang. Eine Methode, das Tn-Antigen in vitro zu aktivieren, ist unbekannt. Papain zerstört das Tn-Antigen und die Polyagglutinabilität verschwindet. Tn-Träger besitzen nie Anti-Tn-Antikörper, sodass die Eigenkontrolle negativ bleibt. Dies ist wahrscheinlich darauf zurückzuführen, dass der Tn-Polyagglutinabilität eine Stammzellmutation zugrunde liegt, woraus ein Tn-tragender Erythrozytenpool resultiert. Übertragene Spendererythrozyten werden niemals Tn-positiv und überleben normal.
Tn-Träger sollten stets mit gewaschenen Erythrozyten transfundiert werden, um jede Zufuhr von Anti-Tn-Antikörpern zu vermeiden.

9 Das HLA-System

Wirbeltiere besitzen die Fähigkeit, transplantierte Fremdhaut abzustoßen (zellvermittelte Immunabwehr) und auf lösliche oder partikuläre Fremdantigene mit der Synthese spezifischer Antikörper zu antworten (humorale Immunabwehr). Diese Immunreaktionen werden von lymphatischen Zellen gesteuert, die über ein immunologisches Gedächtnis verfügen und daher auf erneuten Kontakt mit demselben Antigen mit einer schnelleren und intensiveren Immunantwort reagieren können. Anatomisch und histologisch ist der immunologische Apparat bei allen Wirbeltieren gleichartig organisiert. Seine Steuerung erfolgt über zwei Schaltpläne. Der eine ermöglicht die akute Abstoßung fremder Haut innerhalb von zwei Wochen, der andere erlaubt lediglich chronische, sich über Wochen bis Monate hinziehende Abstoßungsreaktionen.
Bei Arten mit nur chronischer Transplantatabstoßungsfähigkeit – Agnathen, Knorpelfische, Schwanzlurche und Reptilien – sind die zuständigen Gene diffus über das Genom verteilt. Dagegen besitzen alle Wirbeltiere mit akuter Abstoßungsfähigkeit – Knochenfische, schwanzlose Lurche, Vögel und Säuger – einen Haupthistokompatibilitätskomplex (MHC), zahlreiche, das Immungeschehen kontrollierende Gene, die auf einem kurzen Chromosomenabschnitt kompakt beieinander liegen. Zusätzlich verfügen aber auch diese Arten über verstreut im Genom angeordnete Informationen für chronische Abstoßungsreaktionen.
Diese schwachen Histokompatibilitätssysteme, so die menschlichen Blutgruppengene, machen sich z. B. nach Knochenmarktransplantation durch die trotz MHC-Identität zwischen Spender und Empfänger auftretende chronische Abstoßungsreaktion bemerkbar (14, 38, 71, 143).

9.1 Der Haupthistokompatibilitätskomplex (MHC)

Beim Menschen ist dieser Haupthistokompatibilitätskomplex auf dem kurzen Arm des Chromosoms 6 lokalisiert und setzt sich aus den Hauptgenregionen A, B, C und D zusammen, die, vom langen Arm des Chromosoms zur Spitze des kurzen Arms betrachtet, in der Reihenfolge D, B, C und A angeordnet sind. Zwischen D- und B-Region ist eine vierte Region eingelagert, deren Gene die Bildung von Proteinen des Komplementsystems steuern. Rekombinationen zwischen den Endpunkten des Genkomplexes treten beim Menschen in etwa 1 % der Fälle auf. Daraus lässt sich errechnen, dass der Haupthistokompatibilitätskomplex außerordentlich klein ist und nur circa $^1/_{3.000}$ des gesamten menschlichen Genoms ausmacht.

Immunhämatologie und klinische Transfusionsmedizin. http://dx.doi.org/10.1016/B978-3-437-31681-4.00009-X

Die Allele eines jeden MHC-Locus auf jedem Chromosom 6 werden in der Regel im Block vererbt. Die Kombination dieser Allele entspricht der haploiden genetischen Information und wird als Haplotyp bezeichnet. Ein Mensch kann für ein bestimmtes Allel heterozygot und natürlich homozygot sein. Crossing-over-Ereignisse kommen vor. Die Genprodukte sind wechselseitig kodominant.

9.2 Gene und Genprodukte des Haupthistokompatibilitätskomplexes

Die Allele der A-, B- und C-Regionen kodieren die Bildung von Polypeptiden, die nachträglich glykosiliert werden. An diese glykosilierten Polypeptide mit einem Molekulargewicht von 44.000 lagert sich das Beta-2-Mikroglobulin an. Die Bildung dieses polymorphen Polypeptids mit einem Molekulargewicht von 12.000 wird von einem auf dem Chromosom 15 lokalisierten Gen gesteuert. Im Endergebnis entstehen somit biochemisch sehr ähnliche Heterodimere zwischen den Genprodukten der A-, B- und C-Allele und dem Beta-2-Mikroglobulin. Sie werden als Klasse-I-Antigene bezeichnet und lassen sich auf der Oberfläche aller kernhaltigen Körperzellen, in haploider Expression auf Spermien und in Form der Bg-Antigene (Bg^a = HLA-B7, Bg^b = HLAB17, Bg^c = HLA-A28) an Retikulozyten und auch an reifen Erythrozyten nachweisen.
Da das erste derartige Antigen, das heute als HLA-A2 bezeichnet wird, 1958 von Dausset (42) – 1980 erhielt er für diese Entdeckung den Nobelpreis für Medizin – auf Leukozyten nachgewiesen wurde, bezeichnet man die Genprodukte der A-, B- und C-, aber auch der D-Region des MHC, als HLA-, d. h. als humane Leukozytenantigene.
Die Gene der HLA-D-Region kodieren ebenfalls Heterodimere, die sich von den biochemisch untereinander sehr ähnlichen ABC-Genprodukten unterscheiden und ihnen deshalb als Klasse-II-Antigene gegenübergestellt werden. Sie bestehen aus zwei unterschiedlich glykosilierten Polypeptidketten, einer schweren Alpha-Kette mit zwei Kohlenhydratresten und einem Molekulargewicht von 34.000 sowie einer leichten Beta-Kette mit einem Kohlenhydratrest und einem Molekulargewicht von 29.000, die durch nichtkovalente Bindungen zusammengehalten werden. Im Gegensatz zu den Klasse-I-Antigenen finden sie sich nur an B-Lymphozyten sowie an Subpopulationen von aktivierten T-Lymphozyten, Monozyten, Makrophagen und an Endothelzellen.
Man unterscheidet HLA-DR-, -DP- und -DQ-Antigene, kodiert von Allelen auf verschiedenen, synonym bezeichneten Subregionen des HLA-D-Komplexes. Dabei sind die HLA-DR- und -DQ-Antigene serologisch nachweisbar, während die bekannten HLA-DP-Spezifitäten, die früher über eine zellkinetische Methode, den mit vorsensibilisierten Lymphozyten arbeitenden PLT-Test (primed lymphocyte typing) erfasst wurden, heute praktisch ausschließlich molekularbiologisch definiert werden. Aber auch bei der HLA-DR- und -DQ-Bestimmung wurden die serologischen Nachweisverfahren inzwischen durch molekularbiologische Techniken verdrängt.
Den mittels der gemischten Lymphozytenkultur (MLC) über Messung der T-Zellproliferation eines Individuums als Zeichen der Immunantwort gegen die HLA-D-Determinanten an B-Zellen einer anderen Person bestimmbaren HLA-Dw-Spezifitäten dürften wohl keine eigenen Allele auf einer weiteren Subregion des D-Komplexes zugrunde liegen. Vielmehr sind Stimulation oder Nichtstimulation in der MLC wohl lediglich Ausdruck eines mehr oder weniger großen Unterschiedes im Bereich der Klasse-II-Moleküle zwischen zwei Individuen (112, 116, 119).
Dies ändert aber natürlich gar nichts an der Tatsache, dass es dieses unterschiedliche Proliferationsverhalten gibt, weshalb die über die MLC determinierten Dw-Eigenschaften in ➤ Tab. 9.7

weiterhin angegeben werden. Dies gilt auch für die über den PLT-Test definierten DP-Eigenschaften (➤ Tab. 9.6).
Die mindestens 6 Genorte des MHC-Abschnitts zwischen D- und B-Region steuern die Bildung der Proteine des Komplementsystems C2, C4A, C4B und Bf sowie des Faktors B des Properdins, die auch als Klasse-III-Genprodukte bezeichnet werden, und außerdem die Bildung der 21-Hydroxylase, eines Enzyms, dessen Fehlen eine Form des adrenogenitalen Syndroms bedingt. Die erythrozytären Alloantigene Ch^a (Chido) und Rg^a (Rodgers) stellen antigene Determinanten der C4B- bzw. C4A-Moleküle dar, die nicht von roten Zellen produziert, sondern aus dem Plasma an ihre Oberfläche adsorbiert werden.
Gene und kodierte Antigene der A-, B-, C- und D-Regionen des MHC werden synonym benannt und mit den Buchstaben A, B, C, D ... zur Bezeichnung der kodierenden Loci und den Zahlen 1, 2, 3... zur Kennzeichnung der Spezifität am Locus definiert. Der Buchstabe w dient der Kennzeichnung noch nicht optimal definierter Spezifitäten und fällt weg, wenn die Spezifität als gut definiert anzusehen ist. Bei den C-Merkmalen wird er trotz guter Definition beibehalten, um Verwechslungen mit Komplementproteinen zu vermeiden.
An den Genorten der A-, B-, C- und D-Region herrscht eine extreme Multiallelie. Zahlreiche Antigene lassen sich in Subdeterminanten unterteilen, so das durch das Gen HLA-A9 determinierte Antigen in die Faktoren A23 und A24. Dieses Phänomen entspricht rein formal der Unterteilung der Blutgruppe A in A_1 und A_2 und ist darauf zurückzuführen, dass die HLA-Antigene mehrere Determinanten tragen. Bei der formalgenetischen Betrachtung der HLA-Gene ist es daher möglich, das Allel, das den supertypischen Faktor kodiert, durch die Allele für die subtypischen Determinanten zu ersetzen. Allele, die noch unbekannte Alloantigene kodieren, werden als AX, BX usw. bezeichnet.
Die Gen- und Antigenverteilung im HLA-System ist, wie bei den Blutgruppen, bei verschiedenen Populationen und Rassen dezidiert verschieden. Eine Übersicht über die durchschnittlichen Gen- und Antigenfrequenzen bei Kaukasiern geben die ➤ Tab. 9.1, ➤ Tab. 9.2, ➤ Tab. 9.3, ➤ Tab. 9.4, ➤ Tab. 9.5, ➤ Tab. 9.6 und ➤ Tab. 9.7 (13, 216). Beim Vorliegen von Subtypen ist der supertypische Faktor in Klammern angegeben und umgekehrt. Da zwischenzeitlich aufgrund zahlreicher neuer Erkenntnisse im Zusammenhang mit molekularbiologischen Typisierungsmethoden die Nomenklatur modifiziert wurde, sind die neuen Bezeichnungen (Molekularbiologie/DNS-Ebene) in eckigen Klammern hinter den alten (Serologie/Antigenebene) aufgeführt (112, 113). Zwischenzeitlich sind hier infolge der bereits erwähnten extremen Multiallelie des Systems derart viele Subspezifitäten gefunden, dass auf eine vielstellige Nummerierung übergegangen werden musste, die 2010 erneut überarbeitet wurde (114). Eine detaillierte Darstellung dieser neuen Erkenntnisse würde den Rahmen dieses Buches sprengen, weshalb hier auf die jeweils aktuelle einschlägige Fachliteratur verwiesen werden muss.

Tab. 9.1 HLA-A-Gen-(GF) und Antigenfrequenzen (AF) bei Kaukasiern

HLA	GF (%)	AF (%)
A1 [A*01]	14,2	26,4
A2 [A*02]	28,9	49,4
A3 [A*03]	13,2	24,7
A9 (A23, A24)	11,7	22,0
A10 (A25, A26, A34, A66)	5,9	11,5
A11 [A*11]	6,3	12,2

Tab. 9.1 HLA-A-Gen-(GF) und Antigenfrequenzen (AF) bei Kaukasiern (Forts.)

HLA	GF (%)	AF (%)
A19 (A29, A30, A31, A32, A33,	14,6	27,1
A74)	1,4	2,8
A23 (A9) [A*23]	10,3	19,5
A24 (A9) [A*24]	2,4	4,7
A25 (A 10) [A*25]	3,2	6,3
A26 (A 10) [A*26]	4,7	9,2
A28 (A68, A69) [A*68, A*69]	2,9	5,7
A29 (A19) [A*29]	3,5	6,9
A30 (A 19) [A*30]	2,9	5,7
A31 (A 19) [A*31]	3,9	7,6
A32 (A 19) [A*32]	1,4	2,8
A33 (A 19) [A*33]	0,1	0,2
A34 (A 10) [A*34]	0,1	0,2
A36 [A*36]	0	0
A43 [A*43]	0,2	0,4
A66 (A 10) [A*66]	0	0
A74 (A 19) [A*74]	0	0
A80 [A*80]	0	0
Ax	0,4	–

Tab. 9.2 HLA-B-Gen-(GF) und Antigenfrequenzen (AF) bei Kaukasiern

HLA	GF (%)	AF (%)
B5 (B51, B52)	8,2	15,7
B7 [B*07]	11,5	21,7
B8 [B*08]	9,6	18,3
B12 (B44, B45)	11,7	23,8
B13 [B*13]	2,9	5,7
B14 (B64, B65) [B*14]	3,7	7,3
B15 (B62, B63, B75, B76, B77) [B*15]	6,8	13,1
B16 (B38, B39)	4,5	8,8
B17 (B57, B58)	2,9	5,7
B18 [B*18]	5,5	10,7
B21 (B49, B50)	2,9	5,7
B22 (B54, B55, B56)	2,8	5,5
B27 [B*27]	3,4	6,7
B35 [B*35]	10,5	19,9
B37 [B*37]	1,6	3,2

Tab. 9.2 HLA-B-Gen-(GF) und Antigenfrequenzen (AF) bei Kaukasiern (Forts.)		
HLA	**GF (%)**	**AF (%)**
B38 (B16) [B*38]	2,5	4,9
B39 (B16) [B*39]	2,0	4,0
B40 (B60, B61) [B*40]	5,9	11,5
B41 [B*41]	0,9	1,8
B42 [B*42]	0,2	0,4
B44 (B12) [B*44]	12,3	23,1
B45 (B12) [B*45]	0,4	0,8
B46 [B*46]	0,1	0,2
B47 [B*47]	0,2	0,4
B48 [B*48]	0	0
B49 (B21) [B*49]	1,8	3,6
B50 (B21) [B*50]	1,1	2,2
B51 (B5) [B*51]	6,2	12,0
B52 (B5) [B*52]	2,0	4,0
B53 [B*53]	0,5	1,0
B54 (B22) [B*54]	0,1	0,2
B55 (B22) [B*55]	1,6	3,2
B56 (B22) [B*56]	1,1	2,2
B57 (B17) [B*57]	2,9	5,7
B58 (B17) [B*58]	0	0
B59 [B*59]	0	0
B60 (B40)	3,8	7,5
B61 (B40)	2,1	4,2
B62 (B15)	6,1	11,8
B63 (B15)	0,7	1,4
B64 (B14)	1,1	2,2
B65 (B14)	2,6	5,1
B67 [B*67]	0	0
B70 (B71, B72) [B*15]	0,4	0,8
B71 (B70)	0,1	0,2
B72 (B70)	0,3	0,6
B73 [B*73]	0,1	0,2
B78 [B*78]	0	0
B81 [B*81]	0	0
B82 [B*82]	0	0
B83 [B*83]	0	0
Bx	0,4	–

Tab. 9.3 HLA-Cw-Gen-(GF) und Antigenfrequenzen (AF) bei Kaukasiern

HLA	GF (%)	AF (%)
Cw1 [Cw*01]	3,3	6,5
Cw2 [Cw*02]	4,1	8,0
Cw3 (Cw9, Cw10) [Cw*03]	12,6	23,6
Cw4 [Cw*04]	11,6	21,9
Cw5 [Cw*05]	6,9	13,3
Cw6 [Cw*06]	8,6	16,5
Cw7 [Cw*07]	24,3	42,7
Cw8 [Cw*08]	3,7	7,3
Cx [Cw*12, Cw*13, Cw*14, Cw*15, Cw*16, Cw*17, Cw*18]	24,9	–

Tab. 9.4 HLA-DR-Gen-(GF) und Antigenfrequenzen (AF) bei Kaukasiern

HLA	GF (%)	AF
DR1	9,5	18,1
DR2 (DR15, DR16)	15,8	29,1
DR3 (DR17, DR18)	12,0	22,6
DR4	12,7	23,8
DR5 (DR11, DR12)	14,3	26,6
DR6 (DR13, DR14)	11,2	21,1
DR7	12,0	22,6
DR8	3,0	5,9
DR9	0,8	1,6
DR10	0,8	1,6
DR11 (DR5)	12,3	23,1
DR12 (DR5)	2,0	4,0
DR13 (DR6)	5,4	10,5
DR14 (DR6)	5,8	11,3
DRx	7,9	–

Tab. 9.5 HLA-DQ-Gen-(GF) und Antigenfrequenzen (AF) bei Kaukasiern

HLA	GF (%)	AF
DQ1 (DQ5, DQ6) [DQB1*05, DQB1*06]	32,3	54,2
DQ2 [DQB1*02]	18,1	32,9
DQ3 (DQ7, DQ8, DQ9) [DQB1*03]	23,3	41,2
DQ4 [DQB1*04]	2,5	5,0
DQx	23,8	–

Tab. 9.6 HLA-DP-„Gen"-(GF) und „Antigen"-Frequenzen (AF) bei Kaukasiern (definiert über primed lymphocyte typing)

HLA	GF (%)	AF (%)
DPw1	4,3	8,4
DPw2	11,5	21,7
DPw3	4,0	7,8
DPw4	41,8	66,1
DPw5	4,4	8,6
DPw6	0	0
DPx	40,0	–

Tab. 9.7 HLA-Dw-„Gen"-(GF) und „Antigen"-Frequenzen (AF) bei Kaukasiern (definiert über die gemischte Lymphozytenkultur)

HLA	GF (%)	AF (%)
Dw1	12,8	24,0
Dw2	6,5	12,6
Dw3	8,2	15,7
Dw4	6,7	13,0
Dw5	14,4	26,7
Dw6 (Dw18, Dw19)	6,6	12,8
Dw7 (Dw11, Dw17)	9,8	18,6
Dw8	4,4	8,6
Dw9	5,7	11,1
Dw10	2,2	4,4
Dw11 (Dw7)	3,2	6,3
Dw12	1,1	2,2
Dw13	1,1	2,2
Dw14	2,2	4,4
Dw15	0	0
Dw16	0	0
Dw17 (Dw7)	6,6	12,8
Dw18 (Dw6)	1,3	2,6
Dw19 (Dw6)	5,3	10,3
Dx (Dw20, Dw21, Dw22, Dw23, Dw24, Dw25, Dw26)	18,6	–

9.3 Kopplungsungleichgewichte im HLA-System

Über Familienuntersuchungen können, wie auch bei den Blutgruppen, die den im Organismus exprimierten Antigenen zugrunde liegenden Gene hinsichtlich ihrer Lokalisation dem väterlichen oder mütterlichen Chromosom 6 zugeordnet werden. Diese Genfolge von A-, C-, B- und D-Genen bezeichnet man als den HLA-Haplotyp und schreibt diesen Genotyp z. B. HLA-A1, B8, Cw3, DR1 (mütterlich)/A3, B5, Cw2, DR3 (väterlich).
Nun sollten eigentlich die Haplotypfrequenzen den korrespondierenden Genfrequenzen entsprechen. Anders ausgedrückt, sollten häufige Gene häufig, seltene Gene selten zusammen auf demselben Chromosom vorkommen. Dies ist im HLA-System oft nicht der Fall. Vielmehr liegt häufig ein starkes Kopplungsungleichgewicht vor. Bei positivem Kopplungsungleichgewicht ist die Haplotypfrequenz größer, bei negativem geringer als nach der Einzelgenfrequenz erwartet.
Ähnliche Kopplungsungleichgewichte gibt es übrigens im MNSs- und im Rhesussystem.
Wahrscheinlichste Ursache ist der antigene Selektionsdruck auf die humane Population, der die Überlebens- und damit die Reproduktionschancen der Träger ganz bestimmter Haplotypen gegenüber Menschen mit anderen Haplotypen analog den im ➤ Kap. 9.1 beschriebenen Mechanismen begünstigt hat.

10 Biologische Bedeutung des HLA-Systems

10.1 Bedeutung des HLA-Systems für die Immunantwort

Gene und Antigene des Haupthistokompatibilitätskomplexes sind mit Sicherheit an der Steuerung von Abwehrmechanismen beteiligt. Individuen, denen HLA-Gene und -Antigene fehlen, sind an schweren Immundefekten erkrankt (116).

Die Genprodukte der A-, B- und C-Gene, die Klasse-I-Antigene, sind prinzipiell nichts anderes als Antigene eines weiteren Blutgruppensystems. Wie schon die klassischen Blutgruppensysteme dürften sie zur Definition des immunologischen Selbst beitragen. Dies ist, wie gesagt, von zentraler Bedeutung, denn das Immunsystem kann letztlich nur dann Strukturen als fremd erkennen, wenn vorher festgelegt ist, was körpereigen ist.

Wahrscheinlich ist aber Übereinstimmung bezüglich bestimmter Histokompatibilitätsantigene auch für die Immunzellkooperation wichtig. So können T-Killerzellen virusinfizierte, „fremd“ gewordene Körperzellen nur zerstören, wenn sie dieselben Klasse-I-Antigene wie die Zielzelle tragen. Dieses Phänomen bezeichnet man als HLA-Restriktion der Zelllyse.

Dabei scheinen bestimmte A-, B- und C-Antigene anderen überlegen. So werden virusinfizierte Zellen des Phänotyps B7 von analogen Killerzellen besonders gut lysiert, während HLA-A9 positive Zellen von entsprechenden Killerzellen nur unvollkommen attackiert werden. B7-positive Menschen können also möglicherweise Virusinfektionen besser abwehren als A9-positive (234).

Die Klasse-II-Antigene vermitteln als Rezeptorantigene ebenfalls Immunzellkooperationen. Ihre wahrscheinlich wichtigste Aufgabe ist die Steuerung der Antikörpersynthese in den Plasmazellen. Bevor diese einsetzt, sind allerdings vielfältige Interaktionen zwischen den verschiedensten zellulären Elementen des Immunsystems erforderlich. Am Anfang dieser Kaskade stehen die Makrophagen, die das eingedrungene Fremdantigen aufnehmen und es mit Hilfe ihrer HLA-DR-Antigene den T-Helferzellen präsentieren. Diese werden dadurch stimuliert und aktivieren B-Zellklone mit einem dem Antigen entsprechenden Rezeptor. Gleichzeitig werden wahrscheinlich T-Suppressorzellen angeregt, die sich daran machen, die Antikörperausschüttung wieder zu stoppen. Diese Immunzellkooperationen gelingen nur zwischen Zellen

Immunhämatologie und klinische Transfusionsmedizin. http://dx.doi.org/10.1016/B978-3-437-31681-4.00010-6

Tab. 10.1 Assoziationen zwischen HLA-Merkmalen und Erkrankungen bei Kaukasiern		
Erkrankung	**Merkmal**	**RR**
Narkolepsie	DR2	> 100
Morbus Bechterew	B27	87
Postinfektiöse Arthritiden	B27	87
Morbus Reiter	B27	37
Goodpasture Syndrom	DR2	16
Dermatitis herpetiformis	DR3	15
Adrenogenitales Syndrom	B47	15

mit wenigstens einem identischen HLA-D-Komplexantigen, was man als HLA-Restriktion der Immunantwort bezeichnet (14, 234).

Diese biologischen Funktionen der HLA-Genprodukte können auch zur Erklärung des enormen Polymorphismus bei der genetischen Zusammensetzung des Haupthistokompatibilitätskomplexes dienen. Beim Vorhandensein einer großen Zahl von Alloantigenen ist nämlich zu erwarten, dass eine Spezies als Ganzes gegen alle potenziellen Krankheitserreger geschützt ist, da immer, zumindest bei einem Teil der Individuen, Genprodukte vorkommen, die eine effiziente Präsentation des Pathogens im Rahmen der Immunantwort garantieren, wodurch für diesen Teil der Spezies ein guter Schutz gewährleistet ist. Die selektiven Vorteile zugunsten einiger Phänotypen und der relativ schnelle Wechsel der antigenen Struktur der Pathogene muss dann notwendigerweise zu einem extremen Polymorphismus führen.

Vor dem Hintergrund dieses HLA-Polymorphismus und der großen Zahl der verschiedenen Blutgruppensysteme mit ihrer zum Teil beachtlichen genetischen Variabilität ist immunologisches Selbst etwas sehr Individuelles, und es wird nur sehr wenige Unverwandte geben, die in allen diesen Systemen identisch sind.

Diese biologische Bedeutung des HLA-Systems kommt auch in der Assoziation zwischen verschiedenen HLA-Antigenen und Krankheiten zum Ausdruck. Einige hohe Assoziationen sind in ➤ Tab. 10.1 angeführt, wobei das relative Risiko (RR) angibt, um wie viele Male häufiger Antigenträger im Vergleich zu Antigennegativen betroffen sind. Bezüglich der zahlreichen weiteren bekannten Assoziationen sei auf die einschlägige Fachliteratur verwiesen (200).

Die Ursachen für derartige Assoziationen können vielfältig sein. So könnte das assoziierte Antigen bei der Zellkooperation im Rahmen der Immunantwort eine abnorme Reaktion hervorrufen. Das Antigen könnte aber auch Rezeptor für das pathogene Agens sein oder im Sinne der molekularen Mimikry dem Agens derart ähneln, dass eine Immunantwort unterbleibt. Andererseits könnte es durch das Pathogen so verändert werden, dass eine autoaggressive Immunantwort gegen die modifizierte Determinante in Gang kommt. Bestimmte HLA-assoziierte Erkrankungen mit autosomal-rezessivem Erbgang, so das Adrenogenitale Syndrom, werden durch Genmutanten verursacht, die ein Kopplungsungleichgewicht mit HLA-Allelen aufweisen.

Der diagnostische Wert dieser Assoziationen ist umstritten, und es ist zweifelhaft, ob und inwieweit sie, selbst bei hoher Assoziation, zur Diagnosesicherung bei einer bestimmten Krankheit herangezogen werden können.

10.2 Die Bedeutung des HLA-Systems für die Knochenmark- und Stammzelltransplantation

Im Rahmen der Gewebetypisierung vor Knochenmark- bzw. Stammzelltransplantation hat die Bestimmung der HLA-Merkmale und der MLC-Eigenschaften eine enorme Bedeutung. Da hier das Spenderimmunsystem auf den Empfänger übertragen wird, ist bei genetischen Differenzen auf dem Haupthistokompatibilitätskomplex mit einer schweren Graft-versus-Host-Reaktion (GvHD) zu rechnen. Bei genetischen Differenzen in der HLA-D-Region, die besonders deutlich in der gemischten Lymphozytenkultur (MLC) durch gegenseitige Stimulation lymphatischer Zellen zum Ausdruck kommen, verläuft die GvHD in der Regel tödlich.
Bei allogenen Transplantationen sollten deshalb nur solche Menschen als Spender herangezogen werden, die mit dem Empfänger phäno- und genotypisch HLA- und MLC-identisch sind. Während Differenzen im Bereich der A-, B- und/oder C-Region notfalls in Kauf genommen werden können, war MLC-Identität eine unerlässliche und in jedem Fall zu fordernde Vorbedingung für die allogene Knochenmarktransplantation. Die Möglichkeit, den HLA-D-Locus über molekularbiologische Methoden auf DNS-Ebene zu charakterisieren, hat in jüngster Zeit die MLC immer mehr in den Hintergrund gedrängt. Es sei noch angemerkt, dass außerhalb von Familien das Auffinden geeigneter Spender wegen des extremen Polymorphismus des HLA-Systems außerordentlich schwierig ist.
Deshalb greift man hier in jüngster Zeit auch zu haploidentischen Transplantaten und versucht, mittels T-Zell-Depletion oder mittels Zytostatikaapplikation die Abstoßungsreaktion zu minimieren (184).

10.3 Die Bedeutung des HLA-Systems für die Organtransplantation

Ebenfalls wegen des extremen Polymorphismus des HLA-Systems, aber auch wegen der kurzen Zeit zwischen Explantation und Transplantation – Organspender sind meist unverwandte Unfallopfer, war bei der Übertragung solider Organe eine MLC-identische Transplantation in der Regel nicht möglich, wurde aber auch nicht unbedingt gefordert, da hier, von wenigen Ausnahmen abgesehen, „nur" eine Host-versus-Graft-Reaktion (HvGD), also eine Reaktion des Empfängerimmunsystems gegen das Transplantat, zu erwarten ist. Es ist sogar umstritten, ob überhaupt HLA-identisch oder -kompatibel transplantiert werden muss, dies vor allem vor dem Hintergrund einer zunehmenden Verbesserung der Immunsuppressiva.
Fakt ist freilich, dass in Familien Transplantate von HLA-identischen Geschwistern eine deutlich längere Überlebenszeit aufweisen als solche von HLA-nichtidentischen. Dies ist mit Sicherheit darauf zurückzuführen, dass bei serologischer HLA-Identität in der Familie meist auch auf DNS-Ebene komplette MHC-Identität besteht, und eine Abstoßungsreaktion dann nur sehr chronisch, über schwache Histokompatibilitäts-, z. B. Blutgruppendifferenzen, vermittelt, auftreten kann. Bei Nichtverwandten lässt sich diese Beziehung zwischen HLA-Identität und Transplantatüberlebenszeit nicht so eindeutig belegen, was wiederum dadurch bedingt ist, dass wegen des großen HLA-Polymorphismus HLA-Antigenübereinstimmung nicht ohne weiteres mit kompletter MHC-Identität auf DNS-Ebene gleichzusetzen ist. Jedenfalls ist sicher auch bei der Transplantation solider Organe weitgehende Übereinstimmung von Spender und Empfänger auf dem

Haupthistokompatibilitätskomplex keinesfalls nachteilig. Hier leistet die molekularbiologische Charakterisierung des HLA-D-Locus sicher wertvolle Dienste bei der Spenderauswahl.

10.4 Die Bedeutung des HLA-Systems für die Bluttransfusion

Mischt man Lymphozytensuspensionen zweier unverwandter Probanden und züchtet das Zellgemisch in der Gewebekultur, gehen diese Lymphozyten aus dem Ruhezustand in teilungsfähige Blasten über. Da der Mitose eine DNS-Reduplikation vorausgeht, kann man die Lymphozytenstimulation nach einigen Tagen in der gemischten Lymphozytenkultur (MLC) über den Einbau radioaktiver DNS-Vorstufen (3H-Thymidin) quantitativ messen.

Mit jeder Bluttransfusion werden aber nicht nur sauerstofftragende Partikel, sondern Zellen, mit den in jeder konventionellen Blutkonserve vorhandenen Lymphozyten sogar immunkompetente Zellen mit zahllosen, das immunologische Selbst definierenden Antigenen an ihrer Oberfläche übertragen. Und gerade diese Konservenlymphozyten scheinen das Empfängerimmunsystem besonders zu kompromittieren.

Dies ist eigentlich kein Wunder, da sie im Gegensatz zu den Erythrozyten kernhaltige, lebens- und teilungsfähige Zellen sind und im Gegensatz zu den empfindlichen Granulozyten, die schon nach wenigen Tagen in den Konserven zugrunde gehen, eine enorme Zähigkeit und Lebensfähigkeit besitzen. Jede Bluttransfusion ist das Ansetzen einer gemischten Lymphozytenkultur in vivo unter wesentlich günstigeren Bedingungen, als sie das beste Labor schaffen könnte.

Jede Bluttransfusion führt deshalb zu einer mehr oder weniger ausgeprägten Suppression des Empfängerimmunsystems, sehr wahrscheinlich deshalb, weil es vorzugsweise damit beschäftigt ist, die transfundierten Fremdlymphozyten zu eliminieren, und, wie für die endliche Reaktionskapazität biologischer Größen charakteristisch, kaum noch Potenzen für andere Fremdantigene aufbringen kann. Außerdem induzieren die Fremdlymphozyten die Bildung von HLA-Antikörpern, die insbesondere bei Langzeittransfundierten über febrile, nichthämolytische Transfusionsreaktionen die Applikation von Blut und Blutprodukten erheblich erschweren können.

Die transfusionsinduzierte Immunsuppression ist vermutlich zentrale Ursache für den positiven Transfusionseffekt bei der Nierentransplantation, der längeren Transplantatüberlebenszeit bei vortransfundierten Nierenempfängern. Die Mechanismen, die diesem positiven Transfusionseffekt auf die Transplantatüberlebenszeit zugrunde liegen, sind unklar, aber sicher über Konservenlymphozyten vermittelt, denn lymphozytenfreie Konserven sind in dieser Hinsicht ineffektiv.

Bei vortransfundierten Dialysepatienten konnten antiidiotypische Antikörper gegen Rezeptoren autologer T-Lymphozyten nachgewiesen werden, deren Auftreten mit einer günstigeren Prognose nach Nierentransplantation assoziiert war. Sie könnten prinzipiell von transfundierten Lymphozyten gebildet sein. Außerdem konnte gezeigt werden, dass nach Bluttransfusionen eine deutliche Suppression der zellulären Immunanwort auftritt. Dabei war die Reduktion der Lymphozytenreaktivität auf mitogenen und antigenen Reiz der Zahl der gegebenen Transfusionen direkt proportional. Diese Immunsuppression fehlt nach autologer Transfusion und nach Gabe leukozytenfreier Konserven. Sie ist offensichtlich lymphozytenabhängig, da es im Tierversuch möglich ist, das Immunsystem von Ratten durch Lymphozytenübertragung von transfundierten, syngenen Tieren zu supprimieren. Die Transplantatüberlebenszeit in so behandelten Ratten entspricht der in transfundierten Tieren und ist länger als die in nichttransfundierten Tieren (109).

Während sich die transfusionsinduzierte Immunsuppression auf die Transplantatüberlebenszeit eher günstig auszuwirken scheint, konnten Francis und Mitarbeiter im Tierversuch ein beschleunigtes Tumorwachstum bei transfundierten Versuchstieren beobachten (61).
Konnte diese Beobachtung längere Zeit als tierexperimentelles Epiphänomen gewertet werden, muss sie in der Zusammenschau mit der zwischenzeitlich nachgewiesenen transfusionsinduzierten Immunsuppression als für die Klinik eminent wichtig angesehen werden.
Hier hat Mitte der 80er-Jahre eine retrospektive Studie der Universität Rochester an 197 Patienten mit Kolonkarzinomen großes Aufsehen erregt. Die Untersucher berücksichtigten bei der Auswertung der Patientendaten Geschlecht, Alter, Operationsdatum, Tumorlokalisation, Tumorstadium, den Hämatokrit bei Krankenhausaufnahme, die Nachsorgedauer, die Applikation von Chemotherapie und/oder Bestrahlung, die Gabe von Blut im Zeitraum von 4 Wochen vor bis 2 Wochen nach Operation sowie das Auftreten eines Tumorrezidivs oder den Tod, wobei auch die Patienten in der Studie verblieben, die innerhalb der ersten 6 Monate nach Operation verstarben. Dagegen wurden 466 Patienten, die bei Operation bereits Fernmetastasen aufwiesen, von der Studie ausgeschlossen. Die statistische Auswertung erbrachte eine Assoziation zwischen dem Auftreten von Tumorrezidiven und der Gabe von Blutkonserven im Umfeld der Operation, die von der Zahl der applizierten Konserven unabhängig war. Während nur 6 von 68 nichttransfundierten Patienten ein Tumorrezidiv zeigten, traten Rezidive bei 56 von 129 transfundierten auf. Auch dies spricht zunächst wieder für individuelle Immunantwortmechanismen und wahrscheinlich für eine extrem starke transfusionsinduzierte Immunsuppression bei den Patienten, die Rezidive aufwiesen. Es bleibt aber festzustellen, dass die Gabe von Blutkonserven im Umfeld von Tumoroperationen ein größeres Risiko für das Auftreten eines Tumorrezidivs darzustellen scheint als schon früher identifizierte Risikofaktoren wie die Tumorlokalisation.
Dabei dürfte die lymphozytenvermittelte, transfusionsinduzierte Immunsuppression eine entscheidende Rolle spielen, da sie offensichtlich bei verschiedenen Patienten in verschiedenem Ausmaß, die Eliminierung verbliebener Tumorzellen erschwert und so dem Rezidiv Raum gibt (20).
Hier ist sicher zu diskutieren, ob man nicht im Umfeld von Tumoroperationen, aber auch ganz grundsätzlich im Tolerieren von Anämien großzügiger sein sollte und, wenn Transfusionen unvermeidlich sind, soweit als möglich auf leukozytendepletierte Konzentrate oder Eigenblutkonserven ausweichen sollte, die ganz offensichtlich nicht diese immunsuppressiven Effekte hervorrufen. In diesem Zusammenhang sei auch auf ➤ Kap. 15.11 verwiesen. Alle diese Beobachtungen haben mit dazu beigetragen, dass in Deutschland seit dem Jahr 2001 nur noch Blutkonserven zum Einsatz kommen, die bereits unmittelbar nach der Blutentnahme über einen In-line-Filter leukozytendepletiert wurden. Dadurch dürften diese Effekte minimiert werden.

11 Die Bestimmung der HLA-Merkmale

11.1 Die serologische Bestimmung

Die serologische Bestimmung der HLA-Antigene erfolgt im Mikrozytotoxizitätstest nach Terasaki (196).

Für die Bestimmung der HLA-A, -B- und -C-Merkmale werden Lymphozyten aus antikoaguliertem (Zitrat-, Heparinblut) oder defibriniertem Blut über Ficoll-Isopaque-Dichtegradientenisolation gewonnen, zweimal in Hanks'scher Lösung gewaschen und auf 2.000 Zellen/µl eingestellt. Dann bringt man pro Napf der bereits mit Paraffinöl und verschiedenen HLA-antikörperhaltigen Testseren beschickten Mikrotitertestplatten 1 µl dieser Lymphozytensuspension ein und vermischt ihn unter dem Öl mit dem jeweiligen Antiserum. Nach 30 Minuten Inkubation bei 20 °C wird 5 µl Kaninchenkomplement zugegeben und erneut 60 Minuten bei Raumtemperatur inkubiert. Dann erfolgt die Zugabe von 3 µl 5-prozentigem wässrigem Eosin und 6 µl 30-prozentigem Formaldehyd (pH 7,3). Das Testergebnis kann dann an einem Umkehrmikroskop mit Phasenkontrasteinrichtung abgelesen werden. Lysierte, vom Antikörper zerstörte, also antigenpositive Zellen erscheinen durch Eosineinlagerung dunkel und aufgequollen, nichtlysierte, antigennegative Zellen leuchten hell auf und sind scharf konturiert. Zur Beurteilung der Reaktion sollten bei jeder Testserie eine Positiv- (Pool stark reagierender HLA-antikörperhaltiger Seren) und eine Negativkontrolle (HLA-antikörperfreies humanes AB-Serum) mitgeführt werden. Üblicherweise sind in der Positivkontrolle 80–100 %, in der Negativkontrolle maximal 10 % der Testzellen lysiert. Bei der Auswertung gilt eine Reaktion als positiv, wenn die Lyserate um wenigstens 30 % höher ist als in der Negativkontrolle.

Der Nachweis der HLA-DR- und -DQ-Merkmale erfolgt analog. Da sie aber nur auf B-Lymphozyten vorkommen, müssen diese gesondert gewonnen werden. Dies kann z. B. durch Separation der über Ficoll-Gradienten erhaltenen Lymphozytensuspension über Nylonwatte geschehen, die von T-Lymphozyten passiert wird, während B-Lymphozyten an die Watte adsorbiert werden. Nach Ausspülen der T-Lymphozyten mit phosphatgepufferter Kochsalzlösung (PBS) bei 37 °C, können so durch schrittweise Elution mit RPMI-1640-Medium und Auspressen der Watte relativ reine B-Lymphozytensuspensionen gewonnen werden.

Eine sehr elegante Isolierungsmethode, die sich sowohl zur Vorbereitung der ABC- als auch der DR-Typisierung eignet, ist die Lymphozytenisolierung über Magnetobeads. Dabei handelt es sich

Immunhämatologie und klinische Transfusionsmedizin. http://dx.doi.org/10.1016/B978-3-437-31681-4.00011-8

um hyperparamagnetische Polystyrolpartikel, die zur T-Zellisolierung mit monoklonalen Antikörpern gegen CD-8-Rezeptoren, zur B-Zellisolierung mit IgM-Antikörpern gegen das betamonomorphe Epitop der B-Lymphozyten beschichtet sind. Bringt man 50 µl einer Magnetobeadsuspension in eiswassergekühltes ACD-Blut (4 °C), kann man nach 5-minütiger Inkubation die Blutproben in einen Magneten bringen und schließlich nach nochmals 2 Minuten den Überstand verwerfen. Zurück bleiben je nach Art der eingesetzten Magnetobeads T- oder B-Zellen, die 3-mal mit gekühlter ACD-haltiger und 1-mal mit gekühlter (4 °C) calcium- und magnesiumfreier, reiner PBS-Lösung gewaschen und dann in 0,4 ml RPMI-1640-Medium aufgeschwemmt werden. Nun wird wie bei der konventionellen Terasakitechnik vorgegangen, wobei allerdings eine Fluoreszenzfärbung z. B. mit Ethidiumbromid- und Acridinorange-Lösung die Eosinfärbung ersetzt. Lebende, antigennegative Zellen werden durch Acridinorange grün, lysierte, antigenpositive Zellen durch Ethidiumbromid rot gefärbt. Die Auswertung erfolgt an einem Umkehrfluoreszenzmikroskop nach den oben genannten Kriterien. Vor dem Mikroskopieren wird von uns 1 µl nichtzytotoxischer, in PBS und Ficoll zu gleichen Teilen auf 2,5 % verdünnter Tusche pro Plattenkavität eingebracht, um Hintergrundfluoreszenzen und Beadschatten zu eliminieren.

11.2 Die Bestimmung von HLA-Antikörpern

Die Bestimmung von HLA-Antikörpern erfolgt im Lymphozyten-Crossmatch, der Lymphozytenkreuzprobe. Dabei werden Lymphozyten gesunder Spender im Mikrozytotoxizitätstest nach Terasaki mit Serum des Patienten versetzt, bei dem HLA-Antikörper vermutet werden. Positiv- und Negativkontrolle erfolgen wie im konventionellen Test.
Zur Antikörperdefinition müssen Spendertestzellen verwendet werden, deren HLA-Antigenmuster bekannt ist. Über das Reaktionsmuster kann die Spezifität des Antikörpers festgelegt werden. Ein hochselektiertes Definitionspanel muss Zellen von mindestens 45–50 verschiedenen Spendern umfassen.
Daneben kommen zum HLA-Antikörper-Nachweis auch alternative Methoden zum Lymphozytotoxizitätstest wie Durchflusszytometrie, Enzymimmunoassays und Hämagglutinationshemmteste zum Einsatz, die sich allerdings nur begrenzt zur Antikörperdifferenzierung eignen.
HLA-Antikörper richten sich häufig gegen sogenannte kreuzreagierende, weitverbreitete HLA-Klasse-I-Epitope („public epitopes"). Um deren Spezifität zu ermitteln, bedarf es spezieller Programme zur Auswertung der Ergebnisse des Lymphozytotoxizitätstests. Die klinische Bedeutung solcher Antikörper liegt u. a. darin, dass sie Ursache einer Thrombozytenrefraktärität sein können, also eines ausbleibenden Erfolgs der Thrombozytentransfusion.
Die Spezifität der HLA-Antikörper sollte gerade dann immer geklärt werden. Denn die Spendersuche in einem Stamm HLA-typisierter Thrombozytenspender identifiziert um ein Vielfaches mehr geeignete Spender, wenn man sich dabei nach der festgestellten Antikörperspezifität des Empfängers richtet, anstatt anhand der HLA-Merkmale des Patienten nach HLA-identischen oder -teilidentischen Spendern zu suchen (147, 230).

11.3 Die Bestimmung der MLC-Eigenschaften

Die MLC- oder HLA-Dw-Eigenschaften können nur in der gemischten Lymphozytenkultur (MLC) getestet werden. Dazu werden über Ficoll-Gradienten isolierte Lymphozyten der zu testenden

Probanden in RPMI-1640-Medium, substituiert mit 10 % humanem AB-Serum, 1 % L-Glutamin und 1 % Penicillin-Streptomycin, jeweils mit 25 Gy in einer Cäsium-137-Quelle bestrahlt beziehungsweise unbestrahlt und, zusätzlich, in beide Richtungen unbestrahlt (Zweiwegeansatz) in gemischte Kultur gebracht. Bestrahlte Lymphozyten, deren DNS denaturiert ist, dienen als Stimulator-, unbestrahlte als Responderzellen. Im Zweiwegeansatz sind beide Zellpopulationen unbestrahlt und agieren wechselweise als Stimulator- und Responderzellen. Da bei Blastenbildung, zu der nur unbestrahlte Zellen in der Lage sind, der Mitose eine DNS-Reduplikation vorausgeht, kann man die Lymphozytenstimulation, die mit dem Dw-Fremdheitsgrad korreliert, über den Einbau radioaktiver DNS-Vorstufen (3H-Thymidin) mittels Flüssigszintillation quantitativ messen. Dw-identische Zellen stimulieren sich nicht.
Bei Einsatz homozygoter Lymphozyten bekannten Dw-Typs als Typisierungszellen kann auf diese Weise der Dw-Typ anderer Probanden bestimmt werden.

11.4 Molekularbiologische Techniken zur HLA-Bestimmung

In der jüngsten Zeit haben zahlreiche neue Methoden – so die Verwendung von monoklonalen Antikörpern und von T-Zellklonen, die Analyse von Restriktionsfragmentlängenpolymorphismen (RFLP), die Hybridisierung amplifizierter DNS-Abschnitte mit sequenzspezifischen Oligonukleotidproben (PCR-SSO), die Polymerasekettenreaktion mit sequenzspezifischen Primern (PCR-SSP) und die Sequenzierung – in die HLA-Bestimmung Eingang gefunden. Insbesondere die schon mit geringen Materialmengen mögliche Oligonukleotidtypisierung auf DNS-Ebene in Kombination mit der Polymerasekettenreaktion hat bei der HLA-Antigen-Bestimmung die serologischen Methoden weitgehend verdrängt, da sie auf Genniveau den Nachweis von Polymorphismen gestattet, die mit den konventionellen serologischen Methoden nicht erfasst werden können. Die PCR-SSO ist komplex, weil angesichts der enormen Menge bekannter HLA-Klasse-I- und -II-Allele eine große Zahl verschiedener Oligonukleotide erforderlich ist. Durch die Entwicklung von Automaten, die mit sequenzspezifischen Oligonukleotidproben beladene fluoreszierende Mikrobeads zur Hybridisierung nutzen, wurde diese Methode aber so stark verbessert und in ihrer Handhabung vereinfacht, dass sie derzeit die führende Methode zur HLA-Antigenbestimmung ist. Die Entwicklung schreitet aber weiterhin rasant voran. Die Zahl definierter Allele steigt ständig an, sodass immer mehr Oligonukleotide benötigt werden, um keine vorkommenden Allele zu übersehen. Diese Schwierigkeit lässt sich am ehesten durch direkte DNS-Sequenzierung lösen, mit der sowohl bekannte als auch bisher unbekannte Allele nachgewiesen werden können. Auch diese Technik konnte inzwischen weitgehend automatisiert werden. Das sogenannte Next Generation Sequencing (NGS) wird sicher über seine Geschwindigkeit die Typisierung von riesigen Fremdspenderzahlen ermöglichen, die mit serologischen Methoden so niemals möglich gewesen wäre (64).
Es sei hier nochmals ausdrücklich festgehalten, dass mit allen molekularbiologischen Techniken zur HLA-Bestimmung eine Typisierung auf DNS-Ebene erfolgt, während über die Mikrozytotoxizitätsteste Antigene auf der Zelloberfläche definiert werden. Die ausschließliche Verwendung molekularbiologischer Techniken birgt – sofern nicht das gesamte Gen sequenziert wird – das Risiko, dass Nullallele übersehen werden, bei denen durch Mutationen in nicht sequenzierten Genabschnitten die Expression eines Antigens unterbleibt.

12 Leukozytäre und thrombozytäre Antigensysteme

12.1 Lymphozytäre Antigensysteme

Biologisch und klinisch am wichtigsten sind hier die besprochenen Antigene des HLA-Systems. Daneben finden sich aber auf Lymphozyten in Abhängigkeit vom Sekretorstatus Le^a- oder Le^b-Antigene, bei Sekretoren die Antigene A und B, und bei allen Menschen P- und I-Substanzen. Außerdem gibt es offensichtlich noch andere Alloantigene, so das autosomal-dominant vererbte Ly^{D1}, das bei Kaukasiern eine Allelfrequenz von 20 % aufweist, und das gleichfalls autosomal-dominant vererbte Antigen Ly-Co oder HL-X, das wohl nur auf B-Lymphozyten vorkommt und in kaukasischen Populationen eine Allelfrequenz von 21 % besitzt. Es ist bekannt, dass HL-X-negative Empfänger Hauttransplantate von HL-X-positiven Spendern in 15 Tagen abstoßen. Da es lymphozytotoxische Seren mit Le^a-Spezifität gibt, könnte auch Le^a-Inkompatibilität bei der Transplantatabstoßung eine Rolle spielen.

In der Hämatologie spielen inzwischen eine Vielzahl weiterer Antigensysteme eine enorme Rolle, die heute überwiegend durchflusszytometrisch mit monoklonalen Testseren festgestellt werden, die Bezeichnung CD für clusters of differentiation (CD) führen und verschiedene Lymphozytensubsets definieren. Als Beispiele seien das für B-Zellen typische CD20 oder die T-Zell-Antigene CD3, CD4 und CD8 genannt. Die Funktion der meisten Proteine, auf denen diese CD-Merkamle exprimiert werden, ist heute bekannt. Zum Teil werden monoklonale Antikörper gegen diese Antigene therapeutisch eingesetzt, so der Antikörper gegen CD20, Rituximab, gegen B-Zellneoplasien. Für Einzelheiten dieses inzwischen buchfüllenden Kapitels sei auf aktuelle Lehrbücher der Hämatologie verwiesen.

12.2 Monozytäre Antigensysteme

Monozyten und Makrophagen weisen eine hohe HLA-Klasse-I- und -Klasse-II-Antigendichte auf und tragen I- und P-Substanz. Die endothelial-monozytären EM-Antigene werden von 2 Genloci im Bereich der D-Region des MHC kodiert und dürften bei der Transplantatabstoßung eine Rolle spielen. Mit dem HLA-Haplotyp segregieren die HT1- und HT3-Antigene, an Beta-2-Mikroglobu-

Immunhämatologie und klinische Transfusionsmedizin. http://dx.doi.org/10.1016/B978-3-437-31681-4.00012-X

line assoziierte Non-HLA-A-, -B-, -C-, -DR-Antigene. Dass monozytenspezifischen Nicht-HLA-Antigenen transfusionsmedizinische Bedeutung zukommt, wird diskutiert.
Auch Monozyten tragen eine Vielzahl weiterer Antigene, insbesondere Integrine und Adhäsionsmoleküle. In der Transfusionsmedizin spielen sie insofern eine Rolle, als mit monoklonalen Antikörpern durchflusszytometrisch der Gehalt von Konzentraten mononukleärer Zellen an Monozyten und Monozytensubsets gemessen werden kann, die Ausgang für die Generierung dendritischer Zellen in experimentellen Tumortherapieansätzen mit Vakzinierung gegen Tumorantigene sind.

12.3 Granulozytäre Antigensysteme

Klasse-II-Moleküle des HLA-Systems sind auf Granulozyten nicht nachweisbar, Klasse-I-Moleküle zeigen reduzierte Expression. Von den erythrozytären Alloantigenen finden sich I- und P-Substanz auf Granulozyten. Durchaus größere transfusionsmedizinische Bedeutung kommt bei Körpertemperatur wirksamen, leukagglutinierenden IgG-Antikörpern gegen spezifische granulozytäre Antigensysteme zu, so z. B. das autosomal-kodominant vererbte HNA-System mit seinen Merkmalen HNA1–5. Diese Antikörper können offensichtlich ein posttransfusionelles, nichtkardiogenes Lungenödem (TRALI) verursachen (137). Besonders gefährlich sind Antikörper gegen HNA-3a. Das korrespondierende Antigen liegt auf dem cholintransporterartigen Protein 2 (CTL2). Seine jüngst erfolgte Charakterisierung dürfte die Entwicklung von Screeningtests auf Anti-HNA-3a-Antikörper beschleunigen, von deren Einführung in das Spenderscreening Erfolge bei der Bekämpfung des TRALI erwartet werden (74).

12.4 Thrombozytäre Antigensysteme

Thrombozyten tragen Klasse-I-Antigene des HLA-Systems, wobei die große Mehrzahl, nämlich 73 %, der im strömenden Blut vorhandenen HLA-A- und -B-Antigene auf den Blutplättchen exprimiert sind.
ABH-Antigene sind ebenfalls auf Thrombozyten vorhanden, und zwar zu etwa 45 % passiv assoziiert, zu 55 % in Form von Strukturproteinen der Plättchenmembran. Trotzdem verursachen Anti-A- und Anti-B-Antikörper in Gegenwart von Komplement, jedenfalls in vitro, weder morphologische noch funktionelle Thrombozytenveränderungen. Während auch P- und Le^a-Substanzen auf Plättchen vorzukommen scheinen, ist die Existenz anderer erythrozytärer Alloantigene, auch die der Rhesussubstanzen, auf Thrombozyten umstritten.
Daneben gibt es thrombozytenspezifische Antigensysteme. Die bekanntesten sind in ➤ Tab. 12.1 genannt.
Dabei dürfte dem HPA-1-System und hier dem HPA-1a-Antigen die größte klinische Bedeutung zukommen. HPA-1a-Antikörper verursachen wahrscheinlich die meisten Fälle von posttransfusioneller Purpura und neonataler Alloimmunthrombozytopenie infolge fetomaternaler Inkompatibilität. Anti-HPA-3a-Antikörper können ebenfalls neonatale Thrombozytopenien und die posttransfusionelle Purpura auslösen. Dies gilt vermutlich auch für Antikörper im HPA-4-System.
Das Antigen HPA-4b konnte allerdings bisher nur bei Japanern und Koreanern sowie bei amerikanischen Ureinwohnern (Native Americans) mit Frequenzen von 1,7 % respektive 0,9 % nachge-

Tab. 12.1 Thrombozytenspezifische Antigensysteme (Antigen- und Genfrequenzen bei Kaukasiern)

System	Antigen	Antigenfrequenz	Genfrequenz
HPA-1(Zw/PL^{A})-System	HPA-1a (Zw^{a}/PL^{A1})	98 %	85 %
	HPA-1b (Zw^{b}/PL^{A2})	29 %	18 %
HPA-2(Ko)-System	HPA-2a (Ko^{b})	> 99 %	99 %
	HPA-2b (Ko^{a})	13 %	7 %
HPA-3(Bak)-System	HPA-3a (Bak^{a})	81 %	59 %
	HPA-3b (Bak^{b})	70 %	43 %
HPA-4(Yuk)-System	HPA-4a (Yuk^{b})	> 99 %	99 %
	HPA-4b (Yuk^{a})	0 %	0 %
HPA-5(Br)-System	HPA-5a (Br^{b})	> 99 %	89 %
	HPA-5b (Br^{a})	20 %	11 %
HPA-15(Gov)-System	HPA-15a (Gov^{b})	80 %	60 %
	HPA-15b (Gov^{a})	60 %	40 %

wiesen werden. Im HPA-5-System können Antikörper gegen HPA-5b neonatale Alloimmunthrombozytopenien auslösen.

Alle bislang bekannten thrombozytenspezifischen Antigensysteme scheinen diallel und werden autosomal-kodominant vererbt (132, 133, 179).

III Transfusionsmedizin

13 Die Blutspende

13.1 Die Pathophysiologie der Blutspende

Gesunde Erwachsene tolerieren die Entnahme einer Blutkonserve, also von 500 ml Blut, ohne klinische Symptomatik, wobei sich der entnahmebedingte Abfall des venösen Drucks über kompensatorische Vasokonstriktion bereits nach 30 Minuten normalisiert, und der Volumenverlust über Einstrom interstitieller Flüssigkeit ins Gefäßsystem nach 24 Stunden ausgeglichen ist.
Anstelle dieses normalen, durch das Absinken des venösen Drucks hervorgerufenen sympathikotonen, adrenergen Kompensationsmechanismus kann es bei 1–5 % der Blutspender, vorzugsweise bei Erstspendern, zu einer paradoxen, vasovagalen, parasympathikotonen Reaktion mit venöser Dilatation in den Muskeln und im Splanchnicusgebiet kommen, die häufig schon zu Beginn der Blutentnahme auftritt und somit von der entnommenen Blutmenge unabhängig zu sein scheint. Dieses „Ausbluten" ins eigene Gefäßsystem führt über die Verminderung des venösen Drucks und damit des kardialen Bluteinstroms zu einem Absinken des Herzzeitvolumens, des arteriellen Drucks und der Hirndurchblutung.
Folge kann eine rasch eintretende Bewusstseinstrübung oder sogar Bewusstlosigkeit sein. Häufig gehen der Bewusstseinsstörung Hautblässe, Frösteln, Kaltschweißigkeit und, fakultativ, Übelkeit und Erbrechen voraus. Gelegentlich kann es über eine hyperventilationsbedingte Alkalose auch zu Muskelkrämpfen kommen, die eine Zungenbissprophylaxe erforderlich machen. Ernsthafte Komplikationen im Sinne eines Schocks sind allerdings selten; meist geht der Kollapszustand schnell vorüber.
Therapeutisch genügen in der Regel symptomatische Maßnahmen wie Hochlagern der Beine, Lockern der Kleidung und Zufuhr frischer Luft. Medikamentös kommen Parasympathikolytika, Sympathikomimetika, Analeptika, Antiemetika und Volumenzufuhr in Betracht. Für den äußersten Notfall muss in jeder Blutentnahmeeinrichtung Schockbekämpfung, Intubation und Reanimation möglich sein.
Neben diesen sympathikotonen, völlig harmlosen und den extrem seltenen paradoxen, in den meisten Fällen ebenfalls blande verlaufenden Kreislaufreaktionen kommt es in unmittelbarem Zusammenhang mit der Blutspende zu einer mäßigen Leukozytose mit Anstieg der weißen Zellen des peripheren Blutes um 25 % gegenüber ihrem Ausgangswert. Dieser ist ganz wesentlich durch eine Vermehrung von neutrophilen Granulozyten bedingt, während Eosinophile, Lymphozyten und Monozyten eher absinken. Diese Reaktion erreicht nach 2–3 Stunden ihr Maximum und klingt ungefähr 5 Stunden nach der Blutspende ab. Außerdem ist ein Anstieg des Blutzuckers und der 17-OH-Kortikosteroide zu beobachten.

Immunhämatologie und klinische Transfusionsmedizin. http://dx.doi.org/10.1016/B978-3-437-31681-4.00013-1

Ein Abfall der Thrombozyten um 10.000–15.000/µl ist ohne funktionelle Bedeutung und wird im Laufe weniger Stunden ausgeglichen. Im Übrigen sind die Leuko- und Thrombozytenreserven des gesunden Organismus so groß, dass, ohne wesentliche Beeinträchtigung der physiologischen Verhältnisse, von gesunden Erwachsenen am Zellseparator auch Leuko- und Thrombozytenkonzentrate gewonnen werden können.

Am langsamsten werden die Erythrozytenverluste ersetzt. Erythrozytenzahl und Hämatokrit beginnen 4–5 Stunden nach Konservenentnahme zu sinken und sind nach 24 Stunden, wenn der Volumenverlust durch zuströmende Flüssigkeit ausgeglichen ist, um 6–10 % gegenüber ihren Ausgangswerten abgefallen. Dies entspricht einem Abfall des Hämoglobins um 1 g/dl. Solche Erythrozytenverluste sind für den Gesunden bedeutungslos und nach einer Woche kompensiert. Dabei ist allerdings die Qualität der neugebildeten Erythrozyten von den Eisenreserven des Organismus abhängig. Bei niedrigen Eisenreserven kann der Hämoglobingehalt der Erythrozyten vorübergehend vermindert sein.

Der Einfluss der Blutspende auf den Eisenhaushalt ist beträchtlich. Die Entnahme einer Konserve bedingt einen Eisenverlust von 250 mg. Da der Organismus normalerweise 1 mg Eisen pro Tag aus der Nahrung resorbiert und diese Eisenaufnahme bei Mangelzuständen auf nur maximal 5 mg pro Tag steigern kann, sind die durch eine Blutspende verursachten Eisenverluste frühestens nach 40–50 Tagen ausgeglichen.

Aus allen diesen Gründen sollte bei der Einzelspende ein Blutvolumen von 500 ml (+ 10 %) nicht überschritten werden, der Zeitraum zwischen zwei Blutspenden im Regelfall 12, mindestens aber 8 Wochen betragen, und die jährlich entnommene Blutmenge bei Männern 3.000 ml, bei Frauen 2.000 ml nicht überschreiten.

Am wenigsten problematisch ist übrigens der durch eine Blutspende gesetzte und im Mittel auf 8 % des Ausgangswerts geschätzte Eiweißverlust, der praktisch sofort ausgeglichen wird. Der Organismus verfügt über Eiweißreserven, die auch wesentlich größere Verluste erlauben, was bei der Plasmapherese therapeutisch genutzt wird.

Die genauen Kautelen für die Spenderauswahl und die Blutspende sind in der Bundesrepublik Deutschland in den Richtlinien zur Gewinnung von Blut und Blutbestandteilen und zur Anwendung von Blutprodukten (Hämotherapie) niedergelegt, wobei für die Zytapherese am Zellseparator härtere Auswahlkriterien gelten als für die gewöhnliche Spende (157, 158, 159, 160, 161, 162, 163).

13.2 Konservierung von Blut

Die Konservierung von Blut erfolgt in der Bundesrepublik Deutschland in sterilen Plastikbeuteln, die zugelassen und chargengeprüft sein müssen. Diese Beutel enthalten eine aus chemisch reinen, pyrogenfreien und sterilen Reagenzien hergestellte Stabilisatorlösung, z. B. 63–70 ml CPD-Stabilisator. Sie sind für die Aufnahme von 450 ml bis 500 ml Blut bestimmt, sodass sich schließlich in 100 ml des blutgefüllten Beutels circa 15 ml Stabilisatorlösung befinden. Blut plus Stabilisatorlösung darf nicht weniger als 9,7 g/dl Hämoglobin enthalten (157, 158, 159, 160, 161, 162, 163, 171).

Der zurzeit am meisten verwendete CPD-Stabilisator enthält auf 1 l destilliertes Wasser 3 g Zitronensäure, 26,3 g Natriumzitrat, 2,2 g Natriumdihydrogenphosphat und 25,5 g Glukosemonohydrat. Die Variante CPDA1-Stabilisator enthält zusätzlich Adenin-Hydrochlorid. Der pH-Wert des CPD-Stabilisators beträgt 5,6–5,8. Nach Vermischung des Stabilisators mit 450 ml Blut liegt der pH-Wert der Konserve bei 7,1–7,2, was für die Erythrozytenlagerung bei 4 °C von enormer Bedeutung ist, da ihr ATP-Gehalt in einem leicht sauren Milieu zwischen einem pH von 6,8–7,2 stabil bleibt, während er schon bei leicht basischem pH zwischen 7,5 und 7,9 schnell abfallen würde.

Dieser leicht saure pH-Bereich, der auch ein Karamelisieren der Glukose, die als Energielieferant der Erythrozyten dient, verhindert, wird über den Zitronensäurezusatz erreicht, ohne den in den Konserven über das Antikoagulans Natriumzitrat vermittelt, das die Gerinnung des Konservenblutes über Abbindung des ionisierten Kalziums verhindert, ein leicht basischer pH herrschen würde. Dieser pH-Wert fällt in CPD-Konserven bis zum Ende der Lagerungsperiode ab. Solange er 6,85 nicht unterschreitet, bleibt er in einem Bereich, in dem der ATP-Gehalt der Erythrozyten relativ konstant ist. Bei weiterem Abfall des pH wird die Energiegewinnung der Erythrozyten über die enzymatisch gesteuerte Glykolyse empfindlich beeinträchtigt, da das Enzym Hexokinase stark azidoseempfindlich ist. Letztlich wird dadurch dann die Bereitstellung von ATP und die Bildung von 2,3-DPG (Diphosphoglyzerat) aus der energetischen Verwertung der Glukose mehr und mehr reduziert. Für die Disponibilität des an Hämoglobin gebundenen Sauerstoffs ist aber 2,3-DPG zuständig, sodass im azidotischen Milieu an 2,3-DPG verarmte Erythrozyten eine ungünstige Linksverschiebung der Sauerstoffdissoziationskurve im Sinne des Valdis-Kennedy-Effekts zeigen. In der Konsequenz kann aus solchen Erythrozyten trotz erhöhten CO_2-Werten und niedrigem O_2-Partialdruck in den Geweben kaum Sauerstoff freigegeben werden, was natürlich den Transfusionseffekt konterkariert. Dieses Problem der Erythrozytenlagerung ist im Grunde bis heute nicht gelöst.

Das gleichfalls im CPD-Stabilisator enthaltene Natriumdihydrogenphosphat und die Purinbase Adenin, die in der mit Blut gefüllten Konserve in einer Endkonzentration von 0,4 mMol vorliegt, fördern die ATP- und 2,3-DPG-Synthese und verbessern damit die Lebens- und Funktionsfähigkeit der Erythrozyten. Die Qualität eines Stabilisators wird nach der prozentualen Überlebensrate transfundierter Erythrozyten 24 Stunden nach Beendigung der Transfusion, in der ^{51}Cr-Technik gemessen, beurteilt. Sie muss mindestens 75 % betragen. Diese Qualitätskriterien zugrunde gelegt, ermöglicht der adeninhaltige CPD-Stabilisator eine Lagerungsdauer von 35 Tagen bei 4 °C.

Am häufigsten werden Erythrozyten heutzutage aber in sogenannten additiven Lösungen gelagert. Additive Lösungen sind isoton und nährstoffreich und bestehen meist aus Purinnukleotidvorstufen, Glukose, Phosphat und Mannitol oder Sorbitol in Kochsalzlösung. Die Purinbase Adenin und die Nukleoside Guanosin und Inosin sollen die Synthese von ATP und 2,3-DPG steigern und so die Lebenszeit der Erythrozyten verlängern. Die Phosphate dienen als Puffer. Sie sollen die Ansäuerung der Präparate durch die aus der Glykolyse entstehende Milchsäure bremsen. Die Glukose ist notwendig für die Energiegewinnung der Erythrozyten, da diese ihre Energie aus der anaeroben Glykolyse schöpfen. Die Zuckeralkohole Mannitol und Sorbitol fangen freie Radikale ab und verhindern einen starken Einstrom von Lösung in die Erythrozyten, da sie im Extrazellulärraum verbleiben und dadurch der osmotische Gradient zwischen dem extra- und dem intrazellulären Raum sinkt. So wirken sie der Zellschwellung und der möglichen Hämolyse entgegen (171).

Trotz aller Fortschritte der Erythrozytenlagerung verbleibt das Phänomen des sogenannten Lagerungsschadens, der möglicherweise ein größeres Problem darstellt als bisher angenommen. Daher laufen derzeit klinische Studien zur Frage, ob sich aus längerer Lagerung der Erythrozytenkonzentrate ein Überlebensnachteil ergibt (138). Hauptursache des Erythrozytenlagerungsschadens dürften die Stoffwechselveränderungen durch zunehmende Azidose im Erythrozyten sein, da nahezu alle Enzyme der Erythrozyten bei physiologischem pH-Wert weit besser arbeiten als in saurem Milieu. Eine geringe Rolle spielt dagegen die oxidative Schädigung der Erythrozyten, denn die antioxidativen Schutzmechanismen bleiben auch in lange gelagerten Erythrozyten weitgehend intakt (50).

Heparinblutkonserven sollten heute nur noch zur Anwendung kommen, wenn die Zitratwirkung unter allen Umständen vermieden werden muss. Heparinblut bietet den Vorteil des physiologischen pH-Werts und des normalen 2,3-DPG-Spiegels. Nachteilig sind aber die rasch einsetzende Hämolyse, die zeitlich beschränkte Gerinnungshemmung und die rasche Bildung von Thrombo- und Leukozytenaggregaten. Für eine Lagerzeit von 12–24 Stunden genügt eine Heparindosis von 500–1.000 IE pro 500 ml Blut, die aber schon bei einer Lagerung von 48 Stunden auf 1500–2.000 IE erhöht werden muss. Länger sollte Heparinblut unter keinen Umständen gelagert werden, da sich abgesehen von der einsetzenden Hämolyse und dem Nachlassen der Gerinnungshemmung auch die Lebensfähigkeit der Erythrozyten stark vermindert. Außerhalb der Neonatologie gibt es heute praktisch keine Indikationen für Heparinblut, und auch hier sind sie, da ja ausschließlich Erythrozytenkonzentrate verwendet werden, zumindest zweifelhaft (171, 186).

14 Blut- und Blutbestandteilkonserven

Eine Blutkonserve enthält Blut eines Spenders mit Antikoagulans, additiver Lösung und/oder Stabilisatorlösung. Das Hämoglobin in einer solchen Konserve muss mindestens 9,7 g/dl betragen (160, 161, 162, 163).

14.1 Die Vollblutkonserve

Eine Vollblutkonserve ist eine Blutkonserve, die sowohl die zellulären Elemente des Blutes als auch das Blutplasma enthält. Nach modernen transfusionsmedizinischen Gesichtspunkten ist der klinische Einsatz von Vollblutkonserven selbst unter dem Aspekt des Volumenersatzes nach plötzlichen großen Blutverlusten, z. B. bei schweren Unfällen, Aortenaneurysma- und Ösophagusvarizenblutungen, nicht mehr vertretbar, da nämlich die großzügige Gabe von Vollblutkonserven die Entstehung von Gerinnungsstörungen begünstigt. In solchen Fällen sollten Erythrozytenkonzentrate und gefrorenes Frischplasma (GFP) zum Einsatz kommen, zumal GFP im Gegensatz zum Plasma älterer Vollblutkonserven funktionsfähige Gerinnungsfaktoren enthält. Die Vollblutkonserve findet heute nur noch als Vorstufe zur Herstellung von Blutkomponenten und Plasmaderivaten, also als Arzneimittelausgangsstoff, Anwendung, wobei die Auftrennung in Komponenten möglichst innerhalb von sechs, spätestens innerhalb von 24 Stunden erfolgen soll (160).

Immunhämatologie und klinische Transfusionsmedizin. http://dx.doi.org/10.1016/B978-3-437-31681-4.00014-3

14.2 Frisch- und Warmblut

Frischblut ist Vollblut, das nicht älter als 24 Stunden, Warmblut ist Vollblut, das nicht älter als 2 Stunden ist. Warmblut enthält noch funktionsfähige Thrombozyten und Gerinnungsfaktoren, während der gerinnungsphysiologische Effekt von Frischblut zumindest zweifelhaft ist.
Der Einsatz von Frisch- und Warmblutkonserven wird immer wieder bei der Austauschtransfusion im Rahmen hämolytischer Transfusionszwischenfälle und bei der Austauschtransfusion im Rahmen von Neugeborenenerythroblastosen propagiert, ist aber, wie jeglicher Vollbluteinsatz, keinesfalls indiziert.

14.3 Das Erythrozytenkonzentrat

Unter einem Erythrozytenkonzentrat versteht man eine Blutkonserve, aus der das Plasma bis auf minimale Reste entfernt ist. Es werden also nur Blutzellen, vorzugsweise Erythrozyten transfundiert. Die Gabe von Erythrozytenkonzentraten ist bei allen Patienten indiziert, bei denen Sauerstoffträger zu ersetzen sind. Erythrozytenkonzentrate sind damit heute die Standardpräparate der klinischen Transfusionsmedizin bei allen Anämien und, gegebenenfalls in Kombination mit Plasmaersatz, auch in allen Fällen von Blutverlust.
Ausgangsstoff für die Herstellung von Erythrozytenkonzentraten sind nach den in ➢ Kap. 13.2 genannten Kriterien hergestellte Vollblutkonserven. Nach Zentrifugation des Vollblutes werden der buffy coat (Leukozyten, Thrombozyten) und das Plasma durch einfache physikalische Verfahren im geschlossenen System weitgehend von den Erythrozyten getrennt und diese dann anschließend zur Verbesserung der Konservierung mit 40–70 ml des autologen Plasmas resuspendiert. Solche Erythrozytenkonzentrate können, wie ausgeführt, bei 4 °C 35 Tage gelagert werden.
Erfolgt diese Aufschwemmung statt in autologem Plasma in 80 bis 100 ml additiver Lösungen, wird die Aufrechterhaltung der Membranstabilität und des Energiehaushalts der Erythrozyten weiter verbessert. Derzeit kommen, neben anderen, vorzugsweise aus Natriumchlorid, Glukose, Adenin und Mannitol zusammengesetzte Additivlösungen zum Einsatz. Diese Erythrozytenkonzentrate können zwischen 42 und 49 Tagen gelagert werden.
Ein Erythrozytenkonzentrat enthält durchschnittlich 65 g Hämoglobin (Hämatokrit 50 %) und damit etwa 8–10 % des Erythrozytenvolumens eines 70 kg schweren Menschen. Bei einer Recovery von 75 %, die bei den heute verwendeten Stabilisatoren, additiven Lösungen und permanenter Lagerung bei 4 °C erwartet werden kann, ist nach Gabe eines Erythrozytenkonzentrats mit einem Hämoglobinanstieg um 1 g/dl zu rechnen. Die mittlere Überlebenszeit der transfundierten Erythrozyten beträgt 60 Tage.
Diese so durch Abtrennung des buffy coats hergestellten Standarderythrozytenkonzentrate bezeichnet man als buffycoatfrei. Sie werden in der Regel weniger als $1{,}2 \times 10^9$ Leukozyten und weniger als 10×10^9 Thrombozyten pro Einheit enthalten (160, 161).

14.4 Das leukozytendepletierte Erythrozytenkonzentrat

Das Standarderythrozytenkonzentrat enthält also neben Erythrozyten immer noch Lymphozyten, Monozyten, zumindest Bruchstücke von Granulozyten und Thrombozyten und stellt damit, wie jede Vollblutpräparation, über die auf diesen Zellen und Zellbruchstücken vorhandenen antigenen

Strukturen, einen immunologischen Reiz für den Empfängerorganismus dar. Von besonderer Bedeutung sind dabei die Lymphozyten, die auch in der Konserve und dann im Empfängerorganismus lebens- und teilungsfähig bleiben. Sie können offensichtlich eine Suppression des Empfängerimmunsystems hervorrufen, wie der positive Transfusionseffekt bei der Nierentransplantation zeigt – längere Transplantatüberlebenszeit bei mit lymphozytenhaltigen Konserven vortransfundierten Organempfängern im Vergleich zu nicht oder mit lymphozytenfreien Konserven vortransfundierten Patienten. Außerdem führen sie über ihre HLA-Antigene bei Langzeittransfundierten zur Bildung von lymphozytotoxischen HLA-Antikörpern, die in der Folge häufig Ursache für nichthämolytische, febrile Transfusionsreaktionen sind und notwendige Bluttransfusionen erschweren (54, 109).
Zur Verminderung solcher Effekte kann man leukozytendepletierte Erythrozytenkonzentrate einsetzen. Solche leukozytendepletierten Konzentrate stellte man zunächst durch Verwendung spezieller Leukozytenadhäsionsfilter intra transfusionem am Krankenbett aus jedem buffycoatfreien Erythrozytenkonzentrat her. Die Anzahl der transfundierten Restleukozyten überschreitet dann in der Regel 5×10^6 Zellen pro Einheit nicht.
Diese leukozytendepletierten Erythrozytenkonzentrate sollten grundsätzlich allen Patienten appliziert werden, die über längere Zeiträume transfusionsbedürftig waren, wie Patienten mit primären und sekundären, z. B. über maligne Systemerkrankungen induzierten, chronischen Anämien sowie Patienten vor Knochenmarktransplantation.
Weitere Indikationen für die Gabe gefilterter Erythrozytenkonzentrate bestehen bei Patienten mit Respiratory Distress Syndrome, mit nachgewiesenen leuko- und thrombozytären Antikörpern und bei Patienten mit mindestens zwei febrilen, nichthämolytischen Transfusionsreaktionen in der Anamnese, da hier, auch bei fehlendem Nachweis, der dringende Verdacht auf das Vorliegen solcher Antikörper besteht.
Die febrile, nichthämolytische Transfusionsreaktion kann aber auch auf Eiweißunverträglichkeiten zwischen Spender und Empfänger zurückzuführen sein. In solchen Fällen werden auch gefilterte Konzentrate, die noch Plasmareste enthalten, nicht vertragen, und es besteht bei gehäuftem Auftreten die Indikation zur Applikation gewaschener Erythrozyten.
Meist ist die febrile, nichthämolytische Transfusionsreaktion aufgrund von Eiweißunverträglichkeiten allerdings ein einmaliges Ereignis. Sie ist in der Regel nicht gefährlich und durch intravenös appliziertes Dolantin leicht zu durchbrechen. Bei schweren Allergien ist die intravenöse Gabe von Cortison und Antihistaminika indiziert. Die Transfusion der auslösenden Konserve ist in jedem Fall abzubrechen.
Umstritten war die Gabe von leukozytenverarmten Erythrozyten im Umfeld von Tumoroperationen. Immerhin gibt es aber Beobachtungen, die es wahrscheinlich machen, dass die lymphozyteninduzierte Immunsuppression bei Tumorpatienten als negativer Transfusionseffekt imponiert. So wird bei im Umfeld von Tumoroperationen konventionell transfundierten Patienten ein von anderen Risikofaktoren unabhängiges, signifikant häufigeres Auftreten von Rezidiven beobachtet als bei nichttransfundierten Patienten, sodass, unseres Erachtens nach, bis zum Beweis des Gegenteils auch hier leukozytenarm transfundiert werden sollte (20, 54, 57, 109, 223). Ähnliche Überlegungen wurden natürlich auch in Bezug auf therapeutisch immunsupprimierte Patienten und Patienten mit erworbenem Immundefektsyndrom angestellt, sofern sie transfusionsbedürftig waren.
Zu Recht umstritten war und ist die Aussage, wonach leukozytendepletierte Erythrozytenkonzentrate als sicher bezüglich der Übertragung der CMV-Infektion anzusehen sind (86, 107), da selbst hier immer noch ein gerüttelt Maß an Leukozyten zur Transfusion kommt. Selbstverständlich sollten, stehen CMV-negative Konzentrate nicht zur Verfügung, immunsupprimierte, CMV-negative Patienten ausschließlich mit leukozytenfiltrierten Konzentraten versorgt werden, um das Infektionsrisiko zu reduzieren. Dass dadurch allerdings die Infektionssicherheit bezüglich CMV

verbessert würde, ist nichts als eine Tautologie, da entsprechend den allgemein akzeptierten Indikationen für diese Konzentrate solche Patienten an und für sich immer leukozytendepletiert zu versorgen sind. Das Präparat der Wahl bei dieser Patientengruppe ist das von einem CMV-Antikörper-negativen Spender gewonnene leukozytendepletiertes Erythrozytenkonzentrat.
Fasst man all diese Überlegungen zusammen, liegt der Prozentsatz der Patienten, die eigentlich mit leukozytendepletierten Erythrozytenkonzentraten versorgt werden sollten, je nach Kliniktyp zwischen 50 und 70 %. Dieses Faktum, die in jüngster Zeit diskutierte Möglichkeit der Übertragung prionenassoziierter Erkrankungen wie BSE über Blutkonserven, wobei vermutlich die Konservenlymphozyten das Prionentransportmedium darstellen, und die Tatsache, dass durch leukozytenverarmte Konserven die transfusionsinduzierte Immunmodulation weitgehend vermieden werden kann, haben zu der Überzeugung geführt, dass solche Erythrozytenkonzentrate die Standardpräparation der Transfusionsmedizin sein müssen. Da eine standardisierte Leukozytenverarmung der Konserven unmittelbar bei der Herstellung im geschlossenen System der oben erwähnten Bedside-Filtration überlegen ist, kommen seit Ende des Jahres 2001 nur noch solche inlinefiltrierten Konzentrate zum Einsatz, was ohne Zweifel als wichtiger Fortschritt in der klinischen Hämotherapie angesehen werden kann.

14.5 Das gewaschene Erythrozytenkonzentrat

Gewaschene Erythrozytenkonzentrate wurden aus Standarderythrozytenkonzentraten durch mindestens 3-maliges Waschen mit je 200 ml isotoner Kochsalzlösung gewonnen. Diese Waschgänge dienen der Reduktion der Plasmaproteine auf Werte unter 0,5 g je Konserve. Sofern gewaschene Erythrozytenkonzentrate im offenen System angefertigt sind, können sie nicht gelagert werden, sondern sind zur sofortigen Transfusion bestimmt. Nachdem durch die modernen Filtrationsmöglichkeiten die Leukozytenverarmung als Grund für das Waschen entfallen ist, reduziert sich die Notwendigkeit zur Gabe gewaschener Erythrozytenkonzentrate auf einige wenige Indikationen, die die Übertragung von Fremdeiweiß ausschließen.
So sollten Patienten mit hämolytischen Anämien mit Komplementbeteiligung, Patienten mit paroxysmaler nächtlicher Hämoglobinurie (PNH), Patienten mit Kälteautoantikörpern mit verschobener Wärmeamplitude und Patienten mit Wärmeautoantikörpern, die mit Komplement reagieren, gewaschene, plasma- und damit komplementfreie Konserven erhalten.
Weitere Indikationen für die Applikation gewaschener Erythrozytenkonzentrate bestehen, wie erwähnt, bei offensichtlichen Eiweißunverträglichkeiten, die zu febrilen, nichthämolytischen Transfusionsreaktionen führen, bei Patienten mit IgA-Mangelsyndrom und Anti-IgA-Antikörpern, gelegentlich bei Patienten mit Plasmozytom und anderen, meist paraneoplastischen, Paraproteinämien sowie bei T- und Tn-Polyagglutinabilität.

14.6 Das kryokonservierte Erythrozytenkonzentrat

Zur Herstellung von kryokonservierten Erythrozytenkonzentraten werden diese gewaschen und unter Zusatz eines Gefrierschutzmittels, z. B. Glyzerin, tiefgefroren. Ihre Lagerung erfolgt bei Temperaturen von ≤ –80 °C. Kryokonservierte Konzentrate sind praktisch frei von Plasma und intakten Leuko- wie Thrombozyten.

Indikationen zur Gabe solcher Konzentrate beschränken sich derzeit auf Patienten mit ungewöhnlicher Blutgruppenkonstellation, z. B. Träger des Bombay-Typs, mit multiplen Antikörpergemischen und Antikörpern gegen ubiquitäre Antigene, soweit sie nicht anders versorgt werden können.
Zu diesem Zweck halten einige nationale und internationale Blutbanken ausgewählte Erythrozytenkonzentrate kryokonserviert vor. Unter geeigneten Bedingungen gelagert, bleiben sie bis zu 10 Jahren transfusionsfähig und können dort, bei Bedarf, abgerufen werden.

14.7 Das Thrombozytenkonzentrat

Das große Feld der Thrombozytentransfusion ist die meist iatrogen induzierte Thrombozytopenie nicht nur, aber vor allem im Rahmen der Leukämietherapie (Thrombozyten < 20.000 und petechiale Blutungen). Bei der Immunthrombozytopenie ist die Gabe von Thrombozytenkonzentraten auch bei solchen Thrombozytenwerten nicht indiziert, da die die Krankheit verursachenden Thrombozytenautoantikörper gegen ubiquitär verbreitete Thrombozytenmerkmale gerichtet sind und auch die transfundierten Fremdthrombozyten zerstören. Eine Ausnahme von dieser Regel kann gemacht werden, wenn eine bei dieser Krankheit therapeutisch häufig effektive Milzexstirpation geplant ist oder andere operative Eingriffe notwendig werden. Auch dann ist die Thrombozytentransfusion nur bei gleichzeitiger therapeutischer Immunglobulingabe im Umfeld der Operation sinnvoll.
Thrombozytenkonzentrate werden entweder aus frisch abgenommenen Vollbluteinheiten oder durch maschinelle Thrombozytapherese von gesunden Blutspendern gewonnen. Diese dürfen mindestens 3 Tage (Vollblutspender) bzw. 1 Woche (Zytapheresespender) vor Spende keine Medikamente eingenommen haben, die die Thrombozytenfunktion beeinträchtigen (158).
Entsprechend dem Herstellungsverfahren unterscheidet man die am Zellseparator von jeweils einem einzelnen Spender gewonnenen Thrombozytapheresekonzentrate von den aus Vollblut durch Zentrifugation und Isolierung der Thrombozyten aus plättchenreichem Plasma oder aus buffy coat hergestellten Thrombozytenkonzentraten. Thrombozytapheresekonzentrate enthalten pro Einheit $2–4 \times 10^{11}$ Plättchen eines Einzelspenders in bis zu 300 ml Plasma sowie, abhängig vom Herstellungsverfahren, $0{,}1–5 \times 10^{8}$ Leukozyten und bis zu 30×10^{8} Erythrozyten.
Dagegen enthält das aus Vollblut gewonnene Einzelspenderthrombozytenkonzentrat nur etwa $5–8 \times 10^{10}$ Plättchen in 50 ml Plasma bei bis zu $0{,}2 \times 10^{9}$ kontaminierenden Leukozyten und bis zu $1–5 \times 10^{8}$ Erythrozyten.
Prinzipiell benötigt man also, um einem Patienten mit Thrombozytenkonzentraten dieselbe Plättchendosis ($2–4 \times 10^{11}$ Thrombozyten) applizieren zu können wie mit einem Einzelspenderthrombozytapheresekonzentrat, vier bis acht derartige aus Vollblut gewonnene Einheiten, weshalb einige Blutbanken diese Menge blutgruppenkompatibel zu einem Poolthrombozytenkonzentrat zusammenführen.
Unabhängig davon, ob nun 4–8 Einzelspenderkonzentrate oder 1 sogenanntes Poolthrombozytenkonzentrat transfundiert werden, kommt es, von der Erhöhung des Immunisierungsrisikos durch die kontaminierenden Leukozyten einmal völlig abgesehen, durch ein derartiges Vorgehen zu einer Vervier- bis Verachtfachung des Infektionsrisikos gegenüber der Applikation eines Thrombozytapheresekonzentrats, das eben nur von einem und nicht von vier bis acht verschiedenen Spendern stammt. Und diese Risikoerhöhung ist auch nach neuesten Untersuchungen nicht wegzudiskutieren (84, 174, 205).
Aus diesem Grunde halten wir die regelhafte Anwendung von aus Vollbluteinheiten gewonnenen Thrombozytenkonzentraten unter modernen Aspekten klinischer Transfusionsmedizin für nicht

mehr vertretbar. Von begründeten, z. B. durch Versorgungsengpässe bedingten Notfällen abgesehen, sollten nur noch Thrombozytapheresekonzentrate zum Einsatz kommen (206). Daran ändern auch höchstrichterliche Entscheidungen (BSG – B 1 KR 2/15 R) nichts – Caesar non est supra grammaticos. Bei Applikation auf immunsupprimierte Patienten sollte die Fähigkeit der kontaminierenden Lymphozyten, im Empfängerorganismus auf antigene Stimuli zu proliferieren, durch Bestrahlung der Konzentrate mit Gammastrahlen (30 Gy) in einer Cäsiumquelle ausgeschaltet werden. Das Restrisiko der Immunisierung kann dann, wie schon beim Erythrozytenkonzentrat beschrieben, durch den Einsatz geeigneter Leukozytenadhäsionsfilter, die über 99 % der kontaminierenden Leukozyten zurückhalten, weiter vermindert werden, wobei dann pro transfundierter Einheit weniger als 1×10^6 Leukozyten auf den Patienten übertragen werden.
Diese Filter halten aber leider auch bis zu 20 % der im Konzentrat enthaltenen Thrombozyten zurück, was bei der Dosierung zu berücksichtigen ist. Bei Langzeitversorgung erfolgt dann nämlich jede sechste Transfusion nur, um diese Verluste auszugleichen.
Zwischenzeitlich gibt es aber Zellseparatoren, die über Einschaltung eines Gegenstromprinzips die Herstellung von Konzentraten ermöglichen, die primär mit deutlich weniger als 1×10^6 Leukozyten kontaminiert sind. Bei solchen Konzentraten ist eine weitere Leukozytenreduktion durch Filtration unseres Erachtens nicht mehr erforderlich (225, 232).
Thrombozyten müssen im Gegensatz zu erythrozytenhaltigen Blutprodukten, die bei 4 °C gelagert werden, bei Raumtemperatur unter ständiger Agitation aufbewahrt werden und bleiben bei Verwendung spezieller Beutel mindestens 120 Stunden funktionsfähig.

14.8 Das Granulozytenkonzentrat

Granulozytenkonzentrate sind am Zellseparator von Einzelspendern hergestellte granulozytenreiche, wegen des spezifischen Gewichts der Granulozyten aus technischen Gründen immer mehr oder weniger mit Erythrozyten „verunreinigte" Präparationen.
Während noch zu Beginn der 80er-Jahre des 20. Jahrhunderts jeder Patient mit Leukozytenzahlen < 500/µl peripheren Blutes und antibiotisch nicht beherrschbaren Infektionen – meist treten solche Situationen im Rahmen zytostatischer Therapie auf – oft über Wochen mit Granulozytenkonzentraten versorgt wurde, ist diese Therapie wegen der strengen HLA-Restriktion der Immunantwort – Granulozyten (Mikrophagen) und Makrophagen können nur dann mit Lymphozyten interagieren und die Immunantwortmechanismen anstoßen, wenn sie mit diesen auf wenigstens einem HLA-Genkomplex auf dem Chromosom 6 identisch sind (14, 234) – heute weitgehend verlassen, da sie allenfalls noch unter Verwandten und auch hier vorzugsweise nur dann, wenn die Empfänger Kinder sind, als einigermaßen sinnvoll anzusehen ist. Die Gabe von Granulozytenkonzentraten ist heute also auf einige wenige Fälle beschränkt. Sie sollten ebenfalls bestrahlt zum Einsatz kommen.

14.9 GFP (Gefrorenes Frischplasma)

GFP oder gefrorenes Frischplasma ist aus Vollblutkonserven im Rahmen der Erythrozytenkonzentratherstellung gewonnenes, schockgefrorenes Plasma, das aktive Gerinnungsfaktoren enthält. Dieser Einfriervorgang sollte innerhalb von 6 Stunden nach Vollblutentnahme abgeschlossen sein. Alternativ kann Plasma auch maschinell durch Plasmapherese gewonnen werden. GFP ist bei Lagertemperaturen ≤–30 °C bis zu 3 Jahre haltbar, wird in der Bundesrepublik Deutschland derzeit 4 Monate quarantänegelagert und erst zur Transfusion freigegeben, wenn der Spender der jeweiligen Einheit nach dieser Zeit nochmals auf Hepatitis, Lues und HIV getestet und erneut als negativ befundet wurde. Seine Gabe dient vor allem der Substitution von Gerinnungsfaktoren, z. B. bei Verbrauchskoagulopathien oder im Rahmen von Operationen mit schwerem Blutverlust. Auch bei Austauschtransfusionen ist das in isoagglutininfreiem AB-Plasma aufgeschwemmte, maximal 72 Stunden alte Erythrozytenkonzentrat und nicht die Frischblutkonserve Präparat der Wahl. Dies gilt, da das „walking-donor"-Prinzip aus logistischen Gründen nur durch die Verletzung transfusionsmedizinischer Richtlinien, z. B. Unterlassen von aktuellen Hepatitis-, CMV-, Lues- und HIV-Testen praktikabel und somit strikt abzulehnen ist, ebenso bei allen pädiatrischen und neonatologischen Austauschtransfusionen.

Weiter steht in der Bundesrepublik Deutschland auch virusinaktiviertes GFP zur Verfügung. Beim Solvent-/Detergent-Verfahren wird ein Plasmapool aus vielen Einzelspenden virusinaktiviert und anschließend wieder in kleine Einheiten getrennt. Wie bei allen Verfahren zur Virusinaktivierung müssen Beeinträchtigungen der Gerinnungsaktivität in Kauf genommen werden, sodass solche Präparationen in dieser Hinsicht dem Quarantäneplasma unterlegen sind.

14.10 Bestrahlte Blutkomponenten

Besteht bei immunkompromittierten Patienten durch Übertragung auch kleinster Mengen immunkompetenter Zellen – vorzugsweise Lymphozyten und Monozyten – das Risiko einer Graft-versus-Host-Reaktion (GvHD), sind alle für sie vorgesehenen Blutkomponenten in ausreichender Dosis (30 Gy) mit ionisierenden Strahlen zu behandeln, um die Fähigkeit dieser Zellen, im Empfängerorganismus auf antigenen Reiz zu proliferieren, auszuschalten. Analog zu bestrahlen sind auch Präparationen, die intrauterin und bei Frühgeborenen (weniger als 37 Schwangerschaftswochen) zum Einsatz kommen. ob Blutkomponenten bei Austauschtransfusionen bestrahlt werden sollten, ist diskussionsoffen, aber sicher nicht ganz von der Hand zu weisen. Auf jeden Fall bestrahlt werden müssen gerichtet hergestellte Blutkomponenten im Rahmen der Verwandtenblutspende, die aber eigentlich überhaupt nicht durchgeführt werden sollte!

14.11 Das Stammzellkonzentrat

Stammzellkonzentrate können durch Zytapherese für eine spätere auto-loge Retransfusion z. B. im Rahmen einer Hochdosischemotherapie von Patienten oder zum Zwecke der allogenen Transplantation von gesunden Spendern gewonnen werden. Der Gehalt an Stammzellen im einzelnen Konzentrat ist von der aktuellen Stammzellmenge im Patienten bzw. im Spender und vom Herstellungsverfahren abhängig. Derzeit werden mindestens 4×10^6 CD-34-positive mononukleäre Zellen/kg Körpergewicht des Empfängers als ausreichend für eine Knochenmarkrekonstitution angesehen. Gegebenenfalls sind, um diese Menge zu erreichen, auch mehrere Konzentrate herzustellen. Die Herstellung mindestens eines Back-up-Konzentrats ist in jedem Fall dringend zu empfehlen.

Stammzellkonzentrate werden in der Regel nach Zusatz geeigneter Gefrierschutzmedien kryokonserviert und in der Gasphase über flüssigem Stickstoff gelagert. Vor Konditionierung des Empfängers ist aus einer Referenzprobe der Nachweis der Vitalität des Transplantats zu führen.

Auch wenn sie ausschließlich auf immunkompromittierte Empfänger übertragen werden, dürfen Stammzellkonzentrate der Natur der Sache nach niemals bestrahlt werden.

14.12 Stammzellen aus Nabelschnurblut

Im Nabelschnurblut findet sich eine sehr große Zahl hämatopoetischer Stammzellen, die nach geeigneter Aufbereitung über lange Zeit kryokonserviert werden können. Auch sie können zur allogenen Transplantation bei hämatologischen Systemerkrankungen herangezogen werden. Dabei ist die Graft-versus-Host-Reaktion schwächer ausgeprägt als bei von erwachsenen Spendern gewonnenen Stammzellen, obwohl es sich auch im Nabelschnurblut schon um adulte Stammzellen handelt. Solche Präparate werden bereits seit den 80er-Jahren des vorigen Jahrhunderts immer wieder zur Transplantation eingesetzt, wobei allerdings bis heute der Anteil dieses Transplantats an der Gesamtzahl der Transplantationen gering geblieben ist (68, 69, 233).
Die immer wieder diskutierte prophylaktische Einlagerung von autologem Nabelschnurblut zur Leukämiebehandlung ist insbesondere vor dem Hintergrund der pränatalen Präformierung vieler kindlicher Leukämien sehr kritisch zu beurteilen. Vielfältige neue Forschungsansätze lassen allerdings vermuten, dass ebenfalls im Plazentarestblut enthaltene mesenchymale Stammzellen und regulatorische T-Zellen zukünftig ein wichtige Rolle für den Zell- und Gewebeersatz im Rahmen des tissue engineering sowie bei der Behandlung ausgewählter Krankheitsbilder – z. B. des juvenilen Diabetes – spielen könnten, sodass unter diesem Aspekt die autologe Konservierung in einem neuen Licht betrachtet und diskutiert wird (48, 76, 201).

14.13 Dendritische Zellen aus Monozyten des peripheren Blutes zur adoptiven Immuntherapie

Dendritische Zellen spielen eine zentrale Rolle bei der durch T-Zellen vermittelten Immunantwort. Sie residieren gleichsam als immunologische Wächter in den Geweben und haben als unreife Zellen eine hohe Kapazität, Antigene zu binden, jedoch eine geringe Fähigkeit, T-Zellen zu stimulieren. In Gegenwart proinflammatorischer Substanzen oder mikrobieller Stimuli reifen dendritische Zellen heran und wandern in die Lymphknoten, um die Proliferation antigenspezifischer T-Zellen anzustoßen. Die Wirksamkeit von in vitro spezifisch vorbereiteten dendritischen Zellen wird derzeit in umfangreichen klinischen Studien untersucht (36).
Hierzu werden mittels Zellseparation im Blut zirkulierende Monozyten der Patienten in großer Zahl als Monozytenkonzentrate gewonnen. Diese Monozyten sind die Vorläuferzellen ortsständiger dendritischer Zellen (67, 188, 189). In vitro werden durch Zugabe geeigneter Wachstumsfaktoren und unter Präsentation tumorspezifischer Antigene reife dendritische Zellen kultiviert. Diese sollen dann die Immunreaktion der Patienten gegen ihr Tumorgewebe stark beschleunigen. Neben diesen autologen werden zwischenzeitlich auch allogene Therapieansätze durchgeführt.

14.14 Neue Zelltherapeutika

Hier sei darauf hingewiesen, dass aktuell und sicher vermehrt in naher Zukunft Zelltherapeutika entwickelt werden, die in der Zukunft eine derzeit noch gar nicht abschätzbare Bedeutung erlangen könnten.

Darunter sind Präparate zur Gentherapie, wo in Viren Gene eingebaut werden, die nach Übertragung zur Linderung bzw. Heilung angeborener Gendefekte führen könnten. Derzeit sind Ansätze zur Gentherapie der Hämophilie in Entwicklung.
Vermehrt kommen auch neue adoptive Immuntherapeutika zum Einsatz. So versucht man, mit unspezifischen, beim Stammzellspender gewonnenen allogenen T-Lymphozyten, z.B. nach haploidenter Transplantation auftretende Leukämierezidive zu therapieren, wobei neben dem gewünschten Graft-versus-Leukämie-Effekt natürlich auch eine verstärkte GvHD in Kauf genommen wird.
Ein Problem der Immunsuppression bei Stammzelltransplantation sind reaktivierte oder neu erworbene Infektionen mit Epstein-Barr- und Zytomegalie-Viren. Zu ihrer Bekämpfung setzt man durch diese Viren spezifisch geprimte Konzentrate zytotoxischer T-Zellen ein.
Hochinteressant für die Medizin von morgen sind auch Experimente mit allogenen und autologen Stammzellen zur Gewebezüchtung, wobei hier besonders die Züchtung von Haut-, Knorpel- und Knochenzellen im Vordergrund steht. Aber es werden auch Untersuchungen zur Züchtung von Herzmuskelzellen durchgeführt.
All dies bewegt sich derzeit in einem experimentellen Rahmen, die Weiterungen freilich sind nicht absehbar.

15 Die Risiken der Bluttransfusion

15.1 Die hämolytische Transfusionsreaktion

Hämolytische Transfusionsreaktionen werden durch gegen Erythrozytenantigene gerichtete Alloantikörper ausgelöst, die übrigens selbst nie hämolysieren, vielmehr eine komplementbedingte Hämolyse induzieren. Diese kann intravasal, aber auch extravasal, in den Zellen des Monozyten-Makrophagen-Systems in Leber und/oder Milz stattfinden.

15.1.1 Die intravasale Hämolyse

Eine intravasale Hämolyse wird von allen Antikörpern ausgelöst, die bei ihrer Bindung an die korrespondierenden Erythrozytenantigene die Komplementkaskade bis C9 aktivieren, vor allem die der IgM-Klasse und zum Teil auch der IgG-Klasse angehörenden Isoagglutinine und Isohämolysine Anti-A und Anti-B, erheblich seltener das Anti-Le^a, das auch der IgM-Klasse angehört. Im Rahmen der Komplementaktivierung fallen hier die C5b-9-Komplexe an, die sich an der Erythrozytenmembran anlagern und diese derart schwer schädigen, dass der Zellinhalt austritt, das Membrangefüge zusammenbricht und die Zellen zugrunde gehen.

Immunhämatologie und klinische Transfusionsmedizin. http://dx.doi.org/10.1016/B978-3-437-31681-4.00015-5

15.1.2 Die extravasale Hämolyse

Eine extravasale Hämolyse wird zum einen durch die Antikörper ausgelöst, die zwar die Komplementkaskade aktivieren, wo die Aktivierung aber auf der C3-Stufe arretiert bleibt, zum anderen durch Antikörper, die kein Komplement aktivieren.

Im ersten Fall werden C3b-beladene Erythrozyten über Makrophagen mit C3b-Rezeptoren, vorzugsweise intrahepatisch, abgebaut.

Im zweiten Fall werden die antikörperbeladenen Erythrozyten über mononukleäre Zellen mit Fc-Rezeptoren vorwiegend in der Milz zerstört, ein Vorgang, den man als antikörpervermittelte zelluläre Zytotoxizität bezeichnet.

Die C3b-vermittelte intrahepatische Hämolyse kann durch einen Teil der Anti-Le^a- und wahrscheinlich auch durch die Anti-Le^b-Antikörper ausgelöst werden. Außerdem wird sie durch Kälteagglutinine wie AntiA_1, Anti-P_1, Anti-H und Anti-I, das als Autoantikörper auch eine intravasale Hämolyse hervorrufen kann, verursacht, sofern diese auch bei 37 °C wirksam sind. Alle diese Antikörper gehören der IgM-Klasse an. Das Anti-M und das Anti-N, Kälteagglutinine gleichfalls der IgM-Klasse, führen, obwohl sie kein Komplement aktivieren, bei Wärmewirksamkeit gleichfalls zur intrahepatischen Hämolyse. Dasselbe gilt für die kompletten IgM-Antikörper des Rhesussystems, vor allem für das komplette Anti-D, das nicht komplementaktivierend, aber primär wärmewirksam ist.

Daneben gibt es eine Reihe inkompletter, also der IgG-Klasse zugehöriger Antikörper, die ebenfalls die Komplementkaskade bis zum C3 aktivieren und eine intrahepatische Hämolyse auslösen. Dies sind alle Kidd-Antikörper, sowohl das Anti-Jk^a als auch das Anti-Jk^b, und ein Teil der Anti-S-, Anti-Fy^a-, Anti-Fy^b- und Anti-K-Antikörper.

Eine intralienale, extravasale Hämolyse rufen alle IgG-Antikörper hervor, die kein Komplement binden. Dies sind praktisch alle inkompletten Antikörper, also IgG-Antikörper im Rhesussystem, die Anti-s-Antikörper und ein Teil der Anti-S-, Anti-Fy^a-, Anti-Fy^b- und Anti-K-Antikörper.

Abschließend sei noch festgehalten, dass in der Realität die Abgrenzung nicht so scharf gezogen werden kann, da Antikörper fast immer ein Gemisch z. B. verschiedener Ig-Klassen darstellen, sodass es natürlich z. B. bei Duffy-Antikörpern durchaus zur Überlappung von intrahepatischem und intralienalem Erythrozytenabbau kommen kann.

Auch die Überlappung von intravasaler und extravasaler Hämolyse ist möglich (97, 121, 124, 125, 126, 127).

15.1.3 Der Schweregrad der Hämolyse

Geschwindigkeit und Schweregrad der Hämolyse sind übrigens durchaus unabhängig vom Ort der Erythrozytenzerstörung, und schwere hämolytische Sofortreaktionen können sowohl bei intravasaler als auch bei extravasaler Hämolyse beobachtet werden.

Obwohl die intravasale Sofortreaktion besonders gefürchtet ist, ist ausschließliche intravasale Lyse selten. Über Gegenregulationsmechanismen bei der Komplementaktivierung unterbleibt nämlich an einem Teil der Erythrozyten eine Aktivierung über C3 hinaus, und diese nur C3b-beladenen Zellen müssen intrahepatisch sequestriert werden, sodass sich intravasale und extravasale Hämolyse fast immer überlagern.

Zwar werden verzögerte hämolytische Reaktionen bevorzugt bei extravasaler Lyse angetroffen, aber bei präformierten Antikörpern beträgt diese Verzögerung nur Minuten, selten Stunden, bis nämlich die antikörperbeladenen Erythrozyten in Leber oder Milz angekommen sind.
Geschwindigkeit und Schweregrad der Hämolyse werden aber dezidiert durch Antikörper-, Antigen- und Komplementeigenschaften sowie die Beschaffenheit des Monozyten-Makrophagen-Systems bestimmt.

Antikörper und Hämolyse. Zunächst bleibt festzuhalten, dass nur bei Körpertemperatur wirksame Antikörper eine hämolytische Transfusionsreaktion hervorrufen können. Dabei ist der Schweregrad der Hämolyse wesentlich vom Antikörpertiter abhängig. Hochtitrige Antikörper sind unabhängig von ihrer Natur immer gefährlicher als niedrigtitrige. Bei gleichem Titer sind IgM-Antikörper problematischer als IgG-Antikörper, da sie bereits als Einzelmoleküle die Komplementaktivierung starten und deshalb oft schon bei 100-fach geringerem Titer als manche IgG-Antikörper die Lyse anstoßen können. Die Gefährlichkeit von IgG-Antikörpern schwankt aber auch, und zwar subklassenspezifisch. So können IgG-Moleküle der Subklassen 1 und 3 Komplement erheblich besser aktivieren als Moleküle der Subklassen 2 und 4 und haben entsprechend ein größeres Lysepotenzial.
Übrigens ist es für den Patienten natürlich erheblich günstiger, wenn nicht inkompatible Erythrozyten (Major-Unverträglichkeit), sondern inkompatible Antikörper im Plasma der Konserve transfundiert werden (Minor-Unverträglichkeit), da diese Antikörper im Patientenplasma verdünnt werden, der Antikörperspiegel also niedrig ist. Dem verdünnten Antikörper steht die Gesamtmenge der Patientenerythrozyten gegenüber. Die Beladung des Einzelerythrozyten, von deren Ausmaß pro Zelle die Induktion der zellzerstörenden Effektormechanismen ganz wesentlich abhängt, bleibt somit gering.
Minor-Unverträglichkeiten, die an sich, da alle Konserven bei uns antikörperfrei sein sollten, nur noch im Rahmen der Erythrozytenübertragung bei Vollblutfehltransfusion im AB0-System (0-Vollblutkonserven auf A-, B- oder AB-Empfänger) und bei Plasmafehltransfusionen auftreten können, werden heute bei der Transfusion nicht lange lagerfähiger Spezialpräparationen, z. B. HLA-kompatibler Thrombozytenkonzentrate, in steigendem Maß bewusst in Kauf genommen. Diese Präparate enthalten in ihrem Plasma natürlich Isoantikörper. Mit majorkompatiblen Präparaten von Spendern der Gruppe 0 werden Anti-A und Anti-B mitübertragen. Aufgrund der Verdünnung im Spenderkreislauf sind aber Hämolysen im Sinne einer inversen Transfusionsreaktion beim Erwachsenen äußerst selten. Bei wiederholten Transfusionen sollten allerdings Kumulationseffekte bedacht und für solche minorinkompatiblen Transfusionen vorzugsweise Spender, die keine Isohämolysine aufweisen, herangezogen werden. Bei Kindern mit einem Körpergewicht unter 25 kg ist wegen der Gefahr einer inversen Hämolyse die AB0-minorinkompatible (plasmainkompatible) Thrombozytentransfusion zu vermeiden (158, 159).

Antigene und Hämolyse. Nicht nur die Antikörper, sondern auch die Antigene beeinflussen das Ausmaß der hämolytischen Reaktion. So ist die geradezu atemberaubende Geschwindigkeit, mit der bei den meisten Fehltransfusionen im AB0-System alle übertragenen inkompatiblen Konservenerythrozyten innerhalb weniger Minuten zerstört werden, nicht nur Ausdruck der IgM-Natur der Isoagglutinine Anti-A und Anti-B und ihrer enormen Komplementaktivierungsfähigkeit, sondern auch unmittelbare Resultante der hohen Antigendichte der korrespondierenden Antigene auf der Erythrozytenmembran. Genau deshalb werden A_2-Erythrozyten, die maximal 400.000 Antigenbindungsstellen aufweisen, in einer 0-Zirkulation weniger schnell abgebaut als A1-Erythrozyten mit ihren 1,2 Millionen antigenen Bindungsstellen, da sie schlicht von weniger

Anti-A sensibilisiert werden können. Aus dem gleichen Grund besteht auch ein Unterschied in der Abbaugeschwindigkeit zwischen hetero- und homozygoten Erythrozyten. Heterozygote überleben länger als homozygote; z. B. bauen Anti-Jka-Antikörper Jka-homozygote Erythrozyten deutlich schneller ab als heterozygote. Und dies gilt prinzipiell in allen Blutgruppensystemen.
Kleine Mengen inkompatibler Erythrozyten werden schneller abgebaut als große, da sie rascher und ausgiebiger mit im Überschuss vorhandenen Antikörpern beladen werden können. Nach Transfusion größerer Mengen inkompatibler Zellen dagegen können sich die Antikörper derart auf die vielen Erythrozyten verteilen, dass deren Beladung unter Umständen zur Zerstörung einfach nicht mehr ausreicht. Man spricht dann von der Erschöpfung der Antikörper durch die Antigenmenge. Diese Erschöpfung kann sich durchaus in einem messbaren Abfall des Antikörpertiters manifestieren und sogar so weit gehen, dass überhaupt keine Antikörper mehr nachweisbar sind. Dieser Zustand ist allerdings passager, denn schon nach wenigen Tagen werden auf den antigenen Reiz hin im Überschuss neue Antikörper gebildet, die die bis dahin noch überlebenden Erythrozyten mit einer gewissen Latenz nun abbauen.

Komplement und Hämolyse. Eine intravasale Hämolyse kann in Ausnahmefällen durch den Verbrauch des vorhandenen Komplements begrenzt sein. Im Normalfall allerdings ist Komplement im Überschuss vorhanden und die Hämolyse wird durch Antikörpererschöpfung beendet.

Monozyten-Makrophagen-System und Hämolyse. Bei der extravasalen Hämolyse spielt die endliche Kapazität des Monozyten-Makrophagen-Systems in Leber und Milz eine zentrale Rolle. Innerhalb von 24 Stunden sind diese Anteile des Monozyten-Makrophagen-Systems, selbst bei stark wirksamen Antikörpern, nicht in der Lage, mehr als die Erythrozyten einer Blutkonserve abzubauen, sodass nach Transfusion zweier inkompatibler Konserven inkompatible Erythrozyten, zum Teil über mehrere Tage, durch Differenzialagglutination in der Empfängerzirkulation nachweisbar bleiben.

15.1.4 Die Klinik der hämolytischen Transfusionsreaktion

Die Sofortreaktion. Sofortreaktionen treten während der Transfusion oder 1–2 Stunden nach der Transfusion, selten bis zu 24 Stunden nach der Transfusion, auf. Subjektive Symptome, die bei narkotisierten Patienten natürlich fehlen, sind in der Frühphase Fieber, Schüttelfrost, Unwohlsein und Kreuzschmerzen. Hautrötung, Brechreiz und Kopfschmerzen sind seltener. Schwere Hämolysen können mit Brust- und Flankenschmerz sowie Atemnot einsetzen. Bei derartigen Symptomen muss die laufende Transfusion sofort beendet werden.
Wie schon eingangs (➤ Kap. 5.2) beschrieben, ist für die subjektive wie objektive klinische Symptomatik die massenhafte Freisetzung von Histamin und histaminähnlichen Substanzen bei der Antigen-Antikörper-Reaktion an der Erythrozytenoberfläche verantwortlich. Diese Substanzen führen über Gefäßdilatation und Erhöhung der Permeabilität der Gefäßmembranen mit vermehrtem Flüssigkeitsabstrom ins Interstitium einen Volumenmangelschock herbei, wodurch meist schon die Niere angeschlagen wird.
Erythrozytenagglutinate schädigen durch Verschluss kleiner Gefäße zunächst die Lunge, später die schockgeschädigte Niere. In der Folge kann die Nierenschädigung bei der Ausscheidung großer Mengen freien Hämoglobins über Verstopfung von Tubuli weiter verstärkt werden.
In schwersten Fällen kommt es über Aktivierung der intravasalen Gerinnung zur Verbrauchskoagulopathie, die massive Blutungen nach sich ziehen kann.

Die Mortalität der Betroffenen hängt von der Entwicklung des Kreislaufversagens (Schock), der Nierenfunktionsstörung (Nierenversagen) und der Verbrauchskoagulopathie ab. Die Therapie, die grundsätzlich unter Intensivbedingungen durchgeführt werden sollte, ist entsprechend auszurichten:

- Volumensubstitution unter Kontrolle des ZVD.
- Bis zu 1.000 mg Prednisolon intravenös zur Durchbrechung des schockauslösenden allergischen Geschehens.
- 2–4 µg/kg/min Dopamin über Perfusor zur Verbesserung der Nierendurchblutung.
- Bei Normovolämie Versuch der Diuresesteigerung mit Furosemid.
- Heparinisierung bei Verbrauchskoagulopathie.
- Gegebenenfalls Intubation und Beatmung; bei Zwischenfall in Narkose Beibehalten der Intubation unter Fortführung der Narkose und Nachbeatmung auf einer Intensivstation. Bei persistierender Schocksymptomatik nach Erreichen der Normovolämie Anpassen der Katecholamindosis.
- Alkalinisierung des Harns und Bekämpfung eventuell auftretender Hyperkaliämie.
- Bei schwerem Zwischenfall mit ausgeprägter Hämoglobinämie bzw. Hämoglobinurie, bei dem ein Nierenversagen wahrscheinlich ist, sollte frühzeitig eine Hämodialysebehandlung eingeleitet werden.

Da der Schweregrad einer hämolytischen Transfusionsreaktion von verschiedensten Faktoren abhängig ist, vor allem von der individuellen Wirksamkeit der Antikörper und der Antigenstärke der transfundierten Erythrozyten, verlaufen beileibe nicht alle hämolytischen Zwischenfälle derart schwer. Dies ist nicht einmal bei AB0-Inkompatibilität der Fall. Erhält z. B. ein Patient mit Blutgruppe 0 irrtümlich eine A-Konserve, die zufälligerweise A_2-Erythrozyten enthält, wird die Transfusionsreaktion von vornherein milder verlaufen, als wenn A_1-Blut appliziert worden wäre. Eine Transfusionsreaktion muss auch nicht unbedingt bis zum Nierenversagen fortschreiten. Wichtig in diesem Zusammenhang sind auch die Belastbarkeit des Patienten und die Menge der inkompatiblen Erythrozyten. Menschen mit vorbestehendem Nierenschaden sind sicher stärker gefährdet. Sind nicht mehr als 50 ml inkompatiblen Blutes transfundiert worden, kommt es meist nur zum akuten, funktionellen Nierenschaden mit guter Prognose.

Es ist übrigens eine weitverbreitete Legende, dass extravasal hämolysierende Antikörper keine Sofortreaktion und vor allem keine schwere Transfusionsreaktion auslösen können. Zwar ist der extravasale Abbau weniger gefürchtet als der intravasale, da er, durch die Kapazität des Monozyten-Makrophagen-Systems begrenzt, langsamer verläuft. Der Schweregrad der Hämolyse ist aber auch hier wesentlich von der Wirksamkeit der Antikörper und der Menge der korrespondierenden Antigene abhängig. Die klinischen Symptome sind prinzipiell dieselben, treten nur etwas später und weniger heftig auf. Niereninsuffizienz und Tod sind aber durchaus nicht auszuschließen. Wegen der verzögert einsetzenden Symptomatik wird übrigens nicht selten der Kausalzusammenhang mit der vorangegangenen Transfusion verkannt.

Die verzögerte Reaktion. Die verzögerte Transfusionsreaktion tritt immer dann auf, wenn aufgrund einer Vorimmunisierung erworbene Blutgruppenantikörper im Laufe der Zeit unter die Nachweisbarkeitsgrenze abgefallen sind und weder in der Kreuzprobe noch im Antikörpersuchtest auffallen. Prinzipiell ist dies, von den Isoagglutininen des AB0-Systems abgesehen, bei allen immunogenen Antikörpern möglich, kommt aber besonders häufig bei den Kidd-Antikörpern Anti-Jk^a und Anti-Jk^b vor, die deshalb auch besonders gefürchtet sind. Typisch für die verzögerte hämolytische Reaktion ist die Manifestation oft Wochen nach Transfusion, wenn der Antikörpertiter entsprechend geboostert ist. Bei Kidd-Antikörpern kann diese Boosterung aber auch in wenigen Tagen erfolgen. Die häufigsten Symptome sind Fieber, Hämoglobinabfall und leichter Ikterus. Nierenversagen und tödlich verlaufende Zwischenfälle sind selten, kommen aber wiederum bei Kidd-Antikörpern durchaus vor. Wären diese nicht so selten, müsste diskutiert werden, ob nicht in diesem System primär kompatibel transfundiert werden sollte.

15.1.5 Prävention und Abklärung hämolytischer Transfusionsreaktionen

Häufigste Ursache hämolytischer Transfusionsreaktionen, deren Risiko derzeit bei 1:25.000 angesetzt wird (46), ist menschliches Versagen. In den seltensten Fällen sind serologische Fehlbestimmungen verantwortlich. Meist liegen Verwechslungen im klinischen Alltag zugrunde, entweder der Patienten oder der Konserven. Erschreckend ist, dass 50 % der Todesfälle auf AB0-Fehltransfusionen zurückzuführen sind, die bei konsequenter Durchführung des Bedside-Tests, der in den Richtlinien auch im äußersten Notfall vorgeschrieben ist (157, 158, 159, 160, 161, 162, 163), praktisch alle vermeidbar wären. Auf den Kunstfehlercharakter der Fehltransfusion im AB0-System infolge Unterlassens des Bedside-Testes sei nochmals nachdrücklich hingewiesen.

Schwierig ist die Prävention verzögerter Transfusionsreaktionen, da hier definitionsgemäß zum Zeitpunkt der Kreuzprobe und der Transfusion keine Antikörper nachweisbar sind.

Eine gewisse Sicherheit wird mit der Vorschrift angestrebt, dass die Kreuzprobe nach Transfusion, für weitere Transfusionen nach spätestens 3 Tagen, mit frisch entnommenem Empfängerblut wiederholt werden muss, um transfusionsinduzierte oder -geboosterte, vorher nicht fassbare Antikörper nachzuweisen. Dies gilt natürlich auch für alle vorher als verträglich befundeten Konserven. Gegen diese Vorschrift wird im klinischen Alltag aus Unkenntnis oft verstoßen.

Die Praxis der sogenannten rhesus- und kellkompatiblen Konservenauswahl, bei der darauf geachtet wird, keine Merkmale zuzuführen, die der Empfänger nicht selbst exprimiert, ist geeignet, Neuimmunisierungen und in der Folge auch Sekundärimmunisierungen sowie verzögerte Transfusionsreaktionen zu vermeiden.

Ist es zum Zwischenfall gekommen, muss seine Ursache abgeklärt werden. Dazu sind dem Patienten eine antikoagulierte und eine native Blutprobe zu entnehmen. Sie werden zusammen mit dem Rest der transfundierten Konserve, dem Transfusionsbesteck und dem Begleitröhrchen in die Blutbank geschickt. Das antikoagulierte Blut ist auf freies Hämoglobin zu untersuchen. An der nativen Blutprobe, sowie an Konserveninhalt und Begleitröhrchen ist die AB0- und Rhesusbestimmung durchzuführen. Eine vollständige Kreuzprobe ist mit vor und nach Zwischenfall entnommenem Empfängerblut und Konserven wie Begleitröhrcheninhalt zu erstellen. Im vor Transfusion entnommenen Empfängerblut ist ein kompletter Antikörpersuchtest durchzuführen.

Durch diese Maßnahmen können AB0- und Rhesusverwechselungen aufgedeckt, Antikörper des Empfängers gegen die transfundierten Erythrozyten erkannt und die Beladung der Patientenerythrozyten mit Antikörpern und/oder Komplement beurteilt werden (88, 97, 121, 124, 125, 126, 170).

15.2 Die febrile nichthämolytische Transfusionsreaktion

Unter einer febrilen nichthämolytischen Transfusionsreaktion versteht man einen transfusionsbedingten Anstieg der Körpertemperatur um mindestens 1 °C, ohne Zeichen einer hämolytischen Reaktion oder anderer transfusionsbedingter Reaktionen. Das Risiko wird auf 1:200 geschätzt und ist damit sehr hoch. Allerdings sind die klinischen Implikationen in der Regel nicht gravierend (46). Hauptursache sind Alloantikörper gegen transfundierte Leukozyten und Thrombozyten. Bei wenigstens 65 % der Patienten mit febrilen nichthämolytischen Transfusionsreaktionen können lymphozytotoxische Antikörper nachgewiesen werden. Dabei überwiegen HLA-ABC-Antikörper, die sich natürlich auch gegen entsprechende antigene Strukturen auf Monozyten, Granulozyten und Thrombozyten richten können. Ein Teil der febrilen nichthämolytischen Transfusionsreaktionen ist aber sicher auch auf Eiweißunverträglichkeit zwischen Spender und Empfänger zurückzuführen.
Die Pathogenese der Reaktion ist derzeit unklar. Diskutiert wird eine Freisetzung von endogenen Pyrogenen durch immunkomplexphagozytierende Leukozyten. So sind z. B. Interleukin 1 und Tumornekrosefaktor (TNF), die von aktivierten Makrophagen freigesetzt werden, potente pyrogene Mediatoren. Bei länger gelagerten Erythrozyten- und Thrombozytenkonzentraten dürfte auch den aus Konservenleukozyten freigesetzten Interleukinen eine auslösende Rolle zukommen. Klinisch imponiert 30 Minuten bis 2 Stunden nach Transfusionsbeginn ein plötzliches Kältegefühl mit oder ohne Schüttelfrost, dem der Anstieg der Körpertemperatur folgt. Das Fieber geht spontan zurück und die Prognose ist gut. Die auslösende Transfusion muss natürlich sofort abgebrochen, hämolytische Reaktion und Reaktion auf bakteriell kontaminiertes Blut müssen ausgeschlossen werden. Das Fieber spricht gewöhnlich gut auf Antipyretika an. Der Schüttelfrost kann durch intravenöse Applikation von Dolantin prompt durchbrochen werden.
Zur Diagnosesicherung ist nach thrombozytären und leukozytären Antikörpern, insbesondere HLA-Antikörpern, zu suchen.
Patienten mit derartigen Antikörpern sollten dann in Zukunft mit gefilterten, leukozytenverarmten Konzentraten versorgt werden. Bei wiederholten febrilen nichthämolytischen Transfusionsreaktionen auf der Basis von Eiweißunverträglichkeiten sind gewaschene Erythrozytenkonzentrate indiziert. Um der Entwicklung solcher Antikörper und damit dem Auftreten derartiger Reaktionen vorzubeugen, sollten Langzeittransfundierte von vornherein leukozytenarm transfundiert werden, da z. B. gegen Thrombozyten gerichtete HLA-Antikörper nicht nur zur febrilen nichthämolytischen Transfusionsreaktion führen, die ja prinzipiell kupierbar ist, sondern natürlich auch die Wirksamkeit applizierter Thrombozytenkonzentrate beeinträchtigen können, was insbesondere in der Leukosetherapie und bei Patienten vor und nach Knochenmarktransplantation nicht unproblematisch ist. Inwieweit die generelle Applikation leukozytendepletierter Konzentrate die febrile nichthämolytische Transfusionsreaktion in ihrer Häufigkeit reduzieren wird, bleibt abzuwarten.

15.3 Die Posttransfusionspurpura

HLA-Antikörper können gelegentlich auch eine Posttransfusionspurpura auslösen. Meist allerdings sind für diese an sich nicht häufige Transfusionsreaktion gegen spezifische Thrombozytenantigene gerichtete Alloantikörper verantwortlich. Es überwiegt bei Weitem das Anti-HPA-1a. Ausnahmsweise kommen das Anti-HPA-1b, das Anti-HPA-3a und das Anti-HPA-3b als auslösende Agenzien in Betracht.

Besonders gefährdet sind Vortransfundierte und Frauen mit mehreren Schwangerschaften in der Anamnese. Die Reaktion ist selten, weil der am häufigsten verantwortliche Antikörper, das Anti-HPA-1a kaum vorkommt, da nahezu 98 % unserer Bevölkerung das Antigen besitzen, die Zahl der potenziellen Antikörperbildner also gering ist.

Der Pathomechanismus des Thrombozytenabbaus ist unklar. Wahrscheinlich binden sich Anti-HPA-1a-Antikörper an transfundierte HPA1a-positive Thrombozyten. Diese Immunkomplexe aus zellgebundenen oder löslichen HPA-1a-Anti-HPA-1a-Komplexen heften sich über Fc-Rezeptoren auch an autologe Thrombozyten und führen zum intralienalen, beziehungsweise über Komplementaktivierung bis C9 oder bis C3, zum intravasalen oder intrahepatischen Abbau auch der eigenen Thrombozyten. Dieser kann so fulminant sein, dass die Thrombozyten auf kaum messbare Werte abfallen. Das Bemerkenswerte an dieser Pathogenese ist, dass die autologen Thrombozyten selbst nicht als Zielzelle der Immunreaktion fungieren, sondern als „innocent bystanders" in sie einbezogen werden, und somit eine Autoimmunreaktion vorgetäuscht wird. Alternativ wird die Anlagerung von Komplementkomponenten (C5b-9, C3b) an autologe Thrombozyten in der flüssigen Phase diskutiert, was die Annahme der Bindung von HPA-1a-Anti-HPA-1a-Immunkomplexen an diese überflüssig macht. Weiter käme die Induktion von mit autologen Thrombozyten kreuzreagierenden Alloantikörpern in Betracht (170).

Die Posttransfusionspurpura betrifft vorzugsweise Frauen im 6. und 7. Lebensjahrzehnt, meist mit Schwangerschaften und/oder Transfusionen in der Anamnese. Das Geschehen zeigt einen verzögerten Beginn und setzt in der Regel erst 5–10 Tage nach Transfusion einer plättchenhaltigen Konserve ein. Klinisch ist die Posttransfusionspurpura durch einen rasanten Thrombozytensturz und eine oft lebensbedrohliche hämorrhagische Diathese gekennzeichnet. Die Mortalität liegt bei immerhin 10–20 %. Sie heilt im Verlauf von 1–4 Wochen spontan aus. Der Nachweis thrombozytenspezifischer Antikörper sichert die Diagnose.

Therapeutisch sind Kortikoide ohne gesicherten Effekt, Thrombozytentransfusionen, auch mit HPA-1a-negativen Plättchen, wegen möglicher schwerer Zwischenfälle, wie auch bei der klassischen Immunthrombozytopenie, kontraindiziert. Therapie der Wahl ist die hochdosierte Immunglobulingabe, die wie bei Autoimmunthrombozytopenien entweder über kompetitive Blockade der Fc-Rezeptoren des Monozyten-Makrophagen-Systems die Phagozytose immunkomplexbeladener Thrombozyten verhindert oder, möglicherweise durch die Blockade der Fc-Rezeptoren autologer Thrombozyten, deren Beladung mit Immunkomplexen überhaupt unterbindet.

15.4 Die allergische Transfusionsreaktion

Allergische Transfusionsreaktionen werden durch Antikörper gegen lösliche Bestandteile des Blutplasmas ausgelöst. Sie können wohl ebenfalls einfach als febrile nichthämolytische Transfusionsreaktion imponieren. In manchen Fällen – das Risiko liegt wohl bei 1:150.000 – kommt es aber auch zu anaphylaktischen, häufiger – 1:1.000 – zu urtikariellen Reaktionen (46).

15.4.1 Die anaphylaktische Transfusionsreaktion

Die klassische Form der anaphylaktischen Transfusionsreaktion, die immer schlagartig, schon nach Transfusion weniger Milliliter plasmahaltiger Blutkonserven einsetzt, ist durch Antikörper der IgE-Klasse vermittelt, die sich über Fc-Rezeptoren an Mastzellen binden. Die Reaktion des

aktuell transfundierten Antigens mit den mastzellgebundenen Antikörpern führt zur Ausschüttung vasoaktiver Amine, wie Histamin und Serotonin, und des plättchenaktivierenden Faktors aus Mastzellen, der dann aus Thrombozyten vasoaktive Amine freisetzt. Seltener wird die Immunantwort über IgG- und IgM-Immunglobuline vermittelt. Dabei geht die Aktivierung der Mediatorsysteme von zirkulierenden Immunkomplexen aus, wobei über Komplementaktivierung die Anaphylatoxine C5a und C3a anfallen und das Kininsystem angestoßen wird. Konsequenz ist wieder die Degranulation von Mastzellen und damit die Freisetzung vasoaktiver Amine. Prostaglandine und Leukotriene mit ähnlicher Wirkung sollen eine Rolle spielen.
Die Transfusion ist zu unterbrechen. Schockbekämpfung ist angesagt. Zusätzlich sollten hochdosiert Kortikosteroide intravenös appliziert werden. Die Prognose ist gut. Die Diagnose ist schwierig und erfolgt retrospektiv aus dem Verlauf. Trotz des Versuchs der Bestimmung von Antikörpern gegen IgG- und IgA-Allotypen, die solche Reaktionen auslösen können, bleibt die Ursache der meisten anaphylaktischen Transfusionsreaktionen dunkel.
Da sie gehäuft bei Patienten mit IgA-Mangel und IgA-Antikörpern auftreten, sind diese primär IgA-depletiert zu versorgen, im Falle der Anämiebehandlung mit gewaschenen Erythrozytenkonzentraten, im Falle der Therapie mit plasmahaltigen Komponenten durch Produkte IgA-defizienter Blutspender. Auch die autologe Transfusion mit tiefgefroren gelagertem Eigenblut bietet sich an. Einschränkend ist hinzuzusetzen, dass Patienten ohne familienanamnestisch bekannten IgA-Mangel in der Regel erst erkannt werden, wenn sie eine anaphylaktische Reaktion durchgemacht haben.

15.4.2 Die urtikarielle Transfusionsreaktion

Die urtikarielle Transfusionsreaktion ist verhältnismäßig häufig. Die Effloreszenzen bleiben meist lokal beschränkt, generalisierte Urtikaria dagegen ist selten. Die Diagnose stellt man anhand des typischen juckenden Erythems mit Quaddelbildung, das ohne Fieber, meist während einer Transfusion, aufschießt. Die serologische Abklärung ist unergiebig. Bei generalisierter Urtikaria ist die laufende Transfusion abzubrechen. Antihistaminika und Cortison sollten appliziert werden.
Die Reaktion kann durch die Gabe gewaschener Erythrozytenkonzentrate vermieden werden.
Es sei angemerkt, dass eine Urtikaria auch im Verlauf hämolytischer Transfusionsreaktionen auftreten kann, niemals aber deren Beginn markiert (170).

15.5 Die Graft-versus-Host-Krankheit (GvHD)

Eine der seltensten, aber zugleich auch gefürchtetsten Komplikationen der Bluttransfusion ist die GvHD. Sie kommt vor allem bei immundefizienten oder immunsupprimierten Empfängern vor und ist Folge der Absiedlung von Spenderlymphozyten und peripheren Stammzellen des Spenders im immunologisch inkompetenten Empfängerorganismus. Bevorzugt wird sie nach Granulozytentransfusionen beobachtet, kann aber auch nach Applikation von Erythrozytenkonzentraten auftreten.
Da der Immunapparat von Fet und Neugeborenem noch nicht völlig ausgereift ist, kann sie auch im Rahmen der Austauschtransfusion zur Behandlung des Morbus haemolyticus neonatorum auftreten.
Sie ist auf Inkompatibilitäten zwischen Spender und Empfänger bezüglich schwacher und, da eine Bluttransfusion nur selten MHC-identisch erfolgt, auch starker Histokompatibilitätssysteme

zurückzuführen, über die eine, in ihrer Stärke vom Fremdheitsgrad abhängige, Proliferation transfundierter Lymphozyten gegen Gewebe des Spenders vermittelt wird.
Schwere Fälle imponieren durch Fieber, Hautausschläge, Hepatitis, Diarrhöen, Markdepression und Infekte und verlaufen tödlich.
Wahrscheinlich sind milde Formen der GvHD Folge jeder lymphozytenhaltigen Transfusion und werden nur deshalb nicht bemerkt, weil der immunkompetente Organismus die übertragenen Lymphozyten in mehr oder weniger kurzer Zeit zu eliminieren in der Lage ist, dann aber eingeschränkte immunologische Kapazitäten gegenüber anderen Fremdantigenen aufweist. In diesem Zusammenhang muss sicher diskutiert werden, dass die transfusionsinduzierte Immunsuppression, die sich bei Tumorpatienten dezidiert negativ auswirkt, Folge einer transfusionsinduzierten GvHD im Sinne einer gemischten Lymphozytenkultur in vivo ist.
Diese transfusionsinduzierte Immunsuppression kann, wie mehrfach betont, durch Gabe leukozytendepletierter Konserven reduziert bzw. vermieden werden.
Zur Prävention der im immuninsuffizienten Organismus möglichen schweren GvHD dürfen Immunkompromittierte, z. B. Knochenmarktransplantierte, nur mit 30 Gy bestrahlten Blutprodukten versorgt werden. Diese Dosis schaltet die Replikationsfähigkeit der Konservenlymphozyten in Erythrozyten-, Granulozyten- und Thrombozytenkonzentraten aus, ohne die Funktion der spezifischen Zellen zu beeinträchtigen. Auf Granulozytentransfusionen sollte soweit möglich überhaupt verzichtet werden, da ihre Wirksamkeit wegen der strengen HLA-Restriktion der Immunzellkooperation umstritten ist, und sie andererseits Ursache für schwere GvHD, Zytomegalievirusinfektionen und pulmonale Komplikationen im Sinne des nichtkardiogenen Lungenödems sein können.
In diesem Zusammenhang sei auch auf ➤ Kap. 15.11 verwiesen.

15.6 Die nichtkardiogene Lungeninsuffizienz

Bevorzugt nach Granulozytentransfusionen, aber auch ausgelöst durch im Spenderplasma anderer Konserven enthaltene granulozytenspezifische Antikörper, treten als immunologische Transfusionsfolge Lungeninfiltrate auf, die sich klinisch als respiratorische Insuffizienz wie bei Lungenödem äußern. Im angelsächsischen Schrifttum wird das Krankheitsbild auch als TRALI (Transfusion Related Acute Lung Injury) bezeichnet, seine Häufigkeit auf 1:10.000 geschätzt (46). Das klinische Bild entspricht dem „Acute Respiratory Distress Syndrome“ (ARDS) der Polytraumatiker. Differenzialdiagnostisch muss das Krankheitsbild vom kardiogenen Lungenödem abgegrenzt werden, das praktisch nie mit Fieber einhergeht und auf Diuretika anspricht. Verdacht auf nichtkardiogene Lungeninsuffizienz besteht immer dann, wenn keine Hinweise auf Volumenüberlastung vorliegen oder wenn Patienten unter Anästhesie während oder nach Transfusion eine Sauerstoffminderversorgung der Gewebe zeigen. Typisch sind das Fehlen von Zeichen der Herzinsuffizienz und bilaterale Infiltrate im Thoraxröntgenbild.
Die Transfusion muss abgebrochen werden. Kortikosteroide sind zu applizieren. Je nach klinischer Situation ist eine Intubation und Beatmung oft nicht zu umgehen. In den meisten Fällen ist die Prognose gut, und die Patienten erholen sich wieder. Allerdings kommen Todesfälle vor, und die Dunkelziffer nicht erkannter TRALI-Fälle dürfte insbesondere bei multimorbiden Patienten, bei Sepsis, nach Polytrauma und bei Langzeitbeatmeten erheblich sein.
Die nichtkardiogene Lungeninsuffizienz ist ein allergisch-entzündlicher Prozess, dem die Sequestration von Granulozyten in den Lungenkapillaren zugrunde liegt. Die Granulozytenaggregate

werden durch agglutinierende Granulozyten- oder HLA-Alloantikörper hervorgerufen, die, wie ausgeführt, entweder im Empfänger vorliegen oder antransfundiert sein können. Alternativ entstehen Granulozytenaggregate durch Komplementaktivierung über Endotoxine bei gramnegativer Sepsis. In vielen Fällen dürften beide Mechanismen zusammenkommen und das Krankheitsbild auslösen (177). Besonders gefährlich sind offenbar Antikörper gegen das humane Neutrophilenantigen 3a (Anti-HNA-3a) beim Spender (74).

Auch die nichtkardiogene Lungeninsuffizienz ist ein wichtiger Grund, Granulozytenkonzentrattransfusionen zu unterlassen und nach Möglichkeit leukozytendepletierte Erythrozytenkonzentrate zu applizieren (97, 124, 125, 126, 170). Spender, deren Plasma nachgewiesen granulozyten- oder HLA-spezifische Antikörper aufweist, sollten an sich von jeder Blutspende, auf jeden Fall aber von der Thrombozyten- und Plasmaspende, ausgeschlossen werden. Vorzugsweise werden dies Frauen sein, bei denen die Antikörper schwangerschaftsvermittelt häufiger auftreten als bei Männern.

Wegen der schwierigen Nachweisbarkeit vor allem granulozytärer Antikörper und der vielen durch Schwangerschaften immunisierten Frauen gewinnt man zwischenzeitlich Plasma nur noch von Männern. Diese Male-only-Plasma-Strategie hat zur Verminderung von TRALI beigetragen (63).

15.7 Die Massivtransfusion

Von einer Massivtransfusion spricht man, wenn innerhalb kurzer Zeit sehr große Blutvolumina übertragen werden. Eine Definition spricht von Massivtransfusion, wenn innerhalb von 24 Stunden das 1½-Fache des körpereigenen Blutvolumens übertragen wird. Man muss aber darauf hinweisen, dass im Schrifttum eine Vielzahl differierender Definitionen der Massivtransfusion anzutreffen ist. Die Massivtransfusion kann zahlreiche Komplikationen nach sich ziehen.

Häufig werden Gerinnungsstörungen beobachtet. Diese sind aber nach heutiger Auffassung meist nicht Folge der Transfusion und der „Minderwertigkeit" des Konservenblutes, wie bislang allgemein angenommen, sondern stehen eher in Zusammenhang mit dem Blutverlust, der die Massivtransfusion bedingt, und mit dem Blutverlust-induzierten Schockzustand. Dabei spielen insbesondere der Verlust von Fibrinogen sowie eine gelegentlich dazukommende Hyperfibrinolyse eine wichtige Rolle (172). Gelingt es unverzüglich, einen verlustadaptierten Volumenersatz durchzuführen, treten in der Regel auch nach mehrfacher Austauschtransfusion keine Hämostasestörungen auf (77).

Im Verlauf von Massivtransfusionen können Elektrolytstörungen das Auftreten von Herzrhythmusstörungen begünstigen. Dabei spielen Hyperkaliämien kaum eine Rolle, da die Niere das überschüssige Kalium meist rasch entfernt. Aufgrund einer unphysiologischen Zitratbelastung kann es allerdings bei Hypoperfusion, Hypothermie oder Leberperfusionsstörungen zur Zitratintoxikation mit Hypokalzämie und Hypomagnesiämie kommen, die das Auftreten von Tachyarrhythmien, Herzinsuffizienz und Kreislaufversagen begünstigen.

Deshalb sollte immer für eine adäquate Zitratclearance gesorgt werden, die durch ungestörte Kapillarperfusion und Normothermie der Patienten gewährleistet werden kann. Bei Massivtransfusion und Austauschtransfusionen Neugeborener sollten deshalb auf 37 °C erwärmte Konserven verwendet werden. Bei Herzrhythmusstörungen sollte Kalzium beziehungsweise Magnesiumchlorid substituiert werden.

Gefürchtet ist das akute Lungenversagen im Gefolge von Massivtransfusionen, wobei eine enge Korrelation zwischen Transfusionsvolumen und Ausbildung eines Atemnotsyndroms bestehen dürfte. Wesentliche Ursache ist die Freisetzung von Serotonin, Histamin, ADP, Adrenalin, Leukotrienen und Leukozytenproteasen aus geschädigten Blutzellen, wobei die Zelldefizienz sowohl

lagerungs- als auch, über Bildung von Zellaggregaten, schockbedingt sein kann. Der Einstrom dieser Mediatoren und Proteasen in die Kapillaren führt zum Anstieg des hydrostatischen Kapillardrucks und zum Auftreten endothelialer Lecks in der Lunge. Es kann zu interstitiellen Ödemen kommen. Auf der Basis eines erhöhten pulmonalvaskulären Widerstands, eines erhöhten hydrostatischen Kapillardrucks und eines deutlich gesteigerten intrapulmonalen Shunts kommt es zu einer kritischen Einschränkung der arteriellen Sauerstoffaufnahme.
Auch die bei Massivtransfusionen auftretenden Nierenfunktionsstörungen sind möglicherweise über die genannten Faktoren vermittelt. Da sie fast regelhaft auftreten, ist die prophylaktische Anwendung von Dopamin zur Steigerung der Nierendurchblutung und damit der Filtrationsleistung bei allen Massivtransfusionen indiziert.

15.8 Die Hypervolämie

Insbesondere bei sehr jungen Menschen mit kleinem Blutvolumen, kreislaufgeschädigten älteren Menschen und Patienten mit chronischen Anämien und damit erhöhtem Plasmavolumen kann die Transfusion zu großer Volumina zur Kreislaufdekompensation mit Lungenödem führen. Aus einer historischen Perspektive heraus hätte man hier ausgeführt, dass solche Patienten auf keinen Fall Vollblut, sondern streng nur Erythrozytenkonzentrate erhalten sollten. Vollbluttransfusionen sind zwischenzeitlich obsolet. Heute muss man bei dieser Patientengruppe bedenken, dass moderne Erythrozytenkonzentrate in additiver Lösung aufgeschwemmt sind und damit durchaus Flüssigkeitsvolumina von 100 ml und mehr pro Einheit enthalten können.

15.9 Die Transfusionsembolie

Luftembolien, die im Zeitalter der Glasflaschen häufig waren, kommen, seit Plastikbeutel zur Blutkonservierung verwendet werden, praktisch nicht mehr vor. Ein gewisses Problem sind die in den Konserven mit zunehmender Lagerungszeit aus aggregierten Leukozyten, Thrombozyten und Fibrin in immer größerem Ausmaß anfallenden Detritusmikroemboli. Maximal erreichen sie Durchmesser von 200 µm, die meisten allerdings sind kleiner und passieren deshalb Standardblutfilter mit ihrer Porengröße von 170 µm. Der größte Teil dieser Mikroemboli kann durch Mikrofilter mit einer Porengröße von 20–40 µm zurückgehalten werden, die aber andererseits die Fragilität der Erythrozyten erhöhen, weshalb ihre routinemäßige Anwendung nicht mehr üblich ist. Bei Frischblutkonserven, wenn man diese überhaupt gibt, wären sie, da sie noch funktionsfähige Thrombo- und Granulozyten zurückhalten, sogar kontraindiziert. In jedem Fall aber sollten diese Mikrofilter bei Massivtransfusionen angewandt werden, um das Risiko des akuten Lungenversagens zu reduzieren.

15.10 Die Transfusionshämosiderose

Eine Blutkonserve enthält 250 mg an Hämoglobin gebundenes Eisen, während die tägliche Eisenelimination des Organismus nur 1 mg beträgt. Langzeittransfusion bei Patienten mit chronischen Anämien unterschiedlichster Genese führt also zur Eisenüberladung des Organismus mit Eisenablagerung im Gewebe und Schädigung vor allem der Leber, des Herzens und der endokrinen

Drüsen. Eine Transfusionshämosiderose manifestiert sich nach Transfusion von etwa 100 Erythrozytenkonzentraten in jedem Fall.
Eine Therapie mit Desferrioxamin steigert die Eisenelimination durch Chelatbildung, aber selbst bei Applikation von 500 mg pro Tag i. m. kann die Eisenüberladung nicht verhindert werden. Allerdings steht außer Zweifel, dass die Gabe von 4 g Desferrioxamin pro Woche das Auftreten der durch sie bedingten pathologischen Effekte deutlich verzögert. Eine neuere Alternative zum Desferrioxamin ist das Deferasirox, mit dem allerdings noch nicht so viele Erfahrungen vorliegen. Die Transfusionshämosiderose der Langzeittransfundierten ist eines der Probleme der klinischen Transfusionsmedizin, für das eine befriedigende Lösung, und dies gilt auch für die Neozytentransfusion, bislang jedenfalls nicht gefunden ist (97, 124, 125, 126).

15.11 Die transfusionsinduzierte Immunmodulation

Die immunmodulatorische Wirkung von Bluttransfusionen ist ein seit längerer Zeit durchaus kontrovers diskutiertes Phänomen in der klinischen Transfusionsmedizin. Seine hypothetische Grundlage ist die Tatsache, dass mit homologen Blutkonserven und ihren zellulären, aber möglicherweise auch azellulären Inhaltsstoffen einerseits antigene Strukturen und andererseits immunkompetente Zellen in den Empfängerorganismus gelangen. In logischer Konsequenz müsste eine Immunantwort resultieren, denn jedes wie auch immer geartete Eindringen von Antigenen in einen vitalen Organismus ist eine Störung seiner Individualität und, in Abhängigkeit von ihrem Fremdheitsgrad, eine mehr oder weniger starke Bedrohung seiner organischen Integrität, die eine Reaktion seines immunologischen Selbst geradezu zwingend erheischt.

Das immunologische Selbst. Jeder lebende Organismus befindet sich in einer permanenten Auseinandersetzung mit von außen in ihn eindringenden pathogenen Agenzien. Er bleibt gesund, solange er einen Gleichgewichtszustand mit seiner für ihn antigenen Umwelt aufrechterhalten kann. Dazu stehen ihm teils zelluläre, teils nichtzelluläre, humorale Abwehrmechanismen zur Verfügung, die bei Antigenkontakt geradezu zwanghaft ablaufen müssen.
Einige bedürfen zu ihrer Manifestation keines vorangegangenen Antigenkontakts und sind gegen ein breites Spektrum antigener Strukturen wirksam, also unspezifisch. Dagegen richten sich die erst im Verlauf von Antigenkontakten erworbenen Abwehrmechanismen spezifisch gegen die sie induzierenden Agenzien. Träger der unspezifischen Abwehrmechanismen sind Granulozyten, der spezifischen humoralen wie zellulären Abwehrmechanismen Lymphozyten. Eine Zwischenstellung nehmen die phagozytierenden und antigenpräsentierenden Zellen des Monozyten-Makrophagen-Systems ein.
Ausgeprägte Resistenzunterschiede gegen pathogene Mikroorganismen zwischen verschiedenen Spezies und Stämmen, aber auch zwischen Individuen desselben Stamms machen deutlich, dass unspezifische azelluläre und zelluläre Abwehrmechanismen in ihren Funktionsabläufen genetisch determiniert sein müssen. So ist der Mensch für die Diphtherie besonders empfänglich, die Ratte dagegen weitgehend resistent. Andererseits erkrankt der Mensch nicht an der für Caniden tödlichen, über die Erreger den Masern verwandten Staupe, ja er bildet bei Erregerinvasion nicht einmal spezifische Antikörper, da offensichtlich seine unspezifischen Abwehrmechanismen ausreichen, die Staupeviren abzufangen. Er ist also gegen diese Krankheit nicht nur resistent, sondern refraktär.

Ähnliches gilt auch im Bereich spezifischer Abwehrmechanismen, die über die HLA-Gene des Haupthistokompatibilitätskomplexes auf dem kurzen Arm des Chromosoms 6 und die diffus über das Genom verteilten schwachen Histokompatibilitätsgene, so die Blutgruppengene, gesteuert werden. Die sicher nicht unbeträchtliche Rolle solcher schwachen Histokompatibilitätsgene bei der Modulation von Immunantwortmechanismen wird bei der chronischen Abstoßungsreaktion nach Knochenmarktransplantation deutlich, die trotz MHC-Identität von Spender und Empfänger auftritt und nur bei eineiigen Zwillingen völlig unterbleibt.

Diese immungenetischen Systeme sind phylogenetisch alte, zum Teil bereits von Akaryonten auf Eukaryonten überkommene, also ähnlich den Onkogenen biologisch hochkonservierte Strukturen. Ihre Genprodukte, die HLA- und vor allem die Blutgruppenantigene sind in der belebten Natur weitverbreitet. Sie dienen über die durch sie wesentlich mitbestimmte Struktur der Zelle der Definition des immunologischen Selbst, denn das Immunsystem kann nur dann etwas als fremd erkennen, wenn vorher festgelegt ist, was körpereigen ist. Entsprechend muss die heutige Gen- und Genproduktverteilung dieser Systeme bei den verschiedenen Spezies und Stämmen durch den auf diese über lange Zeiträume einwirkenden antigenen Selektionsdruck mitbestimmt sein.

Auch die Bildung der Isoagglutinine ist übrigens eine Leistung spezifischer Immunmechanismen und resultiert aus der weiten Verbreitung AB0- und H-ähnlicher Gene und Genprodukte in der belebten Natur. Ihr blutgruppenkonträres Vorkommen entspricht der Unfähigkeit des Immunsystems, gegen körpereigene Strukturen aktiv zu werden, auch wenn sie Bestandteil fremder pathogener Agenzien sind – der horror autotoxicus Emil von Behrings. Ihr Titer wird durch permanenten Antigenkontakt geboostert, und sein Abfall im Alter ist Ausdruck des Erlöschens des Immunsystems als eine das individuelle Leben limitierende Größe.

Wie die schwachen Histokompatibilitätssysteme greifen natürlich auch die Gene des Haupthistokompatibilitätskomplexes in die Immunantwort ein. Die Genprodukte der HLA-A-, -B- und -Cw-Allele, die Klasse-I-Antigene des HLA-Systems, finden sich als Glykoproteine auf der Oberfläche aller kernhaltigen Körperzellen und tragen so zur Definition des immunologischen Selbst bei. Bei Fremdantigenkontakt können T-Killerzellen virusinfizierte, „fremd" gewordene Körperzellen nur zerstören, wenn sie dieselben Klasse-I-Antigene wie die Zielzelle tragen. Dieses Phänomen bezeichnet man, wie bereits ausgeführt, als HLA-Restriktion der Zelllyse. Dabei sind bestimmte Klasse-I-Antigene anderen überlegen (14, 234).

Die Genprodukte des HLA-DR/D-Genkomplexes sind partiell ebenfalls Glykoproteine, die sogenannten HLA-DR-Antigene, die den ABC-Antigenen wegen gewisser biochemischer Unterschiede als Klasse-II-Antigene gegenübergestellt werden. Partiell determiniert dieser Genkomplex nur in der gemischten Lymphozytenkultur fassbare Funktionseigenschaften immunkompetenter Zellen. Die HLA-DR-Antigene finden sich auf der Zelloberfläche von B-Lymphozyten und Zellen des Monozyten-Makrophagen-Systems. Sie vermitteln bestimmte Immunzellkooperationen, wobei ihre wohl wichtigste Aufgabe die Steuerung der Antikörpersynthese in den Plasmazellen ist. Bevor sie beginnen kann, sind zahlreiche Interaktionen zwischen den verschiedensten zellulären Elementen des Immunsystems erforderlich. Am Anfang der Kaskade stehen die Makrophagen, die eingedrungene pathologische Agenzien aufnehmen, aufbereiten und deren anti-gene Strukturen mit Hilfe ihrer HLA-DR-Antigene den T-Helferzellen präsentieren. Diese werden dadurch stimuliert und aktivieren über Lymphokine B-Zellklone mit antigenspezifischen Rezeptoren. Gleichzeitig werden aber auch T-Suppressorzellen angeregt, die sich daran machen, die Antikörperausschüttung wieder zu stoppen.

Solche Immunzellkooperationen gelingen nur zwischen Zellen mit wenigstens einem identischen HLA-DR/D-Komplexantigen, was mit dem Begriff HLA-Restriktion der Immunantwort bezeichnet wird (14, 234).

Diese Erkenntnis hat in Transfusionsmedizin und klinischer Hämatologie zu therapeutischen Konsequenzen geführt. Wurde noch zu Beginn der 80er-Jahre des 20. Jahrhunderts jeder zytopenische Patient während Infektionen mit Leukozytentransfusionen versorgt, ist diese Therapie heute auch deshalb weitgehend verlassen, da sie wegen der strengen Individualität der Immunzellkooperation bei Erwachsenen als wenig sinnvoll anzusehen ist.
HLA-Restriktion von Zelllyse und Immunzellkooperation sind sicher wichtig für das Verständnis von Immungenassoziationen zu Krankheiten, wie z. B. des HLA-B27 zum Morbus Bechterew, das sich bei nahezu allen an dieser wohl im Gefolge einer Klebsielleninfektion auftretenden Autoaggression des Bandapparats der Wirbelsäule Erkrankten nachweisen lässt. Tatsächlich reagieren die Lymphozyten der Kranken und weniger gesunder Genträger nur schwach auf Klebsiellenantigene (200).
Nun ist der Morbus Bechterew eine seltene Erkrankung, das B27 dagegen ist für ein HLA-B-Gen mit 7 % gesunden Trägern, deren Lymphozyten übrigens meistens sehr gut auf Klebsiellenantigene reagieren, relativ häufig. Das Gen scheint also nur für die Erkrankung zu konditionieren, wenn ein durch es gesetztes immunologisches Leck nicht durch ein anderes Immunogen geschlossen wird. Dies gilt wohl prinzipiell für alle derartigen Assoziationen, denn nur krankmachende Gene oder Genkombinationen hätten den antigenen Selektionsdruck in der Phylogenese niemals überdauern können.
Die Immunantwort scheint also etwas sehr Individuelles zu sein, wobei die Immunogene in ihrer Gesamtheit nur die Art, nicht das einzelne Individuum auf Dauer vor Krankheit schützen können. Eigentlich sollte es dann schon unter gesunden Menschen Gruppen geben, die auf gleichen immunogenen Reiz, genetisch determiniert, unterschiedlich reagieren, wofür es in der Tat Hinweise gibt. Solche immunfunktionell differenten Gruppen Gesunder kommen durchaus als Risikokollektive unterschiedlicher Erkrankungen in Betracht, aber dieser hohe Grad der immunologischen Individualität ist natürlich auch für den Transfusionsmediziner nicht ohne Bedeutung (52, 53, 54, 57, 58, 191).

Immunologisches Selbst und Bluttransfusion. Jede Bluttransfusion ist, wenn das auch meist nicht ins Bewusstsein dringt, eine Organtransplantation, die zugleich einfachste und älteste Organtransplantation, eben die Transplantation des Organs Blut. Hier werden Zellen übertragen, Erythrozyten, Lymphozyten, Monozyten, zumindest auch die Bruchstücke von Granulozyten und Thrombozyten, nicht nur irgendeine rote Flüssigkeit. Bedenkt man die Vielfalt der menschlichen Blutgruppensysteme, von denen einige, so z. B. das Rhesus-, das Kell- und das MNSs-System zusätzlich noch in sich eine ungeheure Variabilität und komplexe Genetik aufweisen, und zieht die enorme genetische Vielfalt des HLA-Systems in Betracht, stellt jede Bluttransfusion für den Empfänger einen ungeheuren antigenen Reiz dar, der sein Immunsystem in Abhängigkeit von seiner Zusammensetzung mehr oder weniger stark beeinflussen muss.
Besonders problematisch sind hier wahrscheinlich die Konservenlymphozyten, da sie im Gegensatz zu den Erythrozyten kernhaltige, lebens- und teilungsfähige Zellen sind und im Gegensatz zu den Granulozyten, die in der Konserve schon nach wenigen Tagen zugrunde gehen, eine enorme Zähigkeit und Lebensfähigkeit besitzen.
Jede Bluttransfusion muss demnach in Abhängigkeit von der immunologischen Individualität des Empfängers zu einer mehr oder weniger ausgeprägten Beeinflussung seines Immunsystems führen, da dieses nach Transfusion mehr oder weniger damit beschäftigt sein dürfte, z. B. die übertragenen Fremdlymphozyten zu eliminieren, und dann möglicherweise weniger Potenzen für andere Fremdantigene aufbringen kann (54, 58).

Nun stellt sich die Frage nach dem klinischen Korrelat dieser pathophysiologisch wahrscheinlichen Verwicklung des Immunsystems in die Bluttransfusion, wobei alle direkt über Antikörper vermittelte Reaktionen von der hämolytischen über die febrile nichthämolytische Transfusionsreaktion bis zur Posttransfusionspurpura und alle mehr oder weniger eindeutig allergischen Reaktionen von der anaphylaktischen über die urtikarielle Transfusionsreaktion bis hin zum nichtkardiogenen Lungenödem im thematischen Zusammenhang außer Betracht zu bleiben haben. Dies gilt sicher nicht für die transfusionsinduzierte Graft-versus-Host-Krankheit (GvHD).

Die Graft-versus-Host-Krankheit (GvHD). Sie ist eine seltene, aber durchaus gefürchtete Komplikation der Bluttransfusion, die in ihrer Erscheinung die Bluttransfusion als das ausweist, was sie in Wahrheit ist, die Transplantation des flüssigen Organs Blut. Sie kommt vor allem bei immundefizienten oder -supprimierten Empfängern vor und ist Folge der Absiedelung von Spenderlymphozyten und peripheren Stammzellen des Spenders im immunologisch inkompetenten Empfängerorganismus, der eben diese nicht verhindern kann. Sie wurde vor allem nach Granulozytentranfusionen beobachtet, kann aber auch nach Applikation von Erythrozyten- und Thrombozytenkonzentraten auftreten.

Im immuninkompetenten Organismus ist sie auf Inkompatibilität zwischen Spender und Empfänger bezüglich schwacher und starker Histokompatibilitätssysteme zurückzuführen, über die eine, in ihrer Stärke vom Fremdheitsgrad abhängige, Poliferation transfundierter Lymphozyten gegen Gewebe des Spenders vermittelt wird.

Schwere Fälle imponieren durch Fieber, Hautausschläge, Hepatitis, Diarrhöen, Markdepression und Infekte und können tödlich verlaufen.

Nun kann die transfusionsinduzierte GvHD durchaus auch im immunkompetenten Organismus auftreten. Dabei ist die Gefahr umso größer, der Schweregrad umso beträchtlicher, je höher die Übereinstimmung bezüglich schwacher und starker Histokompatibilitätsantigene zwischen Blutspender- und Empfängerorganismus ist, wodurch offensichtlich die Fähigkeit des Letzteren, z. B. übertragene Konservenlymphozyten im Sinne der Host-versus-Graft-Reaktion wieder abzustoßen, in zunehmendem Maß eingeschränkt ist, sodass diese sich absiedeln und im Sinne eines Transplantats gegen den Empfängerorganismus wirken können. Gefährlich sind in diesem Zusammenhang mit dem Empfänger HLA-haploidentische und besonders brisant HLA-homozygote, mit dem Empfänger HLA-haploidentische Konserven, da hier im ersten Fall von vornherein eingeschränkte, im zweiten Fall keine Möglichkeiten bestehen, die übertragenen Fremdlymphozyten zu eliminieren.

Damit ist die Häufigkeit der transfusionsinduzierten GvHD dem genetischen Verwandtheitsgrad einer Population direkt proportional, weshalb sie z. B. in Japan mit einem Risiko bis 1:659 eine wichtige Komplikation in der klinischen Transfusionsmedizin darstellt, bei uns dagegen wegen der großen genetischen und damit natürlich auch immungenetischen Heterogenität eher selten ist, sodass direkte Risikoabschätzungen nicht möglich sind (7, 46, 95).

Daraus folgt andererseits zwingend, dass die transfusionsinduzierte GvHD natürlich eine zentrale Komplikation der Verwandtenblutspende ist, weshalb Verwandtenblut, das von begründeten Ausnahmefällen abgesehen, eigentlich ohnehin obsolet sein sollte, wenn es denn schon zum Einsatz gebracht wird, nur bestrahlt und leukozytendepletiert transfundiert werden darf.

Das bislang Gesagte gilt für die klinisch manifeste GvHD. Wahrscheinlich aber sind milde Formen der GvHD Folge letztlich jeder lymphozytenhaltigen Bluttransfusion und werden nur deshalb nicht bemerkt, weil der immunkompetente Organismus die übertragenen verantwortlichen Zellelemente in mehr oder weniger kurzer Zeit zu eliminieren in der Lage ist. Da aber das Immunsystem wie alle anderen biologischen Größen auch endliche Kapazität aufweisen dürfte, muss dies

letztlich zu mehr oder weniger eingeschränkten Kapazitäten gegenüber anderen Fremdantigenen führen.
Ausdruck dieses Phänomens sind wahrscheinlich der positive Transfusionseffekt bei der Nierentransplantation und ein negativer Transfusionseffekt, wie er immer wieder bei Tumorpatienten und bezüglich des gehäuften Auftretens von postoperativen Infektionen nach Bluttransfusion beschrieben wird (7, 46).

Der positive Transfusionseffekt. Mit dem Begriff positiver Transfusionseffekt bei der Nierentransplantation bezeichnet man die ausgiebig beobachteten längeren Transplantatüberlebenszeiten bei vortransfundierten Nierenempfängern.
Die Mechanismen, die diesem positiven Transfusionseffekt auf die Transplantatüberlebenszeit zugrunde liegen, sind über Konservenlymphozyten vermittelt, denn lymphozytenfreie Konserven sind in dieser Hinsicht ineffektiv. Bei vortransfundierten Dialysepatienten konnten antiidiotypische Antikörper gegen Rezeptoren autologer T-Lymphozyten nachgewiesen werden, deren Auftreten mit einer günstigeren Prognose nach Nierentransplantation assoziiert war. Sie könnten prinzipiell von transfundierten Lymphozyten gebildet sein. Außerdem konnte gezeigt werden, dass nach Bluttransfusionen eine deutliche Suppression der zellulären Immunantwort auftritt. Dabei war die Reduktion der Lymphozytenreaktivität auf mitogenen und antigenen Reiz der Zahl der gegebenen Transfusionen direkt proportional. Diese Immunsuppression oder Immunmodulation fehlt nach autologer Transfusion und nach Gabe leukozytenfreier Konserven. Sie ist offensichtlich lymphozytenabhängig, da es im Tierversuch möglich ist, das Immunsystem von Rat-ten durch Lymphozytenübertragung von transfundierten, syngenen Tieren zu supprimieren. Die Transplantatüberlebenszeit in so behandelten Ratten entspricht der in transfundierten Tieren und ist länger als die in nichttransfundierten Tieren (109, 141).

Der negative Transfusionseffekt. Während sich die transfusionsinduzierte Immunmodulation auf die Transplantatüberlebenszeit eher günstig auszuwirken scheint, konnten Francis und Mitarbeiter im Tierversuch ein beschleunigtes Tumorwachstum bei transfundierten Versuchstieren beobachten (61). Konnte diese Beobachtung längere Zeit als tierexperimentelles Epiphänomen gewertet werden, muss sie in der Zusammenschau mit den zwischenzeitlichen klinischen Beobachtungen als für die Klinik eminent wichtig angesehen werden.
Hier hat insbesondere eine retrospektive Studie der Universität Rochester von Blumberg und Mitarbeitern an 197 Patienten mit Kolonkarzinomen großes Aufsehen erregt, wonach die Gabe von Blutkonserven im Umfeld von Tumoroperationen ein größeres Risiko für das Auftreten von Tumorrezidiven darzustellen scheint als schon früher identifizierte Risikofaktoren (20). Diese Studie ist in ➤ Kap. 10.4 ausführlich beschrieben.
Ähnliche Beobachtungen im Rahmen sogar prospektiver Analysen zeigen ein gehäuftes Auftreten von postoperativen Infektionen bei transfundierten im Vergleich zu nichttransfundierten Patienten korrekt analoger Gruppen, wobei besonders die Arbeiten von Tartter und Mitarbeitern hervorstechen (193, 194).
Dabei dürfte die lymphozytenvermittelte, transfusionsinduzierte Immunmodulation eine entscheidende Rolle spielen, da sie möglicherweise, bei verschiedenen Patienten in verschiedenem Ausmaß, die Eliminierung verbliebener Tumorzellen erschwert und so dem Rezidiv Raum gibt.
Hier ist sicher zu diskutieren, ob man nicht im Umfeld von Tumoroperationen, aber auch ganz grundsätzlich im Tolerieren von Anämien großzügiger sein und, wenn Transfusionen unvermeidlich sind, soweit als möglich auf leukozytendepletierte Konzentrate oder Eigenblutkonserven ausweichen sollte, die ganz offensichtlich nicht diese immunsuppressiven Effekte hervorrufen.

Die transfusionsinduzierte Immunmodulation. Alle diese Wechselwirkungen zwischen Bluttransfusion und Empfängerimmunsystem kann man unter dem Oberbegriff „transfusionsinduzierte Immunmodulation“ zusammenfassen, und dieses Phänomen ist im letzten Jahrzehnt Gegenstand intensivster Forschung gewesen. Da die Ergebnisse dieser Arbeiten zum Teil extrem kontrovers sind, bedürfen sie kritischer Diskussion.

Die ersten Beobachtungen einer Beeinflussung des Immunsystems durch Bluttransfusionen stammen von Opelz und Mitarbeitern aus dem Jahr 1973 und beziehen sich auf die bereits erwähnte, signifikant längere Transplantatüberlebenszeit bei multipel vortransfundierten Nierenempfängern, den positiven Transfusionseffekt (141). Diese Beobachtungen konnten in der Folge wiederholt bestätigt werden (109). Dies führte dazu, dass viele Transplantationszentren regelrechte präoperative Transfusionsprotokolle einführten und diese bis heute praktizieren, obwohl ebenfalls bis heute eine schlüssige prospektive Analyse fehlt.

Der negative Transfusionseffekt – erhöhte Tumorrezidivrate nach perioperativer Transfusion – wurde erstmals 1981 von Francis und Shenton tierexperimentell postuliert und dann von Burrows und Tartter 1982 und schließlich in einer breit angelegten retrospektiven Studie, wie bereits erwähnt, von Blumberg und Mitarbeitern klinisch bei Kolonkarzinompatienten belegt (20, 30, 61). Zwischenzeitlich gibt es zu diesem Thema viele meist ebenfalls retrospektive Untersuchungen mit circa 6.000 eingeschlossenen Patienten, die zur gleichen Aussage wie die Erstuntersucher gelangen. Es gibt aber ebenso viele Studien, die den negativen Transfusionseffekt nicht belegen.

Nun haben die meisten dieser Studien den Nachteil der Retrospektivität, was bedeutet, dass oftmals sehr schwer zu definieren ist, welche Faktoren schlussendlich die Transfusion notwendig machten. Da aber perioperative Transfusionen nicht in einem klinischen Vakuum erfolgen, möglicherweise sogar einen Surrogatmarker für ein aggressiveres Tumorwachstum darstellen, in jedem Fall aber mit vielen Variablen verschwistert sind, die ebenfalls eng mit dem Auftreten von Tumorrezidiven zusammenhängen könnten, sind derartige retrospektive Studien sicher erschwert interpretierbar.

In einer glänzenden, auch die statistischen Verfahren analysierenden, methodenkritischen Übersicht kamen Vamvakas und Moore 1993 zu dem Schluss, dass der echte negative Transfusionseffekt in diesen Studien sehr klein sein und sich auf nicht viel mehr als ein um 10–20 % höheres Rezidivrisiko in der transfundierten Gruppe reduzieren dürfte.

Ihre daraus abgeleitete Schlussfolgerung, dass dieses Risiko eine Änderung der klinischen Transfusionspraxis im Sinne einer Leukozytendepletion nicht zwingend erheische, ist aus klinischer Sicht allerdings nur schwer nachvollziehbar, denn selbst wenn wir zur Kenntnis zu nehmen hätten, dass wir durch eine veränderte Transfusionspraxis nur 10 % der Patienten vor einem Rezidiv bewahren würden, sollten wir die Praxis ändern, zumal auch in dieser Studie der negative Transfusionseffekt nicht gegen Null gerechnet werden konnte (202).

Dennoch muss man auf der Basis dieser Studie konzedieren, dass der negative, das Tumorwachstum begünstigende Transfusionseffekt wahrscheinlich auf die Gesamtzahl aller Malignompatienten bezogen niedriger sein dürfte als in vielen Studien zunächst vermutet, da wohl nahezu regelhaft eine entscheidende Variable, das wahrscheinlich wiederum bis ins Individuelle unterschiedliche biologische Wachstumsverhalten des Einzeltumors in Relation zur immunologischen Individualität des Wirts, unberücksichtigt blieb und sicher bis auf weiteres auch bleiben muss. Ähnliches gilt auch für die Begünstigung der postoperativen Infektions- und Sepsisrate.

Dem widersprechen scheinbar zunächst die Daten der randomisierten prospektiven Studie der Rotterdamer Gruppe von Busch und Mitarbeitern aus dem Jahr 1993, die 424 Patienten mit kolorektalen Tumoren bezüglich Versorgung mit autologem bzw. heterologem Blut verglichen. Sie beobachteten keinen Unterschied hinsichtlich postoperativer infektiöser Komplikationen bzw.

des Auftretens von Tumorrezidiven zwischen beiden Gruppen. Berücksichtigt man aber die Daten der gleichen Gruppe aus dem Jahr 1988, wonach möglicherweise die Eigenblutspende selbst oder, anders ausgedrückt, der durch sie gesetzte Blutverlust, einen immunsuppressiven Effekt haben könnte, dann könnte der 1993 fehlende Unterschied zwischen beiden Gruppen und damit der fehlende negative Transfusionseffekt, eben genau Folge der Eigenblutspende und ihrer negativen Immunmodulation sein (31, 103).

Auf die mögliche Verdeckung des Effekts durch den Effekt in der Rotterdamer Studie deuten auch die eindrucksvollen Daten von Heiß und Mempel ebenfalls aus dem Jahr 1993 hin, die in einer prospektiven, überzeugend randomisierten Studie Patienten mit kolorektalen Tumoren und ausschließlicher Eigenblutversorgung mit einer Gruppe verglichen, die kein Eigenblut spendete und Fremdblut erhielt. Tumor-stadium und Operationsschwierigkeitsgrad waren in beiden Gruppen eindeutig gleich verteilt. Es fand sich eine 2,8-fache statistisch signifikante ($p < 0{,}047$) Risikoerhöhung für infektiöse Komplikationen in der Gruppe der Fremdblutempfänger, was, wenn auch auf niedrigem Niveau, sehr eindeutig ist. Dass hier ein realer negativer Transfusionseffekt vorliegen dürfte, wird auch noch dadurch unterstrichen, dass bei Einschränkung der Betrachtung auf Patienten mit schweren septischen Komplikationen, bei denen andere die Sepsis begünstigende Kofaktoren nicht sicher auszuschließen sind, die statistische Signifikanz verschwindet, dies zumal, da nach den Daten von Dodd Eigenblutkonserven ein höheres Risiko der bakteriellen Verkeimung aufweisen könnten als Fremdblutkonserven. So repräsentiert denn auch diese Studie nach einer methodenkritischen Analyse von Vamvakas und Moore aus dem Jahr 1994, trotz der nur marginalen Risikoerhöhung in der Fremdblutgruppe, den bisher wahrscheinlich besten verfügbaren Hinweis, wonach Fremdblut über Immunmodulation postoperative infektiöse Komplikationen in der Tat begünstigen könnte (46, 81, 203).

Zusammenfassend muss man feststellen, dass trotz eines Jahrzehnts intensiver Forschung vieles im Hinblick auf die transfusionsinduzierte Immunmodulation weiterhin im Dunkeln bleibt (22). Ein zentrales Problem ihrer Fassbarkeit ist ohne Zweifel die über den phylogenetischen Selektionsdruck vermittelte hohe immunologische Individualität des Einzelnen, was zwiefältig für Fremdblutspender und -empfänger gilt. So scheint sie in ihrer schwersten und klinisch eindeutigsten Form, der transfusionsinduzierten GvHD, zumindest im immunkompetenten Organismus, in diametraler Umkehrung der Erfahrungen bei der Knochenmarktransplantation, gerade und nur dann aufzutreten, wenn Spender-und Empfängerimmunsystem weitgehend übereinstimmen und sich dann direkt proportional dem zunehmenden Fremdheitsgrad beider Immunsysteme bis hin zu Nichtnachweisbarkeit abzuschwächen. Dies würde sich auch in der Tat problemlos dadurch erklären lassen, dass sie im Wesentlichen lymphozytenvermittelt sein dürfte, was bei hohem immunologischem Fremdheitsgrad dem Empfängerorganismus ohne großen immunologischen Aufwand und damit immunologischer Potenzeinschränkung gegen andere Antigene rascheste Abstoßung der Konservenlymphozyten erlauben würde.

Letztlich muss dies ihre Nachweisbarkeit zwingend immer dann substanziell erschweren, wenn ihr positiver wie negativer Effekt durch Cofaktoren beeinflusst und gleichsinnig überlagert, das heißt z. B. abgeschwächt – Immunsuppressiva bei der Nierentransplantation – bzw. verstärkt – immunmodulatorische Effekte von Blutverlust – oder teilweise überlagert wird, wenn z. B. die Tumorbiologie an und für sich schon rezidivfördernd ist.

Ein sicher ebenfalls nicht zu vernachlässigendes Problem ist die Tatsache, dass unsere Laboratoriumsmethoden vor dem Hintergrund der extremen Individualität des immunologischen Selbst derzeit nur unzureichend in der Lage sind, die komplexen funktionellen Abläufe der Immunantwort zu erfassen, deren funktionelle Vielfalt an sich vor multivariater Statistik multivariate

Laboranalysen und nicht nur die bloße Aneinanderreihung von Labordaten erforderlich macht (58, 191).

Vor allem deshalb sind derzeit methodenanalytische und -kritische Arbeiten wie die von Vamvakas und Moore von zentraler Bedeutung in der Erforschung der transfusionsinduzierten Immunmodulation, da sie gerade durch das kritische Rückrechnen der Risiken im Prinzip ihre Existenz dadurch belegen, dass ihre postulierten und beobachteten Effekte nie vollständig gegen Null gerechnet werden können (202, 203, 204). Es ist zu erwarten, dass innerhalb der näheren Zukunft über eine laboratoriumstechnische Verbesserung der Analytik immunfunktioneller Abläufe, strenge Randomisierung prospektiver klinischer Studien und verfeinerte mathematische Analysen eine erweiterte Erkenntnisbasis über das Phänomen „transfusionsinduzierte Immunmodulation“ vorliegen wird.

16 Bluttransfusion und Infektionskrankheiten

16.1 Allgemeines

Die meisten durch Bluttransfusionen verursachten Todesfälle weltweit sind auch heute noch auf die gleichzeitige Übertragung pathogener Agenzien zurückzuführen. Alle transfusionsmedizinisch relevanten Krankheitserreger zeigen charakteristische pathophysiologische Gemeinsamkeiten:

1. Sie verweilen lange Zeit im strömenden Blut.
2. Die durch sie verursachten Krankheiten haben lange Inkubationszeiten und verlaufen oft inapparent.
3. Viele dieser Krankheiten chronifizieren oder hinterlassen einen Trägerstatus.
4. Die Erreger zeigen eine bemerkenswerte Stabilität in unter Kühlschrankbedingungen (4 °C) gelagertem Blut und in vielen Fällen auch in Plasmaprodukten.
5. Häufig fehlen für das Massenscreening geeignete Testverfahren.
6. Sind sie vorhanden, erlauben sie meist nicht die Erfassung aller infizierten Blutspender („diagnostische Lücken").

Die transfusionsvermittelte Übertragung von Krankheitserregern – seien es Würmer, Protozoen, Bakterien oder Viren – stellt somit, vielleicht von entwickelten Ländern einmal abgesehen, unverändert ein größeres Transfusionsrisiko dar als alle anderen Transfusionsrisiken zusammengenommen, Blutgruppenverwechslungen und antikörperbedingte erythrozytäre Transfusionszwischenfälle eingeschlossen (125, 126, 135).

16.2 Würmer

Von den Wurmerkrankungen können nur die Filariosen durch Bluttransfusionen übertragen werden. Erreger sind fadenähnliche Würmer aus der Ordnung der Filariida, die der Klasse der Nematoden oder Fadenwürmer aus dem Stamm der Rund- oder Schlauchwürmer, also dem Stamm der Nemathelminthes zugehören, dessen Zusammensetzung und Einordnung in die zoologische Systematik umstritten ist.

Immunhämatologie und klinische Transfusionsmedizin. http://dx.doi.org/10.1016/B978-3-437-31681-4.00016-7

Die Länge der beim Menschen parasitierenden Filarienarten schwankt zwischen 2 und 60 cm, wobei die Männchen kleiner sind als die Weibchen. Letztere setzen embryonale Eier ab oder gebären lebende Larven, die als Mikrofilarien bezeichnet werden, 0,2–0,3 mm lang sind und in der Haut oder im Blut erscheinen. Anhand des zeitlichen Auftretens der Mikrofilarien im peripheren Blut unterscheidet man nichtperiodische Filarienarten, deren Mikrofilarien stets nachweisbar sind, von periodischen Spezies, bei denen das Maximum der Mikrofilariendichte nachts (nachtperiodisch) erreicht wird. In der übrigen Zeit fehlen Mikrofilarien im Blut oder sind nur in geringer Zahl vorhanden. Die Mehrzahl hält sich unterdessen im Kapillarnetz der Lunge auf.
In Anpassung an die Schwankungen der Mikrofilarämie fungieren nacht- oder tagaktive, tropische Insekten als Zwischenwirte. Sie nehmen bei ihrer Blutmahlzeit Mikrofilarien auf, die sich in ihrer Thoraxmuskulatur über zwei Häutungen zu infektionsfähigen Larven entwickeln. Diese wandern in die Mundorgane des Insekts, gehen bei einem späteren Saugakt in den Stichkanal über und können erst jetzt im menschlichen Organismus ihre Entwicklung bis zur Geschlechtsreife fortsetzen (96). Bei relativ strenger Zwischenwirtsspezifität bestimmt die Verbreitung der Vektoren die Verbreitung der Krankheiten und begrenzt diese auf einen weltumspannenden Gürtel zwischen dem 41. Grad nördlicher und dem 30. Grad südlicher Breite. Verschleppungen innerhalb dieser Region sind möglich. So wurde die früher nur in Afrika verbreitete Flussblindheit über mit Onchocerca volvulus verseuchte Negersklaven ins tropische Lateinamerika eingeschleppt, wo die spezifischen Vektoren, Simulien, zwar immer schon vorkamen, aber erregerfrei waren. Eine Einschleppung nach Nordamerika auf gleichem Weg unterblieb nur wegen der dort aus klimatischen Gründen fehlenden Zwischenwirte.
Weltweit gibt es insgesamt 5 verschiedene Filariosen (➤ Tab. 16.1).
Die Filariosen nehmen insoweit eine Sonderstellung unter den Wurmerkrankungen ein, als die adulten Würmer bis zu 15 Jahre im Wirtsorganismus überleben, wobei die lebendgebärenden Weibchen permanent Mikrofilarien produzieren, die ins Blut übertreten und dort Wochen bis Monate überdauern. Aus dem Blut gelangen sie in die für ihre Entwicklung zum adulten Parasiten unerlässlichen Zwischenwirte, können aber natürlich auch über infizierte Spender in Blutkonserven eintreten. Hier erweisen sie sich als außerordentlich zäh, überleben zum Teil (Wuchereria bancrofti) Kühlschranktemperaturen bis zu 3 Wochen und können somit auf Konservenempfänger übertragen werden.

Tab. 16.1 Filariosen

Krankheit	Erreger	Vektor
1. Lymphatische Filariose oder Elephantiasis	Wuchereria bancrofti (Asien, Pazifik, Afrika, Lateinamerika)	Mücken: Culex, Anopheles, Aedes
	Brugia malayi (Südostasien)	Mücken: Anopheles, Aedes, Mansonia
	Brugia timori (Indonesien)	Mücken: Anopheles
2. Loiasis	Loa loa (Afrika)	Fliegen: Chrysops
3. Mansonelliasis	Mansonella ozzardi (Lateinamerika)	Mücken: Culicoides
4. Dipetalonemiasis	Dipetalonema streptocerca (Afrika)	Mücken: Culicoides
	Dipetalonema perstans (Afrika, Lateinamerika)	Mücken: Culicoides
5. Onchozerkose oder Flussblindheit	Onchocerca volvulus (Afrika, Lateinamerika)	Mücken: Simulium

Eine Ausnahme von diesem Erregerzyklus macht Onchocerca volvulus, der Erreger der im tropischen Afrika und Lateinamerika verbreiteten Flussblindheit. Die nichtperiodischen Mikrofilarien dieses Bindegewebswurms wandern nicht ins Blut, sondern in die Haut und gelangen von dort in den zuständigen Zwischenwirt, die wegen ihrer Brutplätze auch Flussfliegen genannten Kriebelmücken oder Simulien. Bei der immer mit schweren Hautveränderungen und, bei Befall der vorderen Augenkammer, mit Erblindung einhergehenden Onchozerkose können also die Mikrofilarien nicht durch Blutprodukte übertragen werden. Dasselbe gilt für die nichtperiodischen Mikrofilarien von Dipetalonema streptocerca, einer nur im tropischen Afrika verbreiteten Filarienspezies, die ebenfalls das subkutane Bindegewebe befällt und zu Hautödemen und Dermatitiden führt, während die fakultativ nachtperiodischen Mikrofilarien der verwandten, in Afrika und Lateinamerika verbreiteten Art Dipetalonema perstans ins Blut wandern und sehr wohl in Konserven gelangen können. Dieser Wurm ist sogar besonders problematisch, da die erwachsenen Tiere in der Peritoneal- und Pleurahöhle leben und gewöhnlich keine manifesten Krankheitserscheinungen hervorrufen, ebenso wie Mansonella ozzardi, eine ausschließlich auf Zentral- und Südamerika beschränkte Filarienart, deren nichtperiodische Mikrofilarien auch im Blut angetroffen werden.
Besonders weitverbreitet ist die lymphatische Filariose oder Elephantiasis. Man nimmt an, dass rund 90 Millionen Menschen von der Erkrankung betroffen sind, wobei der größte Teil in China, Indien und Indonesien lebt. Der wichtigste Erreger ist Wuchereria bancrofti, dessen im Blut auftretende Mikrofilarien eine nur wenig ausgeprägte Nachtperiodizität aufweisen. In Südostasien wird er durch Brugia malayi, in bestimmten Regionen Indonesiens durch Brugia timori mit jeweils nachtperiodischen Mikrofilarien vertreten. Die auf das tropische Afrika beschränkte Spezies Loa loa befällt wiederum das subkutane Binde- und Fettgewebe und zeigt eine tagperiodische Mikrofilarämie.
Für die transfusionsmedizinische Praxis in Deutschland ist von entscheidender Bedeutung, dass die Zwischenwirte fehlen. Die Mikrofilarien können zwar, soweit sie ins Blut übertreten, übertragen werden, können aber im Empfängerorganismus nicht zu adulten Würmern heranwachsen, da sie ihr Larvenstadium in den Zwischenwirten nicht durchlaufen haben. Es kommt also nie zu den schweren Krankheitserscheinungen, die die ausgewachsenen Parasiten verursachen – Lymphangitiden, Lymphödeme, Hydrozelen und ausgeprägte Elephantiasis peripherer Körperteile bei den lymphatischen Filariosen, schwere Binde- und Fettgewebsentzündungen bei der Loiasis, Wurmbefall von Peritoneal- und Pleurahöhle bei Dipetalonemiasis und Mansonelliasis. Dies gilt so nicht in den tropischen Verbreitungsgebieten der Würmer, da hier zwar bei Übertragung der Mikrofilarien durch Transfusionen ebenfalls die Vektorpassage ausfällt, die über die Ausreifung der Larve die Infektion erst ermöglichen würde, aber oft auch reife Larven im Blut vorhanden sein können.
Die meisten Mikrofilarien gehen im Empfängerorganismus innerhalb kurzer Zeit zugrunde, einige können aber auch für Jahre persistieren. Krankheitssymptome treten meist nicht auf. Bei einigen Konservenempfängern kommt es allerdings zu Milz- und Lymphknotenschwellungen sowie zur Lungenentzündung mit pulmonaler Eosinophilie. In solchen Fällen sollte eine Therapie mit Diäthylcarbamazin erwogen werden, ein Mikrofilarienmittel, das diese Larvenformen innerhalb weniger Tage aus dem Blut eliminiert. Infolge therapeutischen aber auch natürlichen Parasitenzerfalls kann es zu fieberhaft-allergischen Phänomenen mit Kopfschmerzen und Hautexanthem, im Extremfall zum anaphylaktischen Schock kommen, denen nötigenfalls mit Antihistaminika und/oder Kortikosteroiden zu begegnen ist. Manche febrile, nichthämolytische und allergische Transfusionsreaktion mag also durchaus auf die Übertragung von Mikrofilarien zurückzuführen sein, wobei natürlich in den Endemiegebieten die Wahrscheinlichkeit erheblich größer ist als bei uns, zumal Tropenrückkehrer auch noch mindestens vier Monate von jeder Blutspende ausgeschlossen sind (23, 158, 159, 192).

16.3 Protozoen

Protozoen sind einzellige Mikroorganismen, die aus biologisch systematischen Gründen dem Tierreich zugeordnet werden. Ein Teil dieser Urtiere ist menschenpathogen. Protozoen sind viel größer als andere pathogene Agenzien, wie Bakterien oder Viren. Wie die parasitär lebenden Würmer haben pathogene Protozoen oft einen komplizierten Entwicklungsmechanismus und sind auf Vektoren angewiesen, um von einem Wirt zum anderen gelangen zu können. Wegen ihrer Größe tragen sie erheblich mehr antigene Strukturen als andere pathogene Mikroorganismen, wobei bei Protozoen mit kompliziertem Entwicklungszyklus manche Antigene nur in bestimmten Entwicklungsphasen vorhanden sind. Wie die Wurminfektionen sind auch Protozoeninfektionen meist chronisch und somit klassische Parasitosen, denn es liegt im eigenen Interesse des Parasiten, dass der Wirt überlebt. So haben sich die meisten Parasiten im Laufe der Evolution gut an ihre spezifischen Wirte angepasst. Die Malaria z. B. wird bei Vögeln, Nagern und Menschen von unterschiedlichen Protozoen verursacht, die sich nur in der für sie spezifischen Spezies vermehren können, während in den jeweiligen Fehlwirten der Lebenszyklus der Parasiten unterbrochen wird, ein Hinweis darauf, dass die Resistenz des Wirts genetisch determiniert ist. Der oft bösartige, nicht selten rasch tödliche Verlauf der Malaria tropica erklärt sich wohl daraus, dass der Parasit, Plasmodium falciparum, ursprünglich nur vogelpathogen war und erst relativ spät in der Evolution auf hominoide Populationen überging, sodass die Beziehung zwischen Parasit und Wirt noch kein stabiles Gleichgewicht erreichen konnte. Eine Übersicht über die transfusionsmedizinisch relevanten, menschenpathogenen Protozoen gibt die ➤ Tab. 16.2.

Toxoplasmen. Toxoplasma gondii aus dem Stamm der Sporentierchen ist ein obligat intrazellulärer Parasit, der in allen kernhaltigen Zellen leben und sich vermehren kann. Er ist in der humanen Population, aber auch bei vielen anderen Säugetieren und sogar bei Vögeln weitverbreitet. Er kann in der Schwangerschaft entweder auf dem Blutweg oder durch direktes Einwandern aus der Uteruswand auf die Frucht übergehen und zu schweren Fruchtschäden mit Hydrozephalus, Chorioretinitis und intrazerebralen Verkalkungen führen.

Tab. 16.2 Transfusionsmedizinisch relevante, menschenpathogene Protozoen

Stamm	Gattung	Art
Sporozoa	Toxoplasma	Toxoplasma gondii
	Plasmodium	Plasmodium vivax
		Plasmodium ovale
		Plasmodium malariae
		Plasmodium falciparum
	Babesia	Babesia microti
Zoomastigophora oder Zooflagellata	Trypanosoma	Trypanosoma gambiense
		Trypanosoma rhodesiense
		Trypanosoma cruzi
	Leishmania	Leishmania donovani
		Leishmania tropica
		Leishmania brasiliensis

Der Erregerzyklus schließt geschlechtliche Vermehrung, Gamogonie, und ungeschlechtliche Vermehrung, Schizogonie, ein. In der Entwicklung von Toxoplasma gondii unterscheidet man eine enteroepitheliale, eine exogene und eine extraintestinale Phase.

Die enteroepitheliale Phase mit Ausbildung von Geschlechtsformen vollzieht sich nur in den Endwirten, und das sind, soweit bislang bekannt, nur Katzenartige. Nach oraler Infektion z. B. einer Hauskatze mit Toxoplasmazysten finden sich spätestens 3 Tage nach Infektion intrazelluläre Entwicklungsformen in Dünndarmepithelzellen. Aus ihnen entstehen zunächst durch Endopolygenie ungeschlechtliche Vermehrungsformen und schließlich auch geschlechtlich differenzierte Gamonten, aus denen durch Paarung Oozysten hervorgehen. Damit ist die enteroepitheliale Phase des Erregerzyklus, die zwischen 2 und 38 Tagen dauern kann, abgeschlossen. Die infizierten Katzen beginnen Oozysten auszuscheiden. Diese Ausscheidung dauert 7–20 Tage.

Während der exogenen Phase versporen die Oozysten und sind erst nach Abschluss der Sporulation infektiös. Sie sind sehr widerstandsfähig und können in feuchter Umgebung bis zu 2 Jahren infektiös bleiben.

Werden diese versporten Oozysten oral aufgenommen, was sowohl beim Endwirt als auch bei den Zwischenwirten vorkommen kann, beginnt die extraintestinale Phase des Erregerzyklus. Die Toxoplasmen dringen über die Darmwand ins Blut oder in die Lymphe ein und befallen von hier Muskelzellen, Nervenzellen, besonders im ZNS, und vor allem die Zellen des retikuloendothelialen Systems. Dort vermehren sie sich durch Schizogonie in einer Vakuole der sich erweiternden Wirtszelle. Beim Platzen der Zellwand werden die Endozoiten frei und befallen benachbarte Zellen. Dadurch entstehen lokale Nekrosen, die sich vor allem im Gehirn, im Herzen, in den Skelettmuskeln, in Leber und Plazenta nachweisen lassen. Die Ausbreitung der Infektion ist über freie und in Leukozyten eingeschlossene Erreger über die Blutbahn möglich. Die intrazelluläre Schizogonie hält an, bis der Wirt stirbt, was beim Menschen, wo die Infektion praktisch immer inapparent verläuft, kaum je vorkommt, oder eine Immunreaktion einsetzt. Mit Einsetzen der Immunreaktion verschwinden die freien Erreger aus der Blutbahn, nicht aber die in Leukozyten eingeschlossenen. In diesem Stadium der Infektion finden sich die Toxoplasmen in Zysten, in denen ihre Vermehrung weitergeht, und die Tausende von Zystozoiten enthalten können. Das Vorhandensein dieser Zysten, die sich in allen Organen finden können, scheint für die Aufrechterhaltung der Immunität von Bedeutung zu sein. Platzen die Zysten, gehen die freigewordenen Zystozoiten bei normaler Immunitätslage erneut zur Zystenbildung, nur bei beeinträchtigter Abwehrlage wieder zur proliferativen Vermehrung über. Eine Übersicht über den Entwicklungszyklus von Toxoplasma gondii gibt das nachstehende Schema:

Entwicklungszyklus von Toxoplasma gondii

A. Enteroepitheliale Phase mit Ausbildung von Geschlechtsformen im Endwirt (Katzenartige)

1. Aufnahme von Toxoplasmazysten mit Zystozoiten über Fleischgenuss
2. Befall von Dünndarmepithelzellen durch Zystozoiten
3. Ungeschlechtliche Vermehrung in den Dünndarmepithelzellen, wobei durch Endopolygenie Endozoiten entstehen, die erneut Dünndarmepithelzellen befallen usw.
4. Ausbildung von Geschlechtsformen (Gametogonie), die zur Zygote verschmelzen, aus der die Oozyste hervorgeht

B. Exogene Phase mit Sporogonie

5. Ausscheidung der unsporulierten Oozysten im Kot der Katzenartigen
6. Versporung der Oozyste mit Entstehung von 2 Sporozysten und je 4 Sporozoiten

C. Extraintestinale Phase mit ungeschlechtlicher Vermehrung in Zwischenwirten, aber auch im Endwirt bei Infektion mit versporten Oozysten

7. Freiwerden von Sporozoiten im Darm, die in Blut und Lymphe eindringen und verschiedenste Körperzellen, vor allem Zellen des retikuloendothelialen Systems befallen
8. Ungeschlechtliche Vermehrung mit Entstehung von Endozoiten und, nach Erreichen eines stabilen Gleichgewichts zwischen Parasit und Wirt, von Zysten mit Zystozoiten z. B. in der Muskulatur
9. Infektion von Karnivoren und Menschen über Genuss zystenhaltigen Fleisches (9. = 8.). Bei katzenartigen Karnivoren schließt sich der Zyklus (9. = 1.)

Unter normalen Umständen besteht bei der Toxoplasmose zwischen Wirt und Parasit ein stabiles Gleichgewicht, Morbidität und Mortalität sind gering. Dies ist sicher ein entscheidender Grund für die exzessive Verbreitung dieses Parasiten. Die Durchseuchung der menschlichen Population ist selbst in entwickelten Ländern extrem hoch und beträgt bis zu 80 %, wobei als Hauptinfektionsquellen infiziertes Schweine- und Schaffleisch gelten (96, 125).

Damit ist Toxoplasma gondii vermutlich einer der häufigsten durch Bluttransfusionen übertragene Erreger überhaupt. Er kann noch 4 Jahre nach Infektion im Blut der Infizierten nachgewiesen werden. Zwar erscheinen freie Parasiten nur einige Wochen nach Infektion im Blut, persistieren aber als obligate intrazelluläre Parasiten kernhaltiger Zellen für Jahre in den weißen Blutzellen. Außerdem überleben sie Kühlschranktemperaturen von 4 °C für 4–7 Wochen (192).

Da unkomplizierte Nachweismethoden fehlen, ist eine routinemäßige Überwachung der Blutspender praktisch undurchführbar. Dies ist im Normalfall unproblematisch, da nicht nur die Mehrzahl der Spender, sondern auch die der Empfänger ohnehin infiziert ist.

Immunsupprimierte Patienten und nichtinfizierte Schwangere sind dagegen auf jeden Fall gefährdet (156, 175, 192). Für diese Risikogruppen sollten Toxoplasmose-negative Spender zur Verfügung stehen. Dies gilt insbesondere für die Granulozytenspende bei immunsupprimierten Kindern, die an schwersten akuten Toxoplasmoseinfektionen erkranken können (175). Das Infektionsrisiko durch Erythrozytenkonzentrate kann bei diesen Gruppen aber sicher auch durch den Einsatz gefilterter Erythrozytenkonzentrate, die kaum noch kernhaltige Zellen aufweisen, reduziert werden.

Akute und subakute Toxoplasmosen sind generalisierte Erkrankungen mit vielfältigen Symptomen. Die lymphatische Toxoplasmose verläuft als fieberhafte Lymphadenitis. Die exanthematische Toxoplasmose ist durch ein makulopapulöses Exanthem charakterisiert, kann mit Fieber beginnen und durch interstitielle Pneumonie, Myokarditis und Meningoenzephalitis kompliziert sein. Die zerebrospinale Toxoplasmose ist durch eine Enzephalomyelitis, die Toxoplasmose des Auges durch eine granulomatöse Chorioretinitis charakterisiert. Therapeutisch kommt eine Kombinationsbehandlung mit Sulfonamiden und Pyrimethamin (Daraprim®) oder mit dem Antibiotikum Spiramycin in Betracht. Wegen teratogener Potenzen sollte bei Schwangeren, auf jeden Fall in der ersten Hälfte der Schwangerschaft, auf Pyrimethamin verzichtet werden.

Plasmodien Eine zunehmende Infektgefährdung von Blutkonservenempfängern resultiert aus der Tatsache, dass immer mehr Menschen ihren Urlaub dort verbringen, wo auch die Malariaplasmodien und ihre Vektoren, Mücken der Gattungen Anopheles und Culex, sich besonders wohl fühlen. Das Ergebnis ist entsprechend. In der Bundesrepublik Deutschland wurden zwischen 1973 und 1982 4.000 Malariafälle, darunter 180 Todesfälle registriert (156). Seither sind die Zahlen eher steigend, da offensichtlich immer mehr Plasmodienstämme eine Resochin- und Fansidarresistenz entwickeln, weil sie durch unsere Tropentouristen reichlich mit den Substanzen gefüttert werden. Zudem ist die Malaria unverändert mit mindestens 250 Millionen Infizierten in den Tropen, jedenfalls derzeit noch, die häufigste Infektionskrankheit der Welt. Das Erregerreservoir ist also beträchtlich (23).

Malariaplasmodien sind, wie auch Toxoplasma gondii, Protozoen aus dem Stamm der Sporozoa und bilden hier eine eigene Gattung. Es gibt drei klinische Formen der Malaria, die durch vier unterschiedliche, menschenpathogene Plasmodienarten ausgelöst werden (➤ Tab. 16.3).
Die mildeste Form ist die Malaria tertiana, die sowohl durch Plasmodium ovale als auch durch Plasmodium vivax ausgelöst wird und, wegen Synchronisierung der Blutschizogonie auf 48 Stunden, durch jeden dritten Tag auftretende Fieberschübe gekennzeichnet ist, d. h. Fieber tritt am Tag 1 auf und dann erst wieder nach 48 Stunden also am Tag 3. Da die Römer die Null nicht kannten und deshalb das Heute als Tag 1, das Morgen als Tag 2 usw. zu bezeichnen pflegten, nannten sie diese Form der Malaria „Tertiana". Sie ist schwerer therapierbar als die anderen Malariaformen, da bei ihren Erregern sekundäre Gewebsschizonten auftreten, verläuft aber mild und brennt in nicht verseuchten Gebieten, wo der Erregernachschub ausbleibt, nach maximal 3 Jahren aus.
Die Quartana wird durch Plasmodium malariae hervorgerufen und ist durch Synchronisation der Blutschizogonie auf 72 Stunden charakterisiert. Es besteht also ein dreitägiges, fieberfreies Intervall. Der klinische Verlauf ist etwas schwerer als bei der Tertiana, wobei Todesfälle aber ebenfalls selten sind. Da sekundäre Gewebsschizonten fehlen, ist sie besser therapierbar.
Wahrscheinlich wegen unzureichender Anpassung von Parasit und Wirt ist die Tropica, bei der zudem die Erregerzyklen nicht synchronisiert sind, und deshalb unregelmäßige Fieberschübe auftreten, völlig unberechenbar und durch schwerste, nicht selten tödliche Krankheitsverläufe charakterisiert. Rasch erkannt, was nicht unproblematisch ist, da atypische, nicht unbedingt an Malaria erinnernde Bilder häufig sind, ist sie allerdings bei fehlender sekundärer Gewebsschizogonie gut therapierbar.
Gefürchtet sind auch Mischinfektionen mit verschiedenen Plasmodienarten, die allerdings nur in 4 % aller Erkrankungsfälle auftreten. Am häufigsten sind Mischinfektionen mit Plasmodium falciparum und vivax.
Sticht eine infizierte weibliche Anophelesmücke – nur Mückenweibchen saugen Blut – einen Menschen, gelangen über den Speichel der Mücke asexuelle Formen der Parasiten, die Sporozoiten, ins Blut und befallen bei Leberpassage Leberparenchymzellen. Dort reifen sie zu amöbenartigen, vielkernigen Zellen, den Plasmodien oder Gewebsschizonten heran. Durch deren Aufspaltung entstehen pro Sporozoit etwa 30.000 abermals asexuelle Formen des Erregers, die Merozoiten, die aus der zerfallenden Leberzelle in die Blutbahn gelangen.
Diese Phase der Gewebsschizogonie dauert etwa 10–12 Tage und verläuft ohne Krankheitssymptome.
Die Merozoiten befallen jetzt Erythrozyten, in denen sie zu ringförmigen Schizonten auswachsen. Aus diesen gehen durch mehrfache ungeschlechtliche Teilungen bis zu 30 neue Merozoiten hervor, die durch Zerfall der Erythrozyten in die Blutbahn gelangen und erneut Erythrozyten befallen. Während die Merozoiten von Plasmodium vivax und ovale nur in junge, die Merozoiten von Plasmodium malariae nur in alte Erythrozyten eindringen, befallen die Merozoiten von Plasmodium falciparum Erythrozyten unabhängig vom Alter, was das zumeist hohe Ausmaß der Parasitämie bei der Malaria tropica erklärt (23). Die Fieberanfälle sind Korrelat des Erythrozytenzerfalls,

Tab. 16.3 Die unterschiedlichen Formen der Malaria und ihre Erreger

Malaria tertiana	Plasmodium ovale
	Plasmodium vivax
Malaria quartana	Plasmodium malariae
Malaria tropica	Plasmodium falciparum

in ihrer Schwere also vom Ausmaß der Parasitämie und in ihrer Rhythmik von der Dauer der Blutschizogonie abhängig. Bei Plasmodium vivax, ovale und malariae ist die Blutschizogonie synchronisiert, weshalb die Fieberschübe in regelmäßigen Abständen auftreten. Bei Plasmodium falciparum dagegen fehlt diese Synchronisation, sind gleichzeitig mehrere Merozoitenpopulationen vorhanden, weshalb die Malaria tropica durch unregelmäßige Fieberschübe gekennzeichnet ist. Bei Plasmodium vivax und ovale treten sekundäre Gewebsschizonten auf, die für die sich über Jahre hinziehenden Rezidive der Malaria tertiana verantwortlich sind.
Im Rahmen der Blutschizogonie entstehen in einigen Erythrozyten auch Geschlechtsformen des Erregers, weibliche Makrogametozyten und männliche Mikrogametozyten, die sich im menschlichen Organismus nicht vermehren können. Dazu ist die Vektorpassage unerlässlich. Sie verlassen die Erythrozyten nicht, werden beim Saugakt vom Mückenweibchen aufgenommen, bei Verdauung der Erythrozyten im Mückenmagen freigesetzt und wandeln sich dort zu Gameten um. Dabei entstehen aus den männlichen Mikrogametozyten 8 Mikrogameten. Aus dem weiblichen Makrogametozyten wird nur 1 Makrogamet, der schließlich von einem der gut beweglichen Mikrogameten befruchtet wird. Die befruchtete Zelle, die Zygote, ist zunächst beweglich, heißt deshalb auch Ookinet, und dringt aktiv in Magenwandzellen der Mücke ein. Dort verwandelt sie sich in die unbewegliche Oozyste, in der bis zu 1.000 Sporozoiten heranreifen. Nach Aufbrechen der Oozyste dringen diese in die Speicheldrüse der Mücke ein, und beim nächsten Saugakt schließt sich der Kreis. Dafür muss die Mücke ihre eigene Infektion mindestens 1 Woche überleben, denn so lange dauert die Mückenpassage der Malariaplasmodien. Eine Unterscheidung der verschiedenen Plasmodienarten ist übrigens nur im menschlichen Organismus in der Phase der Blutschizogonie möglich. In der Mücke zeigen alle vier Vertreter eine derart weitgehende Übereinstimmung, dass ihre Artspezifität kaum erkennbar ist (96). Eine Übersicht über den Erregerzyklus gibt das nachstehende Schema:

Lebenszyklus der Malariaerreger

1. Speicheldrüse der Mücke: Sporozoiten.
2. Saugakt: Sporozoiten gelangen ins menschliche Blut und von dort in Leberparenchymzellen.
3. Gewebsschizogonie: In der Leberzelle entstehen aus den Sporozoiten Merozoiten, gelangen ins Blut und befallen Erythrozyten.
4. Blutschizogonie: Im Erythrozyten entstehen über ringförmige Schizonten erneut Merozoiten, der Erythrozyt zerfällt (Fieberschub!); die freigesetzten Merozoiten befallen wiederum Erythrozyten usw.
5. Blutschizogonie: In einigen Erythrozyten entstehen Geschlechtsformen des Erregers, männliche Mikrogametozyten und weibliche Makrogametozyten.
6. Saugakt: Gametozytenhaltige Erythrozyten gelangen in den Mückenmagen und werden dort verdaut. Die Gametozyten werden frei.
7. Aus den männlichen Mikrogametozyten entstehen 8 Mikrogameten, von denen einer den aus dem weiblichen Makrogametozyten hervorgegangenen Makrogameten befruchtet. Es entsteht die auch Ookinet genannte Zygote, die die Magenschleimhautzellen der Mücke befällt.
8. Dort wird der Ookinet zur Oozyste, in der die Sporozoiten entstehen.
9. Die Oozyste bricht auf und die Sporozoiten wandern in die Speicheldrüse der Mücke = 1. usw.

Da in unseren Breiten die für die geschlechtliche Vermehrung der Erreger notwendigen Vektoren entweder ausgerottet sind oder aus klimatischen Gründen nie existent waren, ist diese Kette bei uns unterbrochen. Sie kann aber durch plasmodienhaltige Transfusionen geschlossen werden, wobei die geschlechtliche Vermehrung der Erreger entfällt. Im Gegensatz zu den oben besprochenen Wurmerkrankungen ist die Vektorpassage bei der Malaria für den Ausbruch des Vollbildes der Krankheit aber auch nicht erforderlich. Die Merozoiten können auch ohne Zwischenschaltung

der geschlechtlichen Vermehrung die Erythrozyten befallen und dieses Vollbild verursachen, während Filarienlarven die Vektorpassage unabdingbar benötigen, sollen sie zu geschlechtsreifen Würmern heranwachsen.
Die Malaria kann also problemlos über Blutkonserven übertragen werden, dies auch über Konserven, die nur ganz geringe Erythrozytenmengen enthalten, wie Thrombo- und Granulozytenkonzentrate und sogar über Frischplasma, denn bereits 10 Parasiten reichen aus, um das Vollbild der Krankheit herbeizuführen (26, 125). Die Erreger sind außerdem ziemlich stabil, bleiben unter Kühlschrankbedingungen bis zu 14 Tagen infektiös und können auch in gefrorenem Blut überleben. Malariaübertragungen über gefrorene bzw. getrocknete Plasmapräparationen sind bislang nicht bekannt geworden. Dagegen ist eine Übertragung von Plasmodium falciparum über in Nieren- bzw. Knochenmarktransplantaten enthaltene, befallene Erythrozyten möglich (27, 45, 125, 192).
Ein Problem, das die Übertragung von Malariaerregern über Blutprodukte begünstigt, ist die bei Tropenrückkehrern, die Antimalariamittel eingenommen haben, oft bis zu mehreren Monaten verlängerte Inkubationszeit der Krankheit. Deshalb werden in der Bundesrepublik Deutschland solche Personen grundsätzlich für 6 Monate von jeder Blutspende ausgeschlossen und erst dann wieder zur Spende zugelassen, wenn sie in dieser Zeit fieberfrei waren und keine sonstigen Hinweise für Malaria beobachtet wurden. Rückkehrer aus Malariagebieten, die Fieberereignisse aufweisen, sind, bevor sie frühestens 12 Monate nach dem letzten Fieberschub wieder zur Blutspende zugelassen werden können, auf das Vorliegen von Malariaantikörpern zu untersuchen. Sollten sie Antikörper haben, bleiben sie, wie alle manifest an Malaria Erkrankten auf Dauer von der Blutspende ausgeschlossen. In Malariagebieten geborene oder aufgewachsene Personen können dann als Blutspender akzeptiert werden, wenn sie mindestens 4 Jahre in malariafreien Regionen gelebt und keinerlei Hinweise für Malaria aufgewiesen haben sowie antikörperfrei sind (158, 159). Bei strikter Beachtung dieser Regeln kann die Malariaübertragung durch Blut und Blutprodukte auf ein Minimum reduziert werden. Das Risiko schwankt derzeit zwischen 1 Fall auf 4 Millionen transfundierter Konserven in nichtendemischen Gebieten und 50 Fällen auf 1 Million transfundierter Konserven in Malariaregionen (46). Anzumerken bleibt, dass die Malaria noch 46 Jahre nach der letzten Erregerexposition des Spenders über von ihm gewonnene Blutkonserven übertragen werden kann, was sogar den lebenslangen Ausschluss einmal an Malaria Erkrankter rechtfertigen würde (45, 125).
In Malariaendemiegebieten, wo bis zu 10 % der Blutspender mikroskopisch nachweisbare Plasmodien im Blut haben, ist die Gefahr der Malariaübertragung durch Blutkonserven vor dem Hintergrund der allgemeinen epidemiologischen Situation vernachlässigbar. Prinzipiell kann hier die Transfusionsmalaria nur durch Antimalariatherapie von Blutspendern und -empfängern verhütet werden (125, 126).
Die Transfusionsmalaria weist in malariafreien Gebieten, wegen der meist verzögerten Diagnosestellung, eine hohe Absterberate auf. Ihre Inkubationszeit hängt von Zahl und Art der übertragenen Plasmodien ab, beträgt bei Plasmodium falciparum, vivax und ovale zwischen einer Woche und einem Monat; bei Plasmodium malariae oft mehrere Monate (27). Besonders gefährdet sind, wegen der möglichen transplazentaren Passage der Erreger, schwangere Frauen und natürlich wieder Immunsupprimierte (28, 192). Therapeutisch werden schnell wirkende Schizontenmittel wie Chinin und 4-Aminochinolinverbindungen, vor allem Chloroquin und Mefloquin eingesetzt. Chloroquinresistente Stämme können gut durch Chinin, Mefloquin oder Kombinationspräparate wie Fansidar bekämpft werden. Bei Fansidarresistenz bieten sich Mefloquin oder Chinin in Kombination mit Tetrazyklinen an. Chloroquin wird in Endemiegebieten auch zur Prophylaxe der Transfusionsmalaria eingesetzt und soll, dem Konservenantikoagulans bis zu einer

Endkonzentration von 20–50 mg/l zugesetzt, in der Blutkonserve auch Stämme von Plasmodium falciparum, die in vivo chloroquinresistent sind, abtöten (215).

Babesien. Babesien gehören wie Toxoplasmen und Plasmodien zum Protozoenstamm der Sporozoa. Sie sind unter Wild- und Haustieren weltweit verbreitet, werden vorzugsweise durch Zecken übertragen, vermehren sich in Erythrozyten und können beim Menschen akute fieberhafte Infekte hervorrufen, die wie bei der Malaria mit Hämolyse und Hämoglobinurie einhergehen. Die Infektion verläuft im immunkompetenten Organismus aber in der Regel inapparent. So sind in Europa bislang nur sehr wenige klinisch manifeste Babesiosen beschrieben, die alle bei Splenektomierten auftraten. Die meisten verliefen tödlich. Als Erreger konnten Babesia bovis und Babesia divergens identifiziert werden.

Für die Bluttransfusion scheint vor allem Babesia microti eine größere Rolle zu spielen, ein nach bisherigen Erkenntnissen in seiner Verbreitung ganz offensichtlich auf die USA, hier vor allem auf die Neuenglandstaaten beschränktes Protozoen. Reservoir sind Nager und Hirschartige, da Larven und Nymphen des Vektors, der Zecke Ixodes dammini, bei Ersteren, die erwachsenen Insekten dagegen bei Letzteren parasitieren. Im Gegensatz zu Malariaplasmodien sind bei Babesia microti bislang keine Gametozyten beobachtet worden. Da die Erreger sich in nichtsynchronisierten Spaltungsprozessen vermehren, können in einem einzelnen Erythrozyten Parasiten unterschiedlicher Entwicklungsstadien vorhanden sein. Bei massivem Befall finden sich die Babesien auch frei im Blut. Die Erkrankung ist auf den Menschen übertragbar, verläuft in der großen Mehrzahl der Fälle inapparent, geht aber in jedem Fall mit einer monatelangen Parasitämie einher (23).

Die Übertragung durch Blutprodukte ist möglich, denn die Parasiten überleben in Blutkonserven auch unter Kühlschrankbedingungen bis zu 14 Tagen. Da, wie bei der Malaria, schon kleinste Erregermengen zur Infektion ausreichen, kommen auch Thrombozytenkonzentrate für die Übertragung in Betracht.

Die normalerweise harmlose Erkrankung stellt für Immunsupprimierte eine tödliche Bedrohung dar. So konnten zwei über Bluttransfusionen, einer davon durch ein Thrombozytenkonzentrat, infizierte, splenektomierte Patienten nur über Austauschtransfusionen, wie sie von manchen Autoren auch bei der Malariahyperparasitämie empfohlen werden, am Leben erhalten werden. Diese Austauschtransfusionen müssen aber grundsätzlich mit Clindamycin- und Chininapplikation kombiniert werden. Chloroquin ist wirkungslos. In den USA, wo das Übertragungsrisiko auf 1:5–6 Millionen geschätzt wird, werden alle Menschen mit einem Babesienantikörpertiter von der Blutspende ausgeschlossen (28, 46, 125, 135, 148). Bei uns sollte ein anamnestischer Ausschluss greifen. Es erscheint allerdings durchaus sinnvoll, aus den Neuenglandstaaten stammende Spendewillige vor Zulassung zur Blutspende auf Antikörper zu untersuchen, da die Durchseuchung mit der meist inapparent verlaufenden Erkrankung z. B. im Staate Connecticut immerhin bei 1:600 liegt (46).

Leishmanien. Leishmanien sind Protozoen aus dem Stamm der Zoomastigophora oder Geißeltierchen und gehören hier zur Familie der Trypanosomatidae innerhalb der Ordnung Kinetoplastida.

In Mensch und Wirbeltier haben Leishmanien einen rundovalen Zellleib und sind unbegeißelt. Sie vermehren sich intrazellulär in Zellen des retikuloendothelialen Systems, werden bei deren Zerfall frei, um sofort neue Zellen zu infizieren und sich dort wiederum zu teilen.

Die Verbreitung erfolgt durch weibliche Schmetterlingsmücken der Gattung Phlebotomus und Lutzomyia, die auch Sandfliegen genannt werden. Sie vermehren sich im Darm der Vektoren, wo sie sich in schlanke, begeißelte Formen umwandeln. Diese Entwicklung dauert bei tropischen Temperaturen 5–8 Tage, führt zu Störungen der Nahrungsaufnahme und veranlasst die hungrigen

Mücken zu immer neuen Blutmahlzeiten. Dabei gelangen die begeißelten Formen in den Stechrüssel und so in den Endwirt, z. B. den Menschen (96).
Die meisten Leishmaniosen sind Hauterkrankungen, wie die durch Leishmania tropica und Leishmania major hervorgerufene Orientbeule und die amerikanische Haut-und Schleimhautleishmaniose, wobei Leishmania brasiliensis und Leishmania tropica als Erreger in Betracht kommen. Da diese Leishmanien in der Regel nicht im Blut erscheinen, und andererseits Menschen mit chronischen Hauterkrankungen von der Blutspende ausgeschlossen sind (157, 158, 159, 160, 161, 162, 163), spielen sie in der Bluttransfusion keine Rolle.
Leishmania donovani dagegen, der Erreger der Kala-Azar, einer schleichenden Infektion mit chronisch-rezidivierenden Fieberschüben, Splenomegalie und Panzytopenie, die, unbehandelt, innerhalb von 1–2 Jahren zum Tode führt, kann durch Blutkonserven übertragen werden, dies insbesondere auch deshalb, da die Erregervermehrung hauptsächlich in den Zellen des Monozyten-Makrophagen-Systems in Milz, Leber, Knochenmark und Lymphknoten erfolgt und die Erreger sich über solche Zellen auf dem Blutweg ausbreiten.
Die Erkrankung ist vorzugsweise in Asien, Afrika und Lateinamerika verbreitet, kommt aber eben auch im Mittelmeerraum vor und hat oft monatelange Inkubationszeiten. So kommen neben Tropenrückkehrern auch Blutspender aus Mittelmeerländern als Überträger in Betracht (192). Bedingt durch den Klimawandel wandern übrigens Vektoren und Erreger nordwärts und haben Süddeutschland schon erreicht. Personen, die manifest an Leishmaniasen erkrankt sind oder waren, sind auf Dauer von der Blutspende auszuschließen (159).
Therapeutisch sind Antimonpräparate wie Pentostam und Glucantime, aber auch aromatische Diamidine wie Lomidine, wirksam.

Trypanosomen. Trypanosomen sind den Leishmanien eng verwandte Zooflagellaten, die im Vektor begeißelte, im Wirt zusätzlich unbegeißelte Formen ausbilden und sich durch longitudinale Zweiteilung, in Abhängigkeit von der Art, im Blut, aber auch intrazellulär vermehren. Die Ausbreitung im Wirtsorganismus erfolgt immer über das Blut, wobei die Parasitämie durch Fieberschübe gekennzeichnet ist.
Prinzipiell sind die Erreger der Schlafkrankheit – als Vektoren fungieren Männchen und Weibchen verschiedener Glossinenarten (Tsetsefliegen) – einer generalisierten Trypanosomiasis, deren tödliches Endstadium durch einen Einbruch der Erreger ins ZNS bedingt ist, wobei wahrscheinlich ihre Stoffwechselprodukte zu degenerativen Zellschädigungen führen, durch Blut- und Blutprodukte übertragbar. Da aber sowohl Trypanosoma rhodesiense als auch Trypanosoma gambiense nur geringgradige Parasitämien hervorrufen, die zudem zyklisch verlaufen, stellt diese Übertragungsform selbst im tropischen Afrika, dem Verbreitungsgebiet der Erreger, offensichtlich eine Rarität dar. Bei uns ist ein dauerhafter Ausschluss von der Blutspende vorgesehen, falls je anamnestisch eine Erkrankung erfasst wird (96, 160, 161, 192).
Zur Behandlung des 1., hämolymphatischen Stadiums eignen sich Suramin (Germanin, Antrypol) und, allerdings nur bei Trypanosoma gambiense, Pentamidin (Lomidine). Da diese Präparate nicht liquorgängig sind, müssen im 2., meningoenzephalitischen Stadium Arsenverbindungen, wie Melarsoprol, oder Nitrofurazonpräparate, wie Furacin® verabreicht werden. Die Therapie ist mit erheblichen Nebenwirkungen behaftet.
Ein erheblich größeres Problem für die Bluttransfusion stellt dagegen Trypanosoma cruzi dar, der Erreger der in ganz Lateinamerika verbreiteten Chagaskrankheit, obwohl er sich im Gegensatz zu den Erregern der Schlafkrankheit nicht bei seiner Ausbreitung über das Blut, sondern nur in den Zellen des Monozyten-Makrophagen-Systems, der Skelett- und Herzmuskulatur vermehrt. Vektoren sind die in Zentral- und Südamerika weitverbreiteten Raubwanzen Panstrongylus megistus,

Triatoma infestans und Rhodinius prolixus. Erregerreservoir sind Hunde, Katzen, Schweine, Nager, Fledermäuse und Gürteltiere.
Die Erkrankung wird meist in früher Kindheit erworben, verläuft in der Mehrzahl der Fälle subklinisch oder sehr mild, neigt aber dazu, zu chronifizieren. Dabei können zwischen akutem und prognostisch ungünstigem chronischem Stadium, das über Kardiomyopathien und schwere Schädigungen des Nervensystems und des Gastrointestinaltrakts zum Tod führt, oft jahrzehntelange Latenzzeiten liegen.
Die klinisch gesunden, im ELISA-Test antikörperpositiven Träger der Krankheit zeigen in 50 % der Fälle eine Parasitämie und können den Erreger über Blutprodukte an Konservenempfänger übertragen. Trypanosoma cruzi ist außerordentlich zäh, kann sowohl durch Plasma als auch durch Blut übertragen werden, überlebt in normalen Blutkonserven bis zu 10 Tagen, übersteht aber auch ohne Verlust seiner Infektiosität Tiefkühllagerung. Lediglich durch Lyophilisation geht es zugrunde. Die Infektionsinzidenz nach Übertragung des Erregers durch Blutprodukte schwankt zwischen 18 und 50 %.
Bei der transfusionsinduzierten Chagaskrankheit ist wegen der fehlenden Primäraffektion an der Eintrittspforte, dem sogenannten Chagom, zudem die Diagnostik erschwert. Unkomplizierte, auch in der Frühphase der Infektion indikative Nachweismethoden fehlen, was einerseits die Diagnostik weiter erschwert, andererseits bei subklinischem Verlauf, infolge diagnostischer Lücke bei Spendern, die Übertragung durch Blutprodukte begünstigt. Wegen der hohen Infektionsinzidenz und des Bestehens einer durchgreifenden Heilungschance bei Einsatz der Präparate Nifurtimax (Lampit) und Benznidazol (Radanil, Ragonil, Rochagan) nur in der Frühphase der Erkrankung, sind Lateinamerikaner, besonders wenn sie aus Ländern mit einer hohen Durchseuchungsrate wie Bolivien (63 %) stammen, ein durchaus problematisches Blutspenderkollektiv (96, 125, 126).
In den USA, wo wahrscheinlich wenigstens 100.000 Menschen chagasinfiziert sind, rechnet man, selbst wenn vorsichtig geschätzt nur 1 % dieser Personen Blut spenden sollte, mit circa 100 transfusionsinduzierten Trypanosoma-cruzi-Infektionen pro Jahr, was vor dem Hintergrund der Menge der übertragenen Konserven immerhin einem Risiko von 1:100.000–1:200.000 entspricht (46). Bei uns ist dieses Risiko sicher erheblich geringer. Trotzdem sollten Lateinamerikaner vor Zulassung zur Blutspende auf Chagasantikörper getestet werden. An Chagas erkrankte, dann natürlich antikörperpositive Personen sind auf Dauer von der Blutspende auszuschließen (158, 159).

16.4 Bakterien

Bakterien sind einzellige Kleinlebewesen, die in der biologischen Systematik immer wieder dem Pflanzenreich zugeordnet werden, obwohl sie sich durch Größe, chemischen Aufbau ihrer Zellmembran und durch das Fehlen eines eigentlichen, von einer Membran umgebenen Zellkerns von den übrigen Pflanzenzellen fundamental unterscheiden. Soweit sie für den Menschen pathogen und transfusionsmedizinisch relevant sind, werden sie in der Folge besprochen.
Es sei darauf hingewiesen, dass bestimmte Impfungen mit Lebendimpfstoffen gegen bakterielle aber auch virale Erkrankungen eine zumindest kurzdauernde Bakteriämie bzw. Virämie hervorrufen. Deshalb werden bei uns Personen, die mit Lebendimpfstoffen geimpft wurden, für 4 Wochen von der Blutspende ausgeschlossen. Nach fieberhaften Erkrankungen und/oder Durchfallerkrankungen werden Spender ebenfalls für 4 Wochen, nach unkomplizierten Infektionen und kleinen Operationen wie Zahnextraktionen oder endoskopischen Eingriffen für 1 Woche von der Blutspende zurückgestellt (160, 161).

Eine Synopse der transfusionsmedizinisch wichtigen Bakterien gibt die ➤ Tab. 16.4.

Escherichia coli und Pseudomonas aeruginosa. Beide Erreger, Escherichia coli aus der Familie der Enterobacteriaceae und Pseudomonas aeruginosa aus der Familie der Pseudomonadaceae sind gramnegative, begeißelte, fakultativ anaerobe Keime, die in der Natur extrem weitverbreitet sind. Beide Erreger sind nur fakultativ pathogen und führen meist nur bei abwehrschwachen Individuen zu eitrigen Lokal- oder Allgemeininfektionen mit Septikämie. Wegen ihrer ubiquitären Verbreitung können sie artifiziell, meist über unzureichende Desinfektionsmaßnahmen bei der Blutentnahme, in Blutkonserven gelangen. Ähnlich gefährlich wie Pseudomonas aeruginosa sind auch andere Bakterien aus der Familie der Pseudomonadaceae. So gibt es zahlreiche Berichte über auch tödliche Transfusionszwischenfälle durch mit Pseudomonas fluorescens und putida verkeimte Konserven. Da diese Erreger relativ anspruchslos sind, können sie sich, wie viele andere gramnegative Keime, auch bei Kühlschranktemperaturen, erst recht aber bei Kühlkettenunterbrechungen in den Konserven vermehren. Pseudomonaden sind wegen ihrer Exotoxinbildung und gefährlichen Septikämien, Escherichia coli wegen seiner Endotoxinbildung besonders problematisch. Gefürchtet ist der Endotoxinschock infolge Transfusion gramnegativ verkeimter Blutprodukte. Er zählt zu den gefährlichsten Transfusionsrisiken überhaupt, wenn er auch heute sehr selten geworden ist.

Hauptquelle der bakteriellen Kontamination von Blutkonserven war und ist, wie gesagt, die Blutentnahme. Zu Zeiten als noch evakuierte Glasflaschen als Konservenbehälter verwendet wurden, mussten 3 % der Blutkonserven vom Entnahmezeitpunkt an als bakteriell kontaminiert angesehen werden. Seit sterile Plastikbeutel als Konservenbehälter in Gebrauch sind, ist dieser Prozentsatz auf unter 0,5 % gefallen (156) und dürfte seit Einführung des sogenannten predonation samplings – der Verwendung der ersten 20–40 ml der Blutspende für Untersuchungszwecke – im Verlauf des Jahres 2003 heute aber noch niedriger sein.

Da der größte Teil dieser Konserven nur minimale, für den Empfänger ungefährliche Bakterienmengen enthält, weil Personen mit größeren Eiterherden und generalisierten Hautkrankheiten prinzipiell von der Blutspende ausgeschlossen sind, andererseits sich nur einige wenige Keime unter Kühlschrankbedingungen vermehren können, ist das Risiko des bakteriellen Transfusionszwischenfalls primär sehr gering.

Tab. 16.4 Transfusionsmedizinisch wichtige Bakterien

Familie	Gattung	Art
Enterobacteriaceae	Escherichia Salmonella Yersinia	Escherichia coli Salmonellen Yersinia enterocolitica Yersinia pseudotuberculosis
Pseudomonadaceae	Pseudomonas	Pseudomonas aeruginosa, fluorescens, putida
Mycobacteriaceae	Mycobacterium	Mycobacteria tuberculosis Mycobacterium leprae
Brucellaceae	Brucella	Brucellen
Spirochaetaceae	Treponema Borrelia	Treponemen Borrelia recurrentis
Rickettsiaceae	Rickettsia	Rickettsien

Um die aseptischen Entnahmekautelen einer Blutbank ständig zu überprüfen, muss mindestens jede hundertste Blutkonserve vom Hersteller auf bakterielle Verkeimung untersucht werden. Bei der Präparation von Spezialkonserven – gefilterte und gewaschene Erythrozyten- sowie Thrombozytenkonzentrate – ist die Gefahr der Verkeimung, insbesondere im Fall der Herstellung im offenen System, natürlich erheblich größer als bei den konventionellen Konserven. Eine Qualitätskontrolle des Herstellungsverfahrens hinsichtlich Asepsis sollte deshalb bei jeder 25. Spezialkonserve vorgenommen werden. Außerdem ist strikt darauf zu achten, dass diese Konzentrate nur innerhalb der angegebenen Haltbarkeitszeiten transfundiert werden, um bei möglicher Verkeimung eine Vermehrung der in den Konserven befindlichen Bakterien über ein kritisches Maß hinaus zu verhindern.
Nun sind natürlich die besten Vorsichtsmaßnahmen des Herstellers sinnlos, wenn z. B. durch unnötig lange Kühlkettenunterbrechungen im klinischen Alltag, vor allem in OPs und auf Wachstationen, die Vermehrung zunächst ungefährlicher Keimmengen unnötig begünstigt wird. Konserven, die über den unmittelbaren Bedarf hinaus angefordert wurden, sollten entweder sofort an die Blutbank zurückgegeben werden oder aber, in Zweifelsfällen, in vibrationsfreien Konservenkühlschränken – niemals natürlich in über das Zetapotenzial der Erythrozyten Hämolyse begünstigenden normalen Kühlschränken – gelagert werden. Lange Kühlkettenunterbrechungen ermöglichen auch die Vermehrung grampositiver Keime wie Staphylokokken und Streptokokken.
Neben den Kühlkettenunterbrechungen, die sich zudem auch in nicht verkeimten Konserven über Enzymdenaturierungen negativ auf die Lebensdauer der Konservenerythrozyten auswirken, stellt die oft zu beobachtende Be-, vielleicht sollte man besser sagen, Misshandlung von Blutkonserven im klinischen Alltag ein nicht unbeträchtliches Risiko für das Eindringen von Bakterien dar.
Konserven, die bereits zur Transfusion angestochen und mit einem Transfusionsbesteck versehen sind, sollten unmittelbar transfundiert werden und nicht stundenlang in Stationsvorbereitungsräumen, auch nicht in Stationskühlschränken, selbst wenn diese vibrationsfrei sind, und schon gar nicht in Wasserbädern, die als Pseudomonasquellen in Betracht kommen, herumliegen, wie das leider nur allzu oft geschieht.
Eine Übersicht über die wichtigsten Quellen für die bakterielle Kontamination von Blutkonserven gibt die ➤ Tab. 16.5.
Ist eine Konserve teilweise transfundiert, und wird dann die Transfusion aus irgendwelchen Gründen unterbrochen, sollte der Rest der Konserve verworfen und nicht nach einer gewissen Zeit zu Ende transfundiert werden.
Irgendwie beschädigte Blutbeutel sollten keinesfalls zur Transfusion kommen.
Im Übrigen sollte man sich natürlich jede Konserve vor Transfusion, am besten schon vor Ausgabe, gründlich ansehen. Eine einwandfreie Konserve zeigt auch am Ende der angegebenen Lagerungsfrist ein bernsteinfarbenes, im Falle einer Hyperlipoproteinämie beim Spender ein lipämisches, weißliches Plasma.
Hämolysezeichen wie roter Plasmasaum oder Rotfärbung des gesamten Plasmas, sonstige Verfärbungen oder Gas- und Gerinnselbildung legen stets den Verdacht auf bakterielle Kontamination nahe. Die Ausgabe und Transfusion solcher Konserven ist strikt kontraindiziert.

Tab. 16.5 Hauptquellen der bakteriellen Kontamination von Blutkonserven
1. Blutentnahme
2. Präparation von Spezialkonserven
3. Kühlkettenunterbrechungen
4. Behandlung von Blutkonserven im klinischen Alltag

Sollte es dennoch einmal zur Transfusion von mit bakteriellen Eitererregern oder Endotoxinbildnern kontaminierten Konserven kommen, sind unverzüglich alle Maßnahmen der Schockprophylaxe bzw. -therapie zu ergreifen. Außerdem sollte eine Austauschtransfusion erwogen werden, die – nur am Rande – auch bei der Gasbrandsepsis, die ja im Rahmen chirurgischer Eingriffe gelegentlich immer noch vorkommt, die wirksamste Therapieform darstellt. Breitbasige, dem Erregerspektrum angepasste, antibiotische Abdeckung ist selbstverständlich.

Treponemen. Die Transfusionslues, die typischerweise als Sekundärlues ausbricht, weist eine Inkubationszeit von 4 Wochen bis zu 5 Monaten auf, kann auch von Spendern mit latenter Lues über Blutkonserven an die Konservenempfänger weitergegeben werden und war früher ein ernstes Problem (78, 125, 126).
Sie ist heute in den entwickelten Ländern selten geworden, was sicherlich auch durch den deutlichen Rückgang der Gesamtinfiziertenzahl seit Einführung des Penicillins bedingt ist. Eine gewisse Rolle dabei spielt aber wohl auch die Tatsache, dass ein großer Teil der Konservenempfänger gleichzeitig antibiotisch behandelt wird, und Personen mit häufig wechselndem Geschlechtsverkehr heutzutage in vielen Ländern von der Blutspende ausgeschlossen sind.
Hauptgrund dürfte allerdings die Lagerung der Blutkonserven in Kühlschränken sein, denn Treponema pallidum aus der Familie der Spirochaetaceae ist im Gegensatz zu anderen Bakterien ein sehr empfindliches Wesen, das bei Kühlschranktemperaturen spätestens nach 72 Stunden abgestorben ist (26).
Das Problem der Luesübertragung durch Bluttransfusionen ist also heute vor allem ein Problem der Frischblut- und der Komponententransfusion, da Frischblutkonserven per definitionem nicht älter als 24 Stunden sind und Komponenten-, z. B. Thrombozytenkonzentrate, entweder vom Einzelspender am Zellseparator gewonnen und unmittelbar transfundiert oder aber aus Frisch- oder Warmblutkonserven gepoolt werden. Eine ältere Blutkonserve ist also, auch wenn sie von einem luetischen Spender stammt, hinsichtlich der Luesübertragung unbedenklich, obwohl sie selbstverständlich im Falle des Bekanntwerdens nicht transfundiert würde.
Grundsätzlich wird jeder Blutspender im Rahmen der Spenderüberwachung und bei jeder Blutspende auf Lues getestet. Ein Spender, bei dem einmal eine luetische Infektion nachgewiesen wird, wird lebenslang von der Blutspende ausgeschlossen (157, 158, 159, 160, 161, 162, 163).
Durchgeführt werden sollten unmittelbar nach der Blutspende der TPHA-Test (Treponema-pallidum-Hämagglutinationstest), besser ein moderner ELISA-Test als Suchtest auf Treponemen-spezifische Antikörper und gegebenenfalls ein Cardiolipintest (VDRL-Test) zur Beurteilung des Aktivitätsgrads der Infektion. Bei positiven Suchreaktionen sollte die Spezifität des Befunds durch Titration in den Suchtesten – als spezifisch gilt ein Cardiolipintiter über 1:8 und ein TPHA-Titer über 1:80 – sowie durch den FTA-Test (Fluoreszenz-Treponemen-Antikörpertest) abgesichert werden.
Es sollte noch erwähnt werden, dass diese Teste nicht nur Treponema pallidum pallidum, den Erreger der venerischen Syphilis, sondern auch Treponema pallidum endemicum, den Erreger der nichtvenerischen endemischen Syphilis, Treponema pallidum pertenue, den Erreger der Frambösie, und Treponema carateum, den Erreger der Pinta, erfassen, Tropenkrankheiten mit einer ähnlich stadienhaften Klinik wie die Lues, und dazu beitragen, deren potenziell über Blutkonserven mögliche Übertragung ebenfalls zu verhindern (197, 198).
Problematisch ist, dass alle Teste bei Primärinfektion erst nach einer gewissen Latenzzeit – TPHA- und FTA-Test nach 9–12 Tagen, der Cardiolipintest sogar erst nach 3–4 Wochen – positiv werden. Man schätzt deshalb, dass etwa 35 % der im Primärstadium Infizierten nicht erfasst werden. Dies ist, wie schon gesagt, bei sogenannten Altblutkonserven, die wenigstens 48 Stunden im

Kühlraum gelagert wurden, unproblematisch, da sie, auch wegen der Bakterizidie des Blutes, keine infektionstüchtigen Treponemen mehr enthalten.
Frischblutkonserven und Thrombozytenkonzentrate bergen dagegen, auch wenn die Teste durchgeführt sind, ein nicht unerhebliches Infektionsrisiko. Dem steuert man vonseiten der Blutbanken dadurch gegen, dass man für derartige Transfusionen möglichst nur Konserven von Spendern freigibt, die seit Jahren der Überwachung unterliegen.
Insgesamt müssen etwa 0,3 % der Blutspender wegen positiver Luesserologie von der Blutspende ausgeschlossen werden. Das scheint wenig, bedeutet aber, dass für die Bundesrepublik Deutschland bei einem durchschnittlichen Spendeaufkommen von 4 Millionen Konserven pro Jahr mit bis zu 12.000 lueskontaminierten Konserven gerechnet werden muss. Dies sollte man bei der Indikationsstellung zur Frischbluttransfusion immer beachten und bedenken, dass ältere Erythrozytenkonzentrate und GFP den gleichen Dienst tun, aber sicher luesfrei sind.
In Ländern mit hoher Luesinzidenz sollte die Gabe von Frischblut mit der gleichzeitigen Applikation von Penicillin G oder äquivalenten Antibiotika gekoppelt werden (28).

Borrelien. Wie die Erreger der Lues und ihrer Schwesterkrankheiten aus der Gattung Treponema, gehört auch Borrelia recurrentis, der Erreger des durch Läuse und von Mensch zu Mensch übertragenen Rückfallfiebers, zur Familie der Spirochaetaceae, allerdings zur Gattung Borrelia.
Das früher auch in Europa weitverbreitete und nicht selten über hämorrhagische Diathese, Nierenversagen und Schock zum Tode führende Rückfallfieber, das im Verlauf durch immer länger werdende fieberfreie Intervalle charakterisiert ist, ist heute vorzugsweise noch in der Dritten Welt anzutreffen. Eine Übertragung der Erreger durch Blutkonserven ist möglich. Auch deshalb sollten Tropenrückkehrer mindestens 4 Monate von der Blutspende ausgeschlossen werden. Auch Borrelia burgdorferi, der durch Zecken übertragene Erreger der Lyme-Krankheit, kann über Blutkonserven weitergegeben werden. Menschen, die nachgewiesen an Borreliosen erkrankt waren, sind auf Dauer von der Blutspende auszuschließen (160, 161).

Salmonellen. Die über 1.000 Arten der Salmonellen, die wie Escherichia coli zur Familie der gramnegativen Enterobakterien gehören, sind Erreger unterschiedlicher, häufig harmloser Durchfallerkrankungen, der verschiedenen Formen des Paratyphus und des Typhus. Viele Salmonellosen hinterlassen einen Trägerstatus und Salmonellenausscheider haben oft eine niedriggradige, im Rahmen von Zahnextraktionen oder ähnlichen Eingriffen auch eine hochgradige Bakteriämie ohne die geringsten Krankheitszeichen und können dann natürlich Salmonellen in Blutkonserven abgeben. Ähnliches gilt im Rekonvaleszenzstadium, nach akuten Infektionen, die von den Betroffenen gar nicht als solche perzipiert werden, da sie, wie gesagt, häufig als scheinbar harmlose Durchfallerkrankung ablaufen. Nach Übertragung solcher Blutkonserven sind Fälle mit tödlicher Salmonellensepsis beschrieben, wobei längere Zeit bei Raumtemperatur gelagerte Thrombozytenkonzentrate besonders gefährlich sind (79, 125, 126).
Dauerausscheider von Typhus-, Paratyphus-oder Enteritiserregern sind deshalb auf Dauer von der Blutspende auszuschließen. Da nach Typhusimpfung mit Lebendimpfstoff wie in der Inkubationsphase vieler Salmonellosen, eine kurzdauernde Bakteriämie auftritt, sind die Impflinge bei uns für 4 Wochen von der Blutspende zurückzustellen. Um durch kleine chirurgische Eingriffe oder Zahnextraktionen potenziell auslösbare Bakteriämien, natürlich auch durch andere Erreger, in der Blutspende nicht wirksam werden zu lassen, ist nach solchen Operationen eine Sperre von 1 Woche vorgesehen (160, 161).

Yersinien. Analoges wie für die Salmonellen gilt für die gramnegativen Keime Yersinia enterocolitica und pseudotuberculosis, die ebenfalls der Familie der Enterobakterien und hier wieder der

Gattung Yersinia zugerechnet werden. Es handelt sich um ubiquitär verbreitete Erreger normalerweise völlig harmloser Durchfallerkrankungen, die gewöhnlich nur bei immunsupprimierten älteren Menschen in so großen Mengen ins Blut übertreten, dass es zur tödlichen Septikämie kommt. Eine niedriggradige Bakteriämie scheint aber nicht selten zu sein. Da die Erreger sehr zäh sind und sich unter Kühlschrankbedingungen in Blutkonserven vermehren, kann die Übertragung kontaminierter Konserven ebenfalls zur Sepsis führen, die häufig tödlich verläuft (187, 222).
Gerade die Yersinienverkeimung ist, da durch diese Erreger ausgelöste Durchfallerkrankungen weit verbreitet sind, sehr gut untersucht. Während das Risiko der Übertragung eines mit Yersinien verkeimten Erythrozytenkonzentrats mit fatalen Folgen derzeit bei 1:3 Millionen angenommen wird, wird es für alle anderen bakteriellen Erreger zusammengenommen auf gleiche Höhe geschätzt. Damit sind Yersinien aus transfusionsmedizinischer Sicht die gefährlichsten Bakterien überhaupt. Bei Eigenblutkonzentraten erhöht sich dieses Risiko aufgrund der anderen Zusammensetzung des spendenden Kollektivs auf 1:600.000, bei Thrombozytenkonzentraten, wohl der Lagerung bei Raumtemperatur geschuldet, sogar auf 1:4.000 bis 1:12.000 (46). Diese Zahlen unterstreichen die absolute Notwendigkeit der Erfassung von Durchfallerkrankungen bei Blut- und Eigenblutspendern und der Spenderrückstellung für mindestens 4 Wochen im Falle der Positivität.

Brucellen. Auch die Erreger der Brucellosen sind gramnegative Keime aus der Familie der Brucellaceae. Brucellen besitzen ein breites Infektionsspektrum und sind für fast alle Haus- und Wildtiere pathogen. Hauptwirt für Brucella abortus ist das Rind, für Brucella melitensis, den Erreger des Maltafiebers, die Ziege, für Brucella ovis das Schaf, für Brucella suis das Schwein und für Brucella canis der Hund. Dieses Wirtsspektrum ist aber keineswegs absolut. Alle Brucellen können auch auf die verschiedensten anderen Tiere, sogar auf Vögel, und, durch direkten Kontakt mit erkrankten Tieren, natürlich auch auf den Menschen übergehen.
Von Brucella abortus, dem weltweit verbreiteten Erreger des Morbus Bang, einer auch auf den Menschen übertragbaren Rinderseuche, ist bekannt, dass er in unter Kühlschrankbedingungen gelagerten Blutkonserven Monate überleben kann. Die akute Erkrankung verläuft als in der Regel anikterische Hepatitis mit undulierendem Fieber und beeinträchtigt das Wohlbefinden der Patienten kaum. Die Inkubationszeit ist mit 4 Monaten ungewöhnlich lang, weshalb Träger durchaus zur Blutspende kommen können. Außerdem zeigt die Erkrankung eine beträchtliche Neigung zur Chronifizierung mit häufig nicht ungefährlichen Organschädigungen. Andere Brucellosen verlaufen praktisch analog.
In Deutschland ist der Morbus Bang, früher eine anerkannte Berufskrankheit von Landwirten, Melkern, Metzgern, Tierärzten und Tierpflegern, durch die Abschlachtung der infizierten Rinderbestände praktisch eliminiert, wird aber immer wieder aus dem Mittelmeerraum eingeschleppt. Wegen der Gefahr der Chronifizierung sind Personen mit einem Morbus Bang oder einer anderen Brucellose in der Anamnese dauerhaft von der Blutspende ausgenommen, da nicht mit letzter Sicherheit ausgeschlossen werden kann, dass sie als Überträger der Krankheit fungieren können. In Endemiegebieten, dazu zählen z. B. immer noch weite Teile der USA, genügt der anamnestische Spenderausschluss nicht, da die Krankheit auch inapparent verlaufen und chronifizieren kann. Hier sind zusätzlich Titerbestimmungen indiziert. Da es bei uns sicherlich aus Endemiegebieten stammende Blutspender gibt, z. B. Einwanderer aus den Mittelmeerländern, muss die These in den Raum gestellt werden, ob nicht auch bei uns Titerbestimmungen notwendig wären, wobei, bei fehlender Anamnese, ein Brucellenagglutinintiter von 1:1.000 auf jeden Fall ein Spenderausschlusskriterium darstellen müsste, obwohl möglicherweise Personen mit hohen Antikörpertitern die Krankheit nicht übertragen können (125, 157, 158, 159, 160, 161, 162, 163, 192, 220).

Mykobakterien. Die Übertragbarkeit von Mykobakterien über Blutkonserven ist wahrscheinlich. Mycobacterium leprae, der Erreger der Lepra, wurde nachweislich schon über Blutprodukte, die von Spendern in der Inkubationszeit der Erkrankung gewonnen waren, übertragen, ohne dass die Empfänger erkrankten (192). Die bloße Möglichkeit ist allerdings erschreckend, insbesondere wenn man an die Einfuhr von Blutprodukten aus Drittweltländern denkt. Was für die Lepra recht ist, dürfte für die Tuberkulose billig sein. In der Bundesrepublik Deutschland jedenfalls sind alle an aktiver Tuberkulose Leidenden bis 2 Jahre nach Heilung von der Blutspende ausgeschlossen (158, 159, 160, 161, 162, 163). Angesichts der potenziellen Übertragbarkeit der Lepra stellt sich aber die Frage, ob dieser Ausschluss, bei der in unserer Population noch immer nicht unbeträchtlichen Durchseuchung mit Tuberkulose, wirklich weit genug gefasst ist.

Rickettsien. Rickettsien sind kleine, bakterienähnliche Mikroorganismen, die sich nur intrazellulär vermehren. Dabei gehen die Wirtszellen zugrunde, und Erreger gelangen schon in den oft langen, zum Teil bis zu 30 Tagen dauernden Inkubationszeiten ins Blut. Da die meisten Rickettsien auch nach Abklingen der akuten, meist sehr schweren Krankheitsbilder in den Zellen des Monozyten-Makrophagen-Systems persistieren und immer wieder in die Blutbahn gelangen können, sind bei uns Menschen, die an einer Rickettsiose erkrankt waren, lebenslang von der Blutspende ausgeschlossen (157, 158, 159, 160, 161, 162, 163).
Die potenziell mögliche Übertragung von Rickettsien durch Blutkonserven wird in Deutschland kaum Probleme aufwerfen, da praktisch alle in Europa vorkommenden Rickettsiosen entweder extrem selten sind, so das Zeckenbissfieber (Rickettsia conori) des Mittelmeerraums, oder aber, wie das durch Läuse übertragene Fleckfieber (Rickettsia prowazeki), typische Kriegsseuchen darstellen. In Amerika dagegen wird immer wieder auf die Möglichkeit der Übertragung des Rocky-Mountain-Fleckfiebers (Rickettsia rickettsii), einer über Zecken vermittelten, im Schweregrad dem europäischen Fleckfieber vergleichbaren Rickettsiose durch Blut und Blutprodukte hingewiesen (125, 126).

16.5 Viren

Viren sind eigenständige infektiöse Einheiten, die sich grundlegend von den übrigen Mikroorganismen unterscheiden. Sie besitzen keine Zellstruktur, sondern bestehen lediglich aus Proteinen und Nukleinsäure, DNS oder RNS. Da sie infolgedessen über keinen eigenen Stoffwechsel verfügen, sind sie für ihre Vermehrung auf die Syntheseleistungen einer Wirtszelle angewiesen. Dazu dringen sie in die Wirtszelle und bringen so ihre in RNS oder DNS verschlüsselte genetische Information in diese ein. Die Wirtszelle wird dadurch umprogrammiert und produziert jetzt neue Viren. Viren sind also gewissermaßen vagabundierende Genome, die zu ihrer Reproduktion die Stoffwechselleistungen fremder Zellen umfunktionieren.
Ihr Ursprung und ihre Evolution sind weitgehend unbekannt. Entsprechend ist die Erstellung eines biologischen Systems der Viren relativ schwierig. Eine Übersicht über die menschenpathogenen und zugleich potenziell durch Blut und Blutprodukte übertragbaren Viren entsprechend der derzeit als biologisch sinnvoll angesehenen Systematik gibt die ➤ Tab. 16.6.
Prinzipiell kann jede Virusinfektion, die zu einer Virämie führt, in Abhängigkeit vom Auftreten dieser Virämie, sei es in der Inkubationszeit, sei es bei inapparentem klinischem Verlauf, sei es infolge Virämie bei latent im Organismus verbliebenen Erregern durch Blut und Blutprodukte übertragen werden, wenn der Blutspender in dieser Phase zur Blutentnahme kommt. Die Übertragung vieler Virusinfektionen durch die Bluttransfusion fällt wahrscheinlich schlicht deshalb

Tab. 16.6 Potenziell durch Blutprodukte übertragene Viren

Familie	Gattung	Art
DNS-Viren		
Parvoviridae	Parvovirus	Humanes Parvovirus
Herpesviridae	Alphaherpesvirus	Herpes-simplex-Viren Varicella-Zoster-Virus
	Betaherpesvirus	Zytomegalievirus
	Gammaherpesvirus	Epstein-Barr-Virus
Poxviridae	Orthopox	Variola-, Vacciniavirus
Hepadnaviridae	Orthohepadnavirus	Hepatitis-B-Virus
RNS-Viren		
Picornaviridae	Enterovirus	Polioviren
		Echoviren
		Coxsackieviren
		Hepatitis-A-Virus
	Rhinovirus	Rhinoviren
Flaviviridae	Flavivirus	Gelbfiebervirus
		FSME-Virus
		Dengue-Virus
		Hepatitis-C-Virus
		West-Nil-Virus
Hepeviridae	Orthohepevirus	Hepatitis-E-Virus
Filoviridae	Ebolavirus	Ebolaviren
Togaviridae	Rubivirus	Rötelnvirus
	Alphavirus	Chikungunyavirus
Orthomyxoviridae	Influenzavirus	Influenzavirus A, B, C
Paramyxoviridae	Paramyxovirus	Mumpsvirus
	Morbillivirus	Masernvirus
Rhabdoviridae	Lyssavirus	Tollwutvirus
Retroviridae	Oncovirinae	HTLV I und II
	Lentivirinae	HIV 1 und 2
?	?	Hepatitis-Delta-Virus
?	?	Non-A-Non-B-Non-C-Hepatitisviren

nicht auf, weil die Erkrankungen mild oder inapparent verlaufen oder weil die Übertragung in Epidemiezeiten fällt, wo ohnehin ein großer Teil der Bevölkerung an den entsprechenden Infektionen leidet, sodass im Einzelfall gar nicht an die Möglichkeit der transfusionellen Übertragung gedacht wird. Dies gilt in weitem Umfang für Rhinovirus-, Enterovirus-, Rubivirus-, Influenza-, Paramyxo- und Morbillivirusinfektionen, aber wahrscheinlich auch für die Übertragung von Oncovirinae. Bei anderen Viren ist die allgemeine Durchseuchung der Bevölkerung derart hoch,

dass die Übertragung wegen natürlich oder durch Impfung erworbener Immunität beim Spender nicht zum Tragen kommt; dies gilt vor allem für die Herpesviridae, aber wiederum auch für die meisten Enteroviren und praktisch alle Erreger von Kinderkrankheiten, bei denen zudem bei den erwachsenen Blutspendern mit einer Virämie ohnehin nur nach Impfungen zu rechnen ist.
Insbesondere in den Tropen kommen zahlreiche, zum Teil höchst gefährliche Viruserkrankungen vor. Genannt seien von den vielen verschiedenen Formen hämorrhagischer Fieber nur Ebola, Dengue-Fieber, Gelbfieber und Chikungunya-Fieber. Viele dieser vor allem in Afrika, Südostasien und Südamerika endemischen Erkrankungen werden durch bestimmte Mücken als Vektoren übertragen. Bei Ebola erfolgt das Eindringen in die menschliche Population durch Verzehr des Fleisches infizierter Flughunde, die Weiterverbreitung von Mensch zu Mensch durch die hochinfektiösen Körperflüssigkeiten Infizierter. Praktisch alle Viren, die hämorrhagische Fieber auslösen, sind über Bluttransfusion übertragbar. Sie spielen hierzulande als Risiko der Bluttransfusion nur deshalb keine größere Rolle, weil nach Reisen in Malariaendemiegebiete und in die Tropen eine Spenderrückstellung erfolgt, deren Dauer die Inkubationszeit aller hämorrhagischen Fieber weit übersteigt. Als erstes Virus, das ein hämorrhagisches Fieber auslöst, taucht seit wenigen Jahren immer wieder das Chikungunya-Virus in Europa auf. Es führt inzwischen zeitweise auch zur Notwendigkeit der Rückstellung Spendewilliger nach Reisen nach Südeuropa. Durch die Erwärmung des Klimas breiten sich typische Vektoren gefährlicher Viruserkrankungen von den Tropen her nord- und südwärts aus. Der Einfluss auf das regionale Auftreten neuer bzw. bisher bei uns nicht endemischer Viruserkrankungen und die Sicherheit der Blutübertragung bleibt abzuwarten.
Um die Übertragung von Virusinfektionen im Stadium der Virämie nach Schutzimpfungen zu verhindern, sind mit Lebendimpfstoffen geimpfte Personen entsprechend den Hämotherapie-Richtlinien, nach oraler Polioimpfung, nach Gelbfieber-, Röteln-, Masern- und Mumpsimpfung, aber auch nach Applikation von Lebendimpfstoffen gegen Cholera, Typhus und Tuberkulose (Bakteriämie) für 4 Wochen von der Blutspende ausgeschlossen (157, 158, 159, 160, 161). Die alten Richtlinien aus dem Jahr 1980 sahen zusätzlich einen Spendeausschluss von 3 Wochen nach der Pockenerst- und für 8 Tage bzw. bis zum Abklingen der Impfreaktion bei der Pockenwiederimpfung vor, der im Falle des Erfolgens solcher Impfungen auch weiter eingehalten werden sollte (164). Nach postexpositioneller Tollwutimpfung ist ein Spendeausschluss von 12 Monaten vorgesehen. Dagegen erfordert die Applikation von Tot- bzw. Toxoidimpfstoffen oder aber gentechnisch hergestellten Impfstoffen (Poliomyelitis inaktiviert, Hepatitis A, Hepatitis B, Frühsommermeningoenzephalitis [FSME], Influenza, Fleckfieber, Typhus inaktiviert, Diphtherie, Cholera inaktiviert, Tetanus) keine Spenderückstellung, wenn der Geimpfte ohne klinische Symptome und bei Wohlbefinden ist. Nach akuten Infektionskrankheiten gilt eine generelle Rückstellung von der Blutspende von mindestens 4 Wochen nach Abklingen der Symptome (160, 161).
Einer speziellen Betrachtung bedürfen deshalb im Folgenden vor allem die in ➤ Tab. 16.7 aufgeführten Viren, die auch unter den genannten Ausschlusskriterien entweder per se oder aus anderen Gründen transfusionsmedizinisch relevant bleiben.

Parvoviren. Die Parvoviren sind DNS-Viren und zählen zu den kleinsten bekannten Viren überhaupt. Nur eine Art des Parvovirus B19 ist menschenpathogen, wird deshalb auch humanes Parvovirus (HPV) genannt und ist der Erreger des normalerweise harmlosen, bei Kindern epidemisch auftretenden Erythema infectiosum, der Ringelröteln. Es vermehrt sich im Knochenmark in Erythrozytenvorstufen, die dabei zugrunde gehen. Dadurch wird die Erythrozytenneubildung beeinträchtigt. Die Durchseuchung ist mit 25,3 % in unserer Bevölkerung nicht sonderlich hoch, sodass keine durchgreifende Immunität der Population besteht (125, 126). Da die Erkrankung in der großen Mehrzahl der Fälle bei sonst Gesunden asymptomatisch und inapparent verläuft, und wegen des

Tab. 16.7 Transfusionsmedizinisch relevante Viren

Familie	Gattung	Art
DNS-Viren		
Parvoviridae	Parvovirus	Humanes Parvovirus
Herpesviridae	Alphaherpesvirus	Herpes-simplex-Viren Varicella-Zoster-Virus
	Betaherpesvirus	Zytomegalievirus
	Gammaherpesvirus	Epstein-Barr-Virus
Hepadnaviridae	Orthohepadnavirus	Hepatitis-B-Virus
RNS-Viren		
Picornaviridae	Enterovirus	Hepatitis-A-Virus
Retroviridae	Oncovirinae	HTLV I und II
	Lentivirinae	HIV 1 und 2
Togaviridae	Flavivirus	Hepatitis-C-Virus West-Nil-Virus
Hepeviridae	Orthohepevirus	Hepatitis-E-Virus
?	?	Hepatitis-Delta-Virus
?	?	Non-A-Non-B-Non-C-Hepatitisviren

geringen Durchseuchungsgrades auch Erwachsene betroffen sein können, kann der Erreger, trotz an sich nur kurzer Virämie, in Blutkonserven gelangen und durch sie übertragen werden. Auch virusinaktiviertes Plasma ist nicht sicher! Gleiches galt für Gerinnungsfaktorenkonzentrate (125, 126, 130). Diese sind zwischenzeitlich sicherer geworden, da sie heute bei der Herstellung zwei unterschiedlichen virusreduzierenden Verfahren unterworfen werden müssen.

Unter normalen Umständen ist die Übertragung dieser Viren wohl unbedenklich. Werden solche Blutprodukte allerdings an Patienten mit Sichelzellanämie oder anderen hämolytischen Anämien verabfolgt, die eine stark verkürzte mittlere Erythrozytenlebensdauer haben, kann es in der Folge durch den spezifischen zytotoxischen Effekt des Erregers auf die Zellen der Erythropoese zu aplastischen Krisen kommen. Negative Folgen für Knochenmarktransplantate sind bislang zwar nicht beschrieben, aber sicher zu diskutieren. Fehlbildungen der Frucht und Spontanaborte sind bekannt (6, 224).

Eine routinemäßige Testung aller Blutspender ist nicht vorgesehen. Ein Teil der Virusträger ist aber beim HBsAg-Nachweis falsch positiv, was möglicherweise bislang durch den deshalb erfolgten Ausschluss der Betroffenen von der Blutspende größere Transfusionskomplikationen durch diese Viren verhindert hat (125). Es könnte durchaus sinnvoll sein, gefährdeten Patientengruppen nur von negativ getesteten Spendern gewonnene Konserven zu verabfolgen. Allogene Stammzellpräparate aus Nabelschnurblut werden nur bei Parvovirus-B19-Negativität eingelagert

Herpesviren. Die Familie der Herpesviren umfasst mehrere hundert Virusarten, von denen bislang nur 5 als primär menschenpathogen bekannt sind. Sie verteilen sich über 3 Gattungen dieser Virusfamilie.

Herpes-simplex- und Varicella-Zoster-Viren. Eine Übertragung dieser beiden Viren, die zur Gattung der Alphaherpesviren gehören und als Erreger des Herpes simplex bzw. der Windpocken bekannt sind, durch Bluttransfusionen ist bislang nicht beschrieben.

Dies liegt daran, dass die Erstinfektionen – und nur bei diesen tritt eine Virämie auf – gewöhnlich in der Kindheit durchgemacht werden und eine bleibende Immunität hinterlassen. Die nach Abklingen der akuten Infektion im Nervensystem persistierenden Viren, die für die lokalen Rezidive verantwortlich sind, gelangen dagegen unter normalen Umständen nicht mehr ins Blut (125, 126).

Zytomegalieviren. Das zur Gattung der Betaherpesviren gehörende Zytomegalievirus findet sich zellassoziiert, aber auch frei, in Plasma und anderen Körperflüssigkeiten. Es hat einen direkten zytopathischen Effekt auf die von ihm befallenen Zellen und kann zur Neutropenie und zur Beeinträchtigung der zellulären Immunität gegen bakterielle, Pilz- und Protozoeninfektionen führen. Bei gesunden Menschen verlaufen CMV-Infektionen in der Regel inapparent. Das Vorhandensein von CMV-Antikörpern spricht nicht unbedingt für Immunität. Die Erkrankung kann reaktiviert werden, und Neuinfektionen sind nicht ungewöhnlich, wobei sie allerdings bei Antikörperträgern noch blander verlaufen als die Erstinfektion. Die Durchseuchung unserer Bevölkerung ist hoch und liegt bei 50 % (125, 126).

Antikörperträger mit latent vorhandenen Viren können andere durch Sexualkontakt, Stillen, transplazentar und via Bluttransfusion infizieren. Dabei sind zellhaltige Konzentrate, besonders Granulozytenkonzentrate, erheblich gefährlicher als Plasmakonzentrate, frische Konserven erheblich gefährlicher als länger gelagerte. Mindestens 12 % aller Blutkonserven sind derart CMV-verseucht, dass die Infektion mit Sicherheit an CMV-negative Individuen weitergegeben wird (195). Grundsätzlich ist die einzige Möglichkeit, die CMV-Infektion sicher nicht zu übertragen, die Transfusion CMV-negativer Konserven.

Die ausschließliche Transfusion CMV-negativer Konserven ist in unserer Population praktisch undurchführbar, da mindestens 50 % der Bevölkerung und damit auch der Blutspender CMV-verseucht sind. Ein Ausschluss dieser Gruppe von der Spende ist deshalb vor dem Hintergrund des riesigen Spenderverlusts nicht tragbar, aber in der Regel auch gar nicht erforderlich, da ja die gleiche Durchseuchungsrate bei den Konservenempfängern vorliegt, und zudem die Infektion bei nicht immunkompromittierten Empfängern in der großen Mehrzahl harmlos ist und inapparent verläuft.

Kommt es jedoch zu Beeinträchtigungen des immunologischen Apparats, können Transfusionen, insbesondere Massivtransfusionen, die ihrerseits das Immunsystem zusätzlich schwer kompromittieren, aber auch gewöhnliche Transfusionen und Thrombozytenkonzentrate sehr häufig Ursache einer erhöhten Infektionsinzidenz mit einer hohen Rate klinisch manifester Erkrankungen sein. Das gilt beim Zytomegalievirus sowohl für die Primärinfektion als auch für die Reaktivierung der im Körper oft jahrelang latent verweilenden Viren. Zur Risikogruppe gehören immunsupprimierte Organempfänger, Knochenmarktransplantierte, zytostatisch behandelte Tumor- und Leukämiepatienten, Patienten mit Immundefekten, Früh- und Neugeborene, alle Kinder nach offenen Herz- und Gefäßoperationen sowie Schwangere, da das Virus in 30–40 % der Fälle transplazentar in die Frucht eindringt und in immerhin 5–10 % der Fälle zu schweren Schädigungen des Feten wie Hörverlust, Chorioretinitis und mentaler Retardation führt. Ebenfalls gefährdet sind Patienten nach posttraumatischer Milzentfernung, sofern sie Massivtransfusionen erhalten.

Für diese Risikogruppe sollten größere Blutbanken über eine Spenderkartei von Seronegativen verfügen. Der Natur der Sache nach ist diese freilich klein und wird nie zur vollen Versorgung der gesamten Risikogruppe ausreichen, einmal abgesehen davon, dass bei Organempfängern die Infektion häufig bereits durch das Organ übertragen ist (195).

Neben der gezielten Spenderauswahl kann aber das Infektionsrisiko auch durch die Gabe gefrorener bzw. gefilterter, leukozytendepletierter, an sich seropositiver Erythrozytenkonzentrate deutlich reduziert werden, da die Viruskontamination der Konserve beim Zytomegalievirus wesentlich an das Vorhandensein kernhaltiger Zellen gebunden zu sein scheint (106, 107). Dagegen ist unbekannt und umstritten, inwieweit eine Bestrahlung von Blutprodukten das Risiko der CMV-Übertragung herabsetzt. Als nach wie vor experimentelle Methoden zur Verhütung einer transfusionsinduzierten CMV-Übertragung bei Risikopatienten sind die Gabe von Anti-CMV-Immunglobulin und die aktive Immunisierung anzusehen (125, 126).

Epstein-Barr-Viren. Das Epstein-Barr-Virus aus der Gattung der Gammaherpesviren, der Erreger der infektiösen Mononukleose, ist ebenfalls in der gesamten Weltbevölkerung weitverbreitet. Die Durchseuchungsrate unserer Population liegt bei nahezu 90 %. Die Infektion verläuft meist inapparent. Antikörperträger haben latent Viren in ihren B-Lymphozyten. Die Antikörper sind meist neutralisierend. Deshalb ist das Risiko der Übertragung einer EBV-Infektion auf einen Nichtinfizierten durch Bluttransfusion relativ gering, da die neutralisierenden Antikörper in der Zirkulation des Empfängers länger persistieren als die EBVhaltigen Lymphozyten (82, 125, 126).

McMonigal und Mitarbeiter berichten über 800 Transfundierte; von diesen waren dem Bevölkerungsdurchschnitt entsprechend nur 10 %, also 80, EBV-negativ. Nur 5 % von diesen 80, also 4, entwickelten nach Transfusion EBV-Antikörper. Keiner erkrankte klinisch manifest. Bei Verwendung von Frischblut oder Thrombozytenkonzentraten ist die Infektionsrate aber wahrscheinlich doch etwas höher. Eine posttransfusionelle Mononukleose ist allerdings ein seltenes Ereignis (118).

Es wird immer wieder diskutiert, dass bei schwer immunsupprimierten EBV-negativen Patienten, z. B. bei Knochenmarktransplantierten, posttransfusionelle EBV-Infektionen die Entstehung von Lymphomen begünstigen könnten. Möglicherweise können hier, aufgrund der T-Lymphozytensuppression, die mit dem Virus infizierten B-Zellen die passiv mitübertragenen neutralisierenden Antikörper überleben und proliferieren. Man sollte deshalb bemüht sein, schwer immunsupprimierte Patienten mit EBV-negativen Konserven zu versorgen, was aber extrem schwierig zu leisten ist.

Hepatitisviren. Bei den durch Bluttransfusionen übertragenen Infektionen steht nach wie vor die posttransfusionelle Virushepatitis ganz im Vordergrund.

Das Erregerspektrum ist bunt. So ist das Hepatitis-B-Virus aus der Familie der Hepadnaviren ein DNS-Virus, das Hepatitis-A-Virus dagegen gehört zur Familie der Picornaviren, hier dann zur Gattung der Enteroviren und ist ein RNS-Virus. Auch das Hepatitis-Delta-Virus ist ein RNS-Virus, dessen Familien- und Gattungszugehörigkeit derzeit unklar ist. Ebenfalls ein RNS-Virus aus der Familie der Togaviridae ist das Hepatitis-C-Virus. Jüngst findet ein weiteres RNS-Virus, das Hepatitis-E-Virus aus der Familie der Hepeviridae, zunehmende Beachtung. Die viralen Erreger der Non-A-Non-B-Non-C-Hepatitiden sind weiterhin unbekannt. Wir konnten kürzlich die Übertragung des Hepatitis-G-Virus durch Bluttransfusion beobachten.

Dieser unterschiedlichen Erregerbiologie entsprechend, unterscheiden sich denn auch die verschiedenen Formen der Hepatitis hinsichtlich Inkubationszeit, klinischem Verlauf und Langzeitprognose beträchtlich. Das einheitliche klinische Bild ist somit nur die allen Formen der Hepatitis gemeinsame, durch Virusbefall der Leberparenchymzellen bedingte, klinische Endstrecke unterschiedlicher Infektionen.

Hepatitis-A-Viren. Die durch diesen Erreger hervorgerufene, auch bei uns endemische Hepatitis A – die Durchseuchungszahlen sind wohl aufgrund verbesserter hygienischer Bedingungen deutlich rückläufig – hinterlässt keinen Trägerstatus und wird somit nur dann durch Transfusion übertragen, wenn die Konserve einem im frühen Inkubationsstadium der Krankheit befindlichen Spender entnommen wird, wo es eine 7–10 Tage dauernde Virämie gibt. In dieser Phase ist in der Regel die GPT erhöht. Wenn sie bei allen Blutspendern bestimmt wird, und alle Konserven nur dann freigegeben werden, wenn dieser Wert im Normbereich liegt, spielt die Hepatitis A in der Transfusionsmedizin kaum eine Rolle. Ihre Klinik unterscheidet sich wenig von der der Hepatitis B. Sie ist im Verlauf allerdings deutlich gutartiger und chronifiziert praktisch nie (96, 156).

Durch die in den Richtlinien bis vor Kurzem (160, 161, 162, 163) vorgeschriebene Transaminasenbestimmung wurde im Übrigen sicher auch ein Teil der an Hepatitis B und C sowie an den Non-A-Non-B-Non-C-Hepatitiden erkrankten Blutspender erfasst und von der Blutspende ausgeschlossen.

Hepatitis-B-Viren. Die Inkubationszeit der durch dieses DNS-Virus hervorgerufenen Hepatitis B ist mit 4–12 Wochen deutlich länger als die der Hepatitis A. Darauf folgt die akute Infektionsphase mit ikterischem bzw. auch anikterischem Verlauf, die zwischen 2–12 Wochen dauern kann. Die Leberzellschädigung beruht übrigens wahrscheinlich nicht auf einem primär zytopathischen Effekt des Virus, sondern auf einer spezifischen Immunreaktion des betroffenen Organismus, die sich gegen virusinduzierte Membranantigene wie HBs und HBc auf der Oberfläche der befallenen Hepatozyten richtet.

Während die Hepatitis A praktisch nie tödlich verläuft, kommt es bei der Hepatitis B in 0,5–1 % der Fälle zum Tod im akuten Leberversagen. Im Übrigen verläuft die Infektion aber auch in 80–90 % der Fälle gutartig mit vollständiger Heilung und völliger Elimination der Viren aus dem Organismus.

In 10 % der Fälle entwickelt sich eine chronische Verlaufsform mit im Organismus persistierenden Viren. Formal werden hier drei Formen unterschieden, die progredient verlaufende chronisch aggressive Hepatitis mit Virusvermehrung, die mit nur geringen Leberveränderungen einhergehende chronisch persistierende Hepatitis ohne Virusvermehrung und die gesunden Virusträger ohne klinische Symptome und nur minimalsten Leberveränderungen. Diese letzte Gruppe ist, besonders nach inapparentem Krankheitsverlauf, ein Problemkollektiv der Transfusionsmedizin. Noch gefährlicher sind die in der oft sehr langen Inkubationszeit befindlichen Spender, die von ihrer Erkrankung ebenfalls nichts wissen.

Der wichtigste Marker zur Diagnose der Hepatitis B ist das HBsAg, ein Hüllenprotein des Virus, das bereits in der Inkubationszeit, also oft schon Wochen vor Erkrankungsbeginn, mit EIA-Testen nachweisbar ist.

Da über 5–10 % der mit Hepatitis B Infizierten in den derzeit verfügbaren Testverfahren HBsAg-negativ sind, wird seit neuestem die zusätzliche Bestimmung des Anti-HBc empfohlen, denn es gibt keine Hepatitis B ohne diesen Antikörper. Es ist allerdings umstritten, ob nicht eher eine Verfeinerung der Nachweistechniken auf HBsAg anzustreben wäre. Keinesfalls kann die Testung auf Anti-HBc die HBsAg-Testung ersetzen, denn das HBsAg ist meist früher nachweisbar als das Anti-HBc. Man würde also durch Einführung des Anti-HBc-Tests und Abschaffung der HBsAg-Testung eine diagnostische Lücke schließen, um eine andere aufzustoßen. Durch die Kombination beider Testverfahren kann man aber ohne Zweifel die Hepatitissicherheit der Blutkonserven weiter erhöhen. Es bleibt anzumerken, dass nur 5 % der Hepatitis-B-Infizierten HBsAg-negativ bleiben. Unter freiwilligen Blutspendern beträgt die Durchseuchung mit Hepatitis B etwa 0,1 %. Auf 100.000 Blutspender hochgerechnet ist dann in etwa mit 100 mit Hepatitis-B-Viren infizierten Spendern zu rechnen. Davon sind maximal 5 HBsAg-negativ. Das Problem ist also eher klein. In den USA, wo vorzugsweise bezahlte Spender zur Blutspende kamen, waren diese Zahlen allerdings mit dem Faktor 10 zu multiplizieren, was verständlich macht, dass hier die Anti-HBc-Testung früher als in Deutschland eingeführt wurde (12, 181). Heute ist sie auch bei uns verpflichtend (157, 158).

Insgesamt ist seit der Einführung sensitiver Teste für das Hepatitis-B-Virus seine Übertragung durch Blutprodukte selten geworden. Dass die Transfusion gewaschener Erythrozytenkonzentrate das Restrisiko der Hepatitisübertragung wesentlich vermindert, ist unbewiesen. Jedenfalls sind auch Hepatitis-B-Übertragungen durch gewaschene Erythrozytenkonzentrate bekannt (166).

Ein gewisses Risiko der Übertragung des Hepatitis-B-Virus und anderer Viren bergen wohl unverändert fraktionierte Plasmaprodukte, so Gerinnungsfaktorenkonzentrate, weil sie aus einem von vielen Spendern gewonnenen Plasmapool hergestellt werden müssen.

Obwohl es mittlerweile gute Verfahren zur Virusinaktivierung in diesen Konzentraten gibt, so z. B. die kombinierte Behandlung mit Detergenzien und organischen Lösungsmitteln, die verlängerte Hitzebehandlung von Faktorenkonzentraten in Lösung und die auf 72 Stunden verlängerte Hitze- oder Dampfsterilisation lyophilisierter Präparationen, ist wahrscheinlich die nach wie vor beste Prophylaxe gegen die Hepatitis-B-Virus-Übertragung auf Hämophile die Impfung (125).

Das Risiko über Blut und Blutprodukte an einer Hepatitis B zu erkranken, wird derzeit auf 1:200.000 bis 1:320.000 geschätzt und ist damit wahrscheinlich geringer als das normale Erkrankungsrisiko, das mit 1:16.000 angenommen wird (18, 46, 70, 153). Die Einführung eines Tests auf Vorliegen des HBV-Genoms (HBV-NAT) dürfte dieses Risiko noch etwas verringern, wobei die bei HBV-Infektion oft sehr niedrigen Virustiter eine geringere Effektivität der HBV-NAT im Vergleich zur HIV- oder HCV-NAT zur Folge haben (89).

Hepatitis-Delta-Viren. Ein je nach geografischer Gegend sehr stark wechselnder Prozentsatz – in Süditalien bis 50 %, in Mittel- und Nordeuropa unter 1 % – von mit Hepatitis-B-Viren infizierten Personen ist auch von einem zweiten, erst Ende der 70er-Jahre in Italien entdeckten Hepatitisvirus befallen, dem Hepatitis-Delta-Virus. Es handelt sich bei diesem Erreger um ein möglicherweise defektes RNS-Virus, das für seine Replikation das Hepatitis-B-Virus benötigt und gleichzeitig seine Vermehrung beeinträchtigt. Es scheint Hepatitis-B-Infektionen zu aggravieren. Sein Kapsid besteht übrigens aus HBs-Antigen, also Hepatitis-B-Virus-kodiertem Material. Das Delta-Antigen kann entsprechend im Serum nur nach Behandlung mit Detergenzien, die seine HBsAg-Hülle beseitigen, nachgewiesen werden.

Die mögliche Übertragung des Hepatitis-Delta-Virus durch Blutprodukte wirft normalerweise keine zusätzlichen spenderdiagnostischen Probleme auf, da sie nach bisherigen Erkenntnissen an die Übertragung von HBsAg-positivem Serum gebunden zu sein scheint (125, 126, 156).

Hepatitis-C-Virus, Non-A-Non-B-Non-C-Hepatitisviren. Insgesamt war die Häufigkeit der Posttransfusionshepatitis aufgrund der eingesetzten Nachweismethoden auf Hepatitis-B zunächst auf 0,3–0,1 % zurückgegangen, wobei es sich dann fast ausschließlich um Non-A-Non-B-Hepatitiden handelte.

Das Vorliegen einer transfusionsinduzierten Non-A-Non-B-Hepatitis war immer dann zu diagnostizieren, wenn zwischen 2 und 26 Wochen nach Transfusion 2 konsekutiv abgenommene Blutproben einen zweifachen Anstieg der Transaminasenspiegel zeigten (217). Außerdem musste sicher sein, dass weder Hepatitis-A- noch Hepatitis-B-Viren, aber auch keine anderen Hepatitiserreger wie z. B. die Zytomegalie oder Epstein-Barr-Viren im Spiel waren. Diese insgesamt unbefriedigende Definition führte zu einer gewissen Unsicherheit in Bezug auf die Beurteilung der wahren Inzidenz posttransfusioneller Non-A-Non-B-Hepatitiden.

Es gab schon länger Hinweise dafür, dass mindestens 2 mit hoher Wahrscheinlichkeit virale Erreger der Non-A-Non-B-Hepatitis existierten (40). Der eine hat eine eher kurze Inkubationszeit von 2–6 Wochen, der andere eine erheblich längere von 10–12 Wochen. Eine Kreuzimmunität existiert nicht. Beide Erkrankungen verlaufen milder als die Hepatitis B, können aber im Gegensatz zur Hepatitis A zu schweren chronischen Lebererkrankungen Anlass geben, und immerhin 10 % dieser Patienten entwickeln Zirrhosen (2).

Da 0,1–0,3 % der Blutspender diese Viren übertragen können, kamen in der Bundesrepublik Deutschland bei 4 Millionen Blutspenden pro Jahr mindestens 4.000 Blutkonserven in Umlauf, über die eine Non-A-Non-B-Hepatitis weitergegeben werden konnte. Da rationale Nachweismethoden für die Erreger der Non-A-Non-B-Hepatitis fehlten, musste das Risiko ihrer Übertragung in Kauf genommen werden und stellte ein großes Transfusionsrisiko dar. Nun ist ein Togavirus als Erreger einer der Formen der Non-A-Non-B-Hepatitis, jetzt als Hepatitis C bezeichnet, identifiziert, und entsprechende Teste, der Anti-HCV-Antikörpertest und ein Test auf Vorliegen des

HCV-Genoms (NAT) beim Spender werden routinemäßig bei jeder Blutspende durchgeführt. Untersuchungen deuten darauf hin, dass mit Einführung dieser Teste das Risiko einer Posttransfusionshepatitis auf 0,01–0,03 % gefallen ist, also nur noch 1–3 von 10.000 Konserven als infektiös im Sinne der Übertragung einer, wie man jetzt sagen muss, Non-A-Non-B-Non-C-Hepatitis anzusehen sind (47, 135), was aber immer noch einem Risiko von maximal 1:10.000 entsprechen würde. Trotzdem ist dies natürlich eine entscheidende Verbesserung der Infektionssicherheit der Blutkonserven. Was die Hepatitis C betrifft, die immerhin bei 0,25 % der Infizierten zum Tod führt, in einem hohen Prozentsatz der Fälle chronifiziert und bei mindestens 15 % zu einem klinisch manifesten Leberfehler führt, liegt das Risiko der Übertragung durch Blut und Blutprodukte vor dem Hintergrund einer diagnostischen Lücke von 8 Wochen seit Einführung des Anti-HCV-Antikörpertests zwischen 1:100.000 und 1:330.000 und seit zusätzlicher Durchführung des HCV-NAT sogar nur noch bei 1:11.000.000 (47, 89).

Hepatitis-E-Viren. Das Hepatitis-E-Virus (HEV) wurde 1983 erstmals beschrieben. Die durch diesen Erreger hervorgerufene Hepatitis, die per definitionem zu den Non-A-Non-B-Non-C-Hepatitiden gehört, wurde zunächst für eine typische Reisekrankheit gehalten. Inzwischen zeigt sich jedoch, dass das HEV, ein nicht behülltes RNS-Virus mit derzeit 4 bekannten Genotypen, auch in Industrieländern endemisch ist. Autochtone Neuinfektionen kommen auch hierzulande vor. Die Übertragung der vor allem in Asien und Afrika anzutreffenden Genotypen 1 und 2 erfolgt oral über unreines Trinkwasser. Hierbei kommt es manchmal zu großen epidemischen Ausbrüchen. In den Industrienationen herrschen die Genotypen 3 und 4 vor, die überwiegend zu sporadisch auftretenden Infektionen führen. Hier scheinen ein zoonotischer Übertragungsweg über Schweinefleisch und gelegentlich eine Übertragung über Blutprodukte eine Rolle zu spielen (167). Die Mehrzahl der HEV-Infektionen verläuft inapparent. Es kommt jedoch bei 5–20 % der Infizierten zu Symptomen einer Hepatitis, und in seltenen Fällen (0,5–4 %) zu tödlichen Verläufen mit fulminanter Hepatitis. Von fulminanten Verläufen besonders bedroht sind vor allem beim Genotyp 1 Patienten mit vorbestehenden Lebererkrankungen sowie Schwangere, bei denen chronische Verläufe und Todesfälle vermehrt auftreten, bei den Genotypen 3 und 4 ebenfalls Patienten mit vorbestehenden Lebererkrankungen, Schwangere und Immunsupprimierte. Letzteres ist von besonderer Bedeutung, weil viele Empfänger von Blutprodukten immunsupprimierte Patienten sind. Derzeit müssen Blutspenden in Deutschland nicht auf HEV getestet werden. Nachdem aber jüngst Fälle von transfusionsassoziierten HEV-Infektionen mit schwerem Verlauf in Deutschland festgestellt wurden, kann sich dies jederzeit ändern (167).

West-Nil-Virus (WNV). Dieses neuropathogene Flavivirus, das zu den RNA-Viren gehört und erstmals 1937 im West-Nil-Distrikt der damals britischen Kolonie Uganda identifiziert wurde, ist, seit es 1999 in die USA eingeschleppt wurde, ins Gerede gekommen (182, 183). In der alten Welt war es vor allem im Osten Afrikas, im Nahen und Mittleren Osten, aber auch immer schon in Südeuropa verbreitet. Natürliches Reservoir dieses Virus sind Vögel. Über Mücken wird es auch auf den Menschen übertragen. In 80 % der Fälle verläuft die Infektion ohne jedes Symptom, bei 20 % der Infizierten tritt eine wenige Tage dauernde, von selbst abklingende grippeähnliche Erkrankung auf. Die Inkubationszeit beträgt 14 Tage, wobei 1–3 Tage nach erfolgtem Mückenstich eine bis 11 Tage dauernde Virämie auftritt. In dieser Zeit kann das Virus in Blutkonserven gelangen und dann natürlich bei Transfusionen übertragen werden.

Dies ist normalerweise völlig unproblematisch, da die meisten Infektionen inapparent oder leicht verlaufen. Allerdings kann die Erkrankung bei älteren und immusupprimierten Personen – ein Personenkreis, der im Rahmen moderner Medizin sehr viel Blut und Blutprodukte erhält – schwere Meningitiden und Enzephalitiden hervorrufen. Dann kann die Letalität 4–14 % betragen. Bei

Überlebenden kann es zu bleibenden Schäden kommen. Da die Krankheit vor allem in den Sommermonaten, wenn es viele Mücken gibt, epidemisch auftritt, und dann viele Blutkonserven infiziert sein können, stellt sie für diesen Patientenkreis ein erhebliches Risiko dar. Für New York betrug während der Epidemie im Jahre 1999 das maximal geschätzte Risiko der Übertragung durch Blut und Blutprodukte 2,4:10.000.
Da sich die Erkrankung zwischenzeitlich rasant über die ganzen Vereinigten Staaten ausgebreitet hat und serologische Teste in der Phase der Virämie noch negativ sind – Positivität tritt erst nach Einsetzen der Krankheitssymptome auf –, wurde in Nordamerika ein Test auf WNV-Genom (WNV-NAT) entwickelt, der seit 2003 für das Blutspenderscreening zur Verfügung steht.
Zum Schutz der Transfusionsempfänger werden seit Herbst 2003 auch bei uns Menschen, die sich in der Mückensaison in Nordamerika aufgehalten haben, für 4 Wochen von der Blutspende zurückgestellt (17, 33, 34, 150, 229). Diese Spenderrückstellung ist zwischenzeitlich auf die Mittelmeerländer und Afrika ausgedehnt. Eine NAT-Testung wird auch bei uns eingeführt.

Retroviren. In die Familie der Retroviren werden alle Viren mit einer während ihres Vermehrungszyklus vorkommenden Rückwärtstranskription (RNS-abhängige DNS-Synthese) eingeordnet. Viele Retroviren besitzen im Tierexperiment ein onkogenes, krebserzeugendes Potenzial. So wurde das erste Virus dieser Familie 1908 als ein bei Hühnern krebserzeugender Erreger entdeckt. Die Retroviren sind RNS-Viren, ihre genetische Information ist in Form einzelsträngiger RNS im zylindrischen Viruskern angeordnet. Dieses Virusgenom besteht aus zwei ssRNS-Stücken von Pluspolarität. Nach erfolgter Infektion der Wirtszelle können sie diese RNS und damit ihre Erbinformation über ein im Virion vorhandenes Enzym, die reverse Transkriptase in eine komplementäre DNS umschreiben. Diese Virus-DNS, auch Provirus genannt, wird zur dsDNS vervollständigt, ins Genom der Wirtszelle, gleichsam als neues Gen, integriert und synchron mit der Wirtszellen-DNS vermehrt. Die erneute Transkription zur Plusstrang-RNS führt zur Bildung der Genom-RNS der Virusnachkommenschaft und viraler Messenger-RNS, über die virale Proteine zum Aufbau des Glykolipidmantels, der als envelope den Viruskern, den core, umgibt, synthetisiert werden. Der Name Retroviren leitet sich vom spezifischen Enzym, der reversen Transkriptase ab (96).
Die Familie der Retroviren besteht aus drei Gattungen, den Spumavirinae, deren Arten offensichtlich ausschließlich tierpathogen sind, und den Oncovirinae sowie den Lentivirinae, unter deren Arten sich auch menschenpathogene Erreger befinden.
Oncovirinae. Zu dieser Gattung gehören die HTLV-I- und die HTLV-II-Viren, die offensichtlich beim Menschen T-Zellmalignome hervorrufen können. Während das HTLV-II-Virus bislang nur einmal bei einem Patienten mit Haarzell-Leukämie isoliert wurde, sind die HTLV-I-Viren in der menschlichen Population weitverbreitet. Eine hohe Durchseuchung weist die Bevölkerung Südwestjapans, der südöstlichen Teile der USA, Südamerikas, Afrikas und Süditaliens auf (125, 126). Die Virusträger scheinen allerdings nur selten tatsächlich ein T-Zellmalignom zu entwickeln. Immerhin weisen viele Patienten mit akuter T-Zell-Leukämie auf der japanischen Insel Kiushu, die zu den Endemiegebieten zählt, HTLV-I-Antikörper auf (105). Trotzdem sind auch in den Endemiegebieten mit der Virusinfektion assoziierte Leukämien eher selten – das Lebenszeitrisiko von Antikörperträgern wird auf 1:80 geschätzt –, und die Latenzzeit von Infektion bis zum Auftreten von Leukämien ist wohl länger als 20 Jahre (19).
Obwohl das HTLV-I-Virus hauptsächlich durch sexuelle Kontakte und von der Mutter auf den Feten weitergegeben wird, kommt es in den Endemiegebieten immer wieder zur Übertragung durch zelluläre Elemente in Bluttransfusionen. Von 85 untersuchten Empfängern, die Blut von HTLV-I-Antikörperträgern erhalten hatten, entwickelten 53 3–6 Wochen nach Transfusion

spezifische Antikörper. Außerdem war es möglich, von einigen dieser antikörperpositiven Empfänger Zellen zu klonieren, die für die akute T-Zell-Leukämie spezifische Antigene trugen (140). Obwohl die Epidemiologie der im Erwachsenenalter durch Transfusion erworbenen Infektion unbekannt ist, scheint es, jedenfalls in Endemiegebieten, wo die Transfusion zum Leukämierisiko in der Bevölkerung beitragen könnte, sinnvoll, Blutspender auf HTLV-I-Antikörper zu testen, wie dies in Japan und den USA geschieht, wobei die verwendeten Teste offensichtlich auch einen hohen Prozentsatz der HTLV-II-Positiven miterfassen (125, 126). Das Restrisiko der Übertragung durch Bluttransfusionen wird nach Einführung der Teste auf 1:50.000 geschätzt (46), in nichtendemischen Gebieten der USA auf 1:641.000 (173).

Lentivirinae. Dieser Gattung der Retroviren gehören die **HI-Viren (HIV)** an, das erstmals von Montagnier 1983 beschriebene HIV-1 und das später entdeckte HIV-2 (37, 128). Im Jahr 2008 erhielt Luc Montagnier gemeinsam mit seiner Mitarbeiterin Françoise Barré-Sinoussi für diese Entdeckung den Nobelpreis für Medizin. Im Gegensatz zu den HTLV-I- und -II-Viren, die offensichtlich einen proliferativen Effekt auf die von ihnen befallenen Zellen ausüben, führen die sich schnell replizierenden HI-Viren zum raschen Absterben der Wirtszellen (65).

Das HIV-1 und das HIV-2 sind, was ihre Core- oder Kernproteine anbelangt, offensichtlich sehr ähnlich, unterscheiden sich aber hinsichtlich eines Teils ihrer Hüll- oder Envelopeproteine. Entsprechend wird über einen gegen HIV-1-Antikörper gerichteten Test auch ein Teil, aber eben nur ein Teil der HIV-2-Antikörper miterfasst werden können. Zwischenzeitlich existieren Kombinationsteste.

Die pathogene Dynamik beider Viren scheint unterschiedlich. Nach bisherigen Erkenntnissen verstreicht bei der HIV-2-Infektion mit 15 bis 20 Jahren bedeutend mehr Zeit bis zum Auftreten von Aids als bei der HIV-1-Infektion mit 2–5 Jahren. Diese Zeit darf man übrigens nicht als Inkubationszeit bezeichnen, denn HIV-Infektion und Aids sind zwei Paar Stiefel. Aids tritt erst dann auf, wenn die HI-Viren ganze Arbeit geleistet haben.

Die Inkubationszeit der eigentlichen HIV-Infektion schwankt zwischen wenigen Tagen und einigen Wochen. In einigen Fällen verstreichen sogar 6 Monate, bis die Antikörper nachweisbar sind (155). Die Infektion selbst, die die T-Helferzellen, die Makrophagen und die Gliazellen des Nervensystems betrifft, verläuft in der großen Mehrzahl der Fälle klinisch inapparent. Gelegentlich können zu Beginn Fieber, Pharyngitis, ein mononukleoseartiges Exanthem, nuchale und zervikale Lymphknotenschwellungen sowie, sehr selten, eine Hepatosplenomegalie auftreten. Im Verlauf der Infektion kann es zu einer aseptischen Meningitis, aber auch zur subakuten Enzephalitis kommen, die bei 90 % der Patienten autoptisch nachgewiesen wird. Meist treten aber keine klinisch manifesten Erscheinungen auf. Schon in den 60er-Jahren fielen in Südafrika aus zentralafrikanischen Ländern stammende Wanderarbeiter auf, die offensichtlich ein zusammengebrochenes Immunsystem hatten, ein Kaposi-Sarkom aufwiesen und atypische Mykobakterieninfektionen neben Soor und anderen opportunistischen Infekten zeigten. Sie galten damals als wenig infektiöse Langzeitpatienten mit schlechter Prognose. Nach heutigen Erkenntnissen müssen sie an HIV-Infektionen gelitten haben. Der Ursprung der Krankheit liegt also vielleicht tatsächlich in Zentralafrika, wo mittlerweile grüne Meerkatzen als äußerlich gesunde Träger eines den menschenpathogenen HI-Viren sehr nah verwandten Retrovirus der Lentivirensubgruppe erkannt wurden. Ob und wann dieses Virus auf den Menschen übergegangen ist oder ob ähnliche Viren schon immer in der humanen Population verbreitet waren, ist diskussionsoffen. Jedenfalls wurden ähnliche Erkrankungen erstmals 1978 in den USA beobachtet, wobei sich der mögliche Infektionsweg nach Haiti zurückverfolgen ließ, wohin der Erreger eventuell aus Afrika eingeschleppt worden war (24, 93). Als Erreger wurde schließlich im Institut Pasteur in Paris von Montagnier das HIV-1 erkannt, später das HIV-2 (37, 128).

Anhand mathematischer Modelle über das zeitlich gestaffelte Entstehen molekularbiologisch identifizierter Varianten des HIV-Genoms wird der mögliche Übergang von HIV auf den Menschen inzwischen weiter zurückdatiert als je zuvor, nämlich auf etwa 1908 (221). Das extrem lange Intervall zwischen dem vermuteten erstmaligen Übertritt von HIV auf den Menschen und seiner Enttarnung durch das Auftreten von Erkrankungen in entwickelten Ländern macht deutlich, wie lange sich ein neues transfusionsrelevantes, pathogenes Agens ausbreiten und an die humane Population anpassen kann, ehe es entdeckt wird. Nichts belegt zweifelsfreier, dass weiterhin jederzeit mit dem Auftreten eines solchen neuen Erregers (HIV-ähnliches Agens) gerechnet werden muss. Diese Überlegung erheischt zwingend auch künftig die strenge Indikationsstellung vor jeder Hämotherapie, den unbedingten Vorrang nicht gepoolter Blutkomponenten vor gepoolten Alternativen und die Beibehaltung autologer Hämotherapieverfahren. Für den Vergleich zwischen Einzelspender- und Pool-Thrombozyten hat Vamvakas eindrucksvoll berechnet, welche Risikoerhöhung von gepoolten Präparaten im Falle des Neuauftretens eines HIV-ähnlichen Agens ausgeht (84, 205, 206, 231.).

Was ist nun Aids und wie kommt es dazu? Hier muss man sich klar machen, welche Stellung die T-Helferzelle, die spezifisch von den HI-Viren befallen wird, in der Immunabwehr einnimmt.

Dringen Fremdantigene – Bakterien, Viren, Pilze, Protozoen – in den menschlichen Organismus ein, kommen sie zunächst in Kontakt mit Makrophagen und Granulozyten, werden von diesen aufgenommen, gewissermaßen aufpräpariert und aufbereitet. Liegen ihre antigenen Strukturen frei, präsentieren die Makrophagen über ihre HLA-DR-Antigene diese an die T-Helferzellen. Diese werden dadurch stimuliert und aktivieren über Lymphokine B-Zellklone mit einem dem Antigen entsprechenden Rezeptor. Aus diesen spezifischen B-Zellklonen gehen Plasmazellen hervor, die dann antigenspezifische Antikörper produzieren und auf diese Weise die eingedrungenen pathogenen Agenzien abwehren. Die gleichzeitige Aktivierung von T-Killerzellen dient der Abwehr von Virusinfektionen, da die so in Aktion gesetzten spezifischen Killerzellen virusbefallene körpereigene Zellen im direkten Angriff lysieren können. Über die gleichzeitige Aktivierung von Suppressorzellen wird eine überschießende Immunantwort verhindert und damit autoaggressiven Prozessen vorgebeugt. Dass alle diese Immunzellkooperationen der HLA-Restriktion unterliegen, also nur zwischen Zellen gelingen, die mindestens bezüglich eines HLA-Genkomplexes identisch sind, versteht sich von selbst.

Dringen nun HI-Viren, egal ob Typ 1 oder Typ 2, in den Organismus ein, werden nicht etwa Nasenschleimhautzellen oder, wie bei Hepatitisviren, Leberparenchymzellen befallen, sondern die im Zentrum der Immunabwehr stehenden T-Helferzellen selbst. Die virusbefallenen T-Helferzellen gehen an der Virusreproduktion zugrunde. Die Zahl der Helferzellen nimmt ab. Gleichzeitig laufen aber natürlich die zuvor beschriebenen Immunmechanismen ab und es entstehen z. B. gegen virusbefallene T-Helferzellen gerichtete Killerzellen, die die Zerstörung des Helferzellkompartiments im Rahmen eines lymphozytären Bürgerkriegs begünstigen. Nach neuesten Erkenntnissen ist diese interlymphozytäre Auseinandersetzung möglicherweise sogar der entscheidende Mechanismus bei der Erledigung des T-Helferzellkompartiments. Es scheint so zu sein, dass die Viren sich vorzugsweise in den Makrophagen vermehren, während nur eine von 10.000–20.000 Helferzellen befallen ist. Die aus den befallenen Zellen ausgeschleusten Viren lagern sich an die CD4-Rezeptoren der T-Helferzellen an, werden von Antikörpern beladen und neutralisiert. Die spezifisch aktivierten Killerzellen aber behandeln solche, an sich gesunde Helferzellen, genauso wie virusbefallene Zellen und töten sie ab, was den Untergang des Helferzellkompartiments beschleunigt. Sollte sich dieses Postulat in der Zukunft als richtig erweisen, wäre die Entwicklung eines Impfstoffs gegen die Erkrankung schwierig, wenn nicht unmöglich, da die über die Impfung erzeugten Antikörper im Falle des Viruskontakts die Infektion nicht nur nicht unterbinden, sondern möglicherweise sogar begünstigen würden.

Ist das Helferzellkompartiment unter eine bestimmte kritische Größe abgefallen, ist der Organismus nicht mehr in der Lage, die permanent in ihn eindringenden Fremdantigene abzuwehren. Kein Organismus ist ja jemals wirklich frei von Ansteckung. Er befindet sich vielmehr in einer ständigen Auseinandersetzung mit von außen in ihn eindringenden pathogenen Agenzien und bleibt nur gesund, solange er ein Gleichgewicht mit seiner für ihn pathogenen Umwelt aufrechterhalten kann. Und dies gelingt eben nur bei intaktem Immunsystem, und das wiederum setzt eine bestimmte Größe des Helferzellkompartiments voraus. Ist dies nicht mehr gewährleistet, treten opportunistische Infektionen, aber auch maligne Erkrankungen auf, denn auch permanent aus verschiedensten Ursachen im Organismus entstehende Tumorzellen werden wahrscheinlich über das intakte Immunsystem, im Wesentlichen vermutlich über durch T-Helferzellen spezifisch aktivierte Killerzellen unter Kontrolle gehalten.

Aids, das erworbene Immundefektsyndrom, definiert als manifest dekompensierter Immundefekt mit opportunistischen Erkrankungen, ist also nichts anderes als die gemeinsame klinische Endstrecke verschiedener Retrolentivirusinfektionen, die über eine Zerstörung der zentralen Schaltstelle der Immunabwehr, über eine Zerstörung des T-Helferzellkompartiments, den Organismus unfähig machen, opportunistischen Erkrankungen zu widerstehen. Unter opportunistischen Erkrankungen versteht man zunächst Infektionen, die bei immungeschwächten Patienten auftreten, weil die Erreger ein opportunistisches Verhalten zeigen, indem sie sich die Abwehrschwäche des Organismus zunutze machen. Diese Erreger können bei Personen mit intaktem Immunsystem keine schweren Erkrankungen hervorrufen.

So können z. B. Zwergfadenwürmer (Strongyloides stercoralis, Strongyloides fuelle borni), weltweit verbreitete Darmparasiten, mit denen die Umwelt massiv kontaminiert ist, da es auch freilebende Wurmformen gibt, die beim Gesunden nur bei massivem Befall schwerere Enteritiden und bei Lungenpassage der Larven katarrhalische Symptome auslösen, bei Aidspatienten Pneumonien hervorrufen oder disseminiert den gesamten Organismus einschließlich ZNS befallen.

Pneumocystis carinii, ein Protozoon aus der Klasse der Incerta, das in der Säugetierlunge latent parasitiert, kann schwere Pneumonien hervorrufen. Toxoplasma gondii aus der Klasse der Sporozoa kann ebenfalls schwere Pneumonien auslösen und das Zentralnervensystem befallen. Die auch aus dieser Protozoenklasse stammenden Erreger Isospora belli und Cryptosporidium, die beim immunkompetenten Menschen allenfalls selbstlimitierte, milde Durchfallerkrankungen auslösen, führen bei Aidspatienten zu schwersten Diarrhöen.

Von den auf der Erde vorkommenden 120.000 verschiedenen Pilzarten sind nur rund 100 menschenpathogen. Ihre Pathogenität ist allgemein gering. Bei Immunsupprimierten und dann natürlich auch bei Aidspatienten können sie aber schwerste Allgemeininfektionen mit diffusem Organ- und ZNS-Befall hervorrufen. Eine wichtige Rolle spielen hier Candida- und Aspergillenarten, Cryptococcus neoformans und Histoplasma capsulatum.

Die 41 verschiedenen Arten der atypischen Mykobakterien, also der Mykobakterien, die nicht zu den Tuberkulose- bzw. Leprabakterien gehören und für den gesunden Menschen praktisch apathogen sind, können bei Aidspatienten schwere disseminierte Infektionen hervorrufen.

Herpes-simplex-Viren können Schleimhäute, Lunge und Gastrointestinaltrakt befallen, aber auch disseminierte Infektionen auslösen. Zytomegalieviren rufen schwere gastrointestinale und pulmonale Infekte hervor und befallen das ZNS. JC-Viren, DNS-Viren aus der Familie der Papovaviridae, die latent lebenslänglich im Organismus persistieren, wobei der Durchseuchungsgrad bei uns immerhin 80 % beträgt, können eine progressive, multifokale Leukenzephalopathie verursachen.

Neben den opportunistischen Infektionen zählen auch bei Aidspatienten gehäuft auftretende Neoplasien, wie das Kaposi-Sarkom und Non-Hodgkin-Lymphome zu den opportunistischen

Tab. 16.8 Opportunistische Erkrankungen

1. Wurmerkrankungen	
Zwergfadenwürmer (Strongyloides)	Pneumonien, ZNS-Befall, disseminierter Befall
2. Protozoenerkrankungen	
Klasse Incerta:	
Pneumocystis carinii	Pneumonien
Klasse Sporozoa:	
Toxoplasma gondii	Pneumonien, ZNS-Befall
Isospora belli	Diarrhöen
Cryptosporidien	Diarrhöen
3. Pilzerkrankungen	
Candidaarten	Gastrointestinaltrakt, Bronchopneumonie, disseminierter Befall
Aspergillusarten	ZNS, disseminierter Befall
Cryptococcus neoformans	Pneumonien, ZNS, disseminierter Befall
Histoplasma capsulatum	disseminierter Befall
4. Bakterielle Erkrankungen	
Atypische Mykobakterien	disseminierter Befall
5. Viruserkrankungen	
Familie Herpesviren:	
Herpes-simplex-Virus	Schleimhäute, Lunge, Gastrointestinaltrakt, disseminierter Befall
Zytomegalie-Virus	Gastrointestinaltrakt, Lunge, ZNS
Familie Papovaviren:	
JC-Virus	progressive multifokale Leukenzephalopathie
6. Neoplasmen	
Kaposi-Sarkom	
Non-Hodgkin-Lymphome	

Erkrankungen. Eine Übersicht über die opportunistischen Erkrankungen entsprechend der WHO-Definition gibt die ➤ Tab. 16.8.

Neben den opportunistischen Erkrankungen sind Autoimmunphänomene aufgrund unkontrollierter polyklonaler B-Zellaktivierung und zentralnervöse wie periphere neurologische Manifestationen, z. T. durch die Viren selbst induziert, häufig. Dass man so etwas nicht lange überleben kann, ist einsichtig. Die mittlere Überlebenszeit nach Diagnosestellung beträgt 1 Jahr, nur jeder siebte Patient überlebt 5 Jahre. Mit heute verfügbaren Behandlungen lässt sich – je früher sie einsetzen, umso erfolreicher – die Zeit bis zum Ausbruch von Aids, aber auch die Überlebenszeit nach dessen Ausbruch verlängern. Für die meisten der weltweit mit HIV Infizierten stehen diese Behandlungen aus Kostengründen aber nicht zur Verfügung.

Die HI-Viren lassen sich in Speichel, Sperma und Blut von Virusträgern nachweisen. Damit liegt der Ausbreitungsweg von Mensch zu Mensch auf der Hand.

Ursprünglich hatte man angenommen, dass der Erreger vorzugsweise über homosexuelle Geschlechtspraktiken, die häufig Verletzungen und Blutkontakt nach sich ziehen, verbreitet würde und die weitgehende Enttabuisierung der Homosexualität zu einer verstärkten Ausbreitung eines an sich immer schon in der humanen Population vorhandenen Virusstamms geführt habe. Dies ist sicher nicht von der Hand zu weisen, wenn man bedenkt, dass in den Vereinigten Staaten die meisten Erkrankungsfälle in Städten mit großer Homosexuellenkonzentration wie New York und San Francisco registriert werden. Das gilt im Übrigen auch für die Bundesrepublik Deutschland, wo in Homosexuellenzentren wie München und Berlin eine deutlich höhere Erkrankungsrate beobachtet wird, als im übrigen Land. Die Homosexuellen stellen derzeit in den Industrieländern sicher das entscheidende Reservoir und die wesentliche Risikogruppe. Heute muss allerdings als gesichert gelten, dass die Viren auch über heterosexuellen Geschlechtsverkehr verbreitet werden können, was in Zentralafrika sogar die Regel zu sein scheint, da hier das Verhältnis infizierter Männer zu infizierten Frauen 1:1 beträgt.

In Schwarzafrika sind einige Millionen Menschen HIV-infiziert, und pro Million der Bevölkerung erkranken jährlich 550–1.000 Menschen an Aids. Insgesamt sind diese Zahlen wahrscheinlich sogar zu niedrig angesetzt. Möglicherweise bahnt sich hier eine gigantische Katastrophe an, zumal zwischenzeitlich auch in Lateinamerika und Süd- wie Südostasien die Zahl der Infizierten unter gleichzeitigem Eindringen des Virus in die heterosexuelle Bevölkerung die Millionengrenze überschritten hat (152, 153). Aber auch bei uns ist, wohl vorzugsweise über bisexuelle Männer, das Virus mittlerweile in die heterosexuelle Bevölkerung gelangt. Im Jahr 2003 waren immerhin 22 % der 1.700 neu gemeldeten HIV-Infizierten Frauen. Durch die seit der Jahrtausendwende wieder stetig ansteigenden Neuerkrankungszahlen bei homosexuellen Männern ist der relative Anteil der Frauen an den Neuerkrankten jetzt wieder rückläufig (168). Nach einer mehrjährigen Plateauphase ist seit 2012 ein Anstieg der HIV-Erstdiagnosen zu beobachten, wobei möglicherweise auch eine verstärkte Migration zu Buche schlägt. Dabei wurde mehr als die Hälfte der Neudiagnosen bei homosexuellen Männern festgestellt. Auch die Zahl der infizierten Frauen steigt wieder (169).

Ein weiterer Ausbreitungsweg ist der gegenseitige Austausch von Nadeln und Spritzen bei Drogenabhängigen. Mittlerweile sind 60 % der Drogenabhängigen in allen entwickelten Ländern HIV-positiv.

Von Bedeutung ist aber auch die Übertragung von der Mutter auf das Neugeborene in den ersten 3 Monaten in utero, durch natürlichen Blutkontakt bei der Entbindung und über die Muttermilch, hier durchaus auch über erst nach der Geburt infizierte Mütter, und dann natürlich die Übertragung durch Blut und Blutprodukte, die von Infizierten gewonnen wurden (156). Die ersten Berichte über die HIV-Übertragung durch Faktor-VIII-Konzentrate stammen aus dem Jahr 1982, der erste Fall einer transfusionsvermittelten HIV-Übertragung aus dem Jahr 1983 (5, 32).

Die epidemiologische Situation war und ist undurchsichtig, da insbesondere aus Ländern der Dritten Welt unzureichende Statistiken kommen. Die WHO bezifferte 1987 die Zahl der Aidsfälle auf 55.283 und lag damit sicher zu niedrig, da z. B. aus Zaire, wo nach inoffiziellen Schätzungen wöchentlich etwa 30 neue Fälle des Vollbilds von Aids auftraten, keine Zahlenangaben vorlagen. In den USA waren im Juli 1987 39.263 Aidsfälle registriert, in der Bundesrepublik Deutschland 1.138.

1986 waren in den USA von 22.369 Aidsfällen 509, in der Bundesrepublik Deutschland von 520 Fällen 29 transfusionsinduziert. Dies waren 2 bzw. 7 % der in diesen beiden Ländern damals registrierten Aidsfälle. Die meisten dieser Infektionen wurden gesetzt, bevor ab Januar 1985 ein HIV-Antikörpertest zur Verfügung stand. Dann war die Zahl der Infizierten deutlich gestiegen, wurde für 1992 in der Bundesrepublik Deutschland auf 55.000 geschätzt, zugleich war aber der Anteil der durch Bluttransfusionen Infizierten deutlich zurückgegangen.

Das Risiko einer HIV-Übertragung durch Transfusionen in der Bundesrepublik ist gering. Das relativ geringe Risiko ist natürlich wesentlich auf die seit Oktober 1985 vorgeschriebene Durchführung der HIV-Antikörperteste bei allen Blutspendern bei jeder Blutspende zurückzuführen. Das Risiko konnte zwischenzeitlich noch weiter vermindert werden, da es gelungen ist, die diagnostische Lücke zwischen Infektion und Auftreten der Antikörper, die bis zu 6 Monaten betragen kann, durch einen Antigennachweistest zu schließen. Seit Einführung eines Tests zum Nachweis des HIV-Genoms (HIV-NAT) ist das Risiko einer HI-Virus-Übertragung durch Blut und Blutprodukte auf etwa 1:4.300.000 gesunken (89).
Ebenfalls zur Risikominderung beigetragen hat sicher der Ausschluss der Risikogruppen von der Blutspende, der natürlich nie vollkommen sein kann, da er in der Mehrzahl der Fälle immer auf Befragung beruhen wird, und belogen werden kann man immer. Dasselbe gilt für den sogenannten freiwilligen Selbstausschluss, d. h. die anonyme Frage, ob der Spender seine Konserve zur Anwendung am Menschen freigibt oder nicht.
Zur Verminderung des HIV-Übertragungsrisikos sind grundsätzlich von der Spende auszuschließen

1. Aidskranke
2. HIV-positive Personen
3. Homosexuelle und bisexuelle Männer
4. Personen mit häufig wechselndem Geschlechtsverkehr
5. Drogensüchtige
6. Empfänger von Gerinnungsfaktorkonzentraten, soweit diese nicht einer wirksamen Virusinaktivierung unterzogen wurden
7. Empfänger von HIV-infiziertem Blut
8. Alle Intimpartner der vorgenannten Gruppen
9. Westafrikaner und deren Intimpartner (durch Anordnung des damaligen Bundesgesundheitsamts im April 1988, nachdem Mitte der 80erJahre des 20. Jahrhunderts auch 2 Fälle von HIV-2-Infektionen durch Bluttransfusionen auftraten und das HIV-2-Virus bislang in größerem Umfang nur in Westafrika gefunden wurde), Portugiesen, die sich in Westafrika aufgehalten haben (da in Europa das Virus vor allem in Portugal nachgewiesen wurde, wohl als Folge seiner jahrzehntelangen Kolonialkriege in Afrika), in jedem Fall ehemalige Guinea-Bissau und Angolakämpfer. Diese Vorschrift sollte auch nach Einführung des HIV-NAT in die Blutspendertestung strikt eingehalten werden.
10. Personen, die aus besonders belasteten Gebieten stammen – Subsahara-Afrika, Karibik, Südostasien, Südamerika – ebenso ihre Intimpartner, insbesondere die Sextouristen nach Thailand und den Philippinen.

Alles bisher Gesagte gilt natürlich nur vor dem Hintergrund der bisherigen Ausbreitung der Erkrankung. Über die Entwicklung der epidemiologischen Situation gibt es unterschiedliche Meinungen. Die Pessimisten gehen von einer Infektionsverdopplungszeit von einem Jahr aus. Dies hätte natürlich katastrophale Folgen.
Die Optimisten sehen das Problem kleiner. Sie führen das gegenwärtig rasante Ansteigen der Infiziertenzahl im Wesentlichen auf die verbesserte Testsituation zurück, die es erst jetzt erlaubt, die Infektion suffizient zu erkennen.
Die Wahrheit liegt vermutlich wie immer irgendwo in der Mitte. Es gab 1995 weltweit 13–15 Millionen Infizierte, wobei vor allem Subsahara-Afrika (8 Millionen), Süd- und Südostasien (bis zu 3 Millionen) und Lateinamerika (bis zu 2 Millionen) hohe Durchseuchungsraten aufwiesen. Es folgten Nordamerika (bis zu 1 Million), Westeuropa (bis zu 500.000), Nordafrika und der Mittlere Osten (100.000) sowie Australien (20.000, allerdings bei einer Einwohnerzahl in der Größenord-

nung von Großlondon). In Osteuropa, Zentralasien, Ostasien und im pazifischen Raum war das Problem mit circa insgesamt 100.000 Infizierten noch klein (153).
Nach Schätzungen der UNo war die Zahl der HIV-Infizierten schon 1999 auf 34 Millionen weltweit angestiegen. Besonders katastrophal stellte sich die Situation in Subsahara-Afrika mit nunmehr 25 Millionen Infizierten dar, gefolgt von Süd- und Südostasien mit immerhin fast 6 Millionen Infizierten. In Osteuropa, Zentralasien, Ostasien und im pazifischen Raum war die Zahl der Infizierten auf fast 1 Million, in Nordafrika und im Mittleren Osten auf immerhin 200.000 gestiegen, was einer Verdopplung entspricht. Dagegen waren die Zahlen in Nordamerika, Westeuropa und Australien konstant geblieben.
Der Anstieg scheint sich in den Jahren nach der Jahrtausendwende etwas verlangsamt zu haben. Ende 2002 lag die Gesamtzahl der weltweit Infizierten bei 38 Millionen. Dabei war die Zahl der Infizierten in Subsahara-Afrika (25 Millionen), Lateinamerika (2 Millionen), Nordamerika (1 Million), Europa (580.000) und Süd- und Südostasien (6,5 Millionen) weitgehend konstant, was aber besonders in den Drittweltländern auf unzureichende Erfassung zurückzuführen sein könnte. Deutliche Anstiege dagegen waren in Nordafrika und dem Mittleren Osten (480.000), Australien (32.000) und vor allem in Osteuropa und Zentralasien (2,3 Millionen) sowie in Ostasien und dem pazifischen Raum (ca. 1 Million) zu verzeichnen. Besonders problematisch ist, dass 10 Millionen Infizierte zwischen 15 und 24 Jahren waren. Ende 2008 bezifferte die WHO die Zahl der HIV-Infizierten auf etwa 33,4 Millionen.
In Deutschland lebten Ende des Jahres 2003 etwa 43.000 Infizierte: Davon waren 33.500 Männer, 9.500 Frauen und weniger als 400 Kinder. Etwa 600 Menschen starben an den Folgen ihrer HIV-Infektion. Die aktuelle Berichterstattung des Robert Koch-Instituts fokussiert auf Neuinfektionen, die Gesamtzahl der derzeit lebenden HIV-Infizierten ist nicht ganz klar (168).
Die Gesamtentwicklung bleibt vor dem Hintergrund der wohl tatsächlich katastrophalen Situation vor allem in den Drittweltländern abzuwarten. Es gibt Stimmen, die davon sprechen, dass die HIV-Infektion in Schwarzafrika mittlerweile schlimmer wüte als die Pest im mittelalterlichen Europa.
Gegenwärtig ist, jedenfalls in den Industrieländern, das Risiko einer Hepatitisübertragung durch Blut und Blutprodukte immer noch ganz erheblich höher als das der HIV-Übertragung, was freilich nicht zur Bagatellisierung des HIV-Risikos beitragen darf.
Es soll nochmals festgehalten werden, dass das Risiko der Infektionsübertragung durch Blut und Blutprodukte, das nach wie vor größte transfusionsmedizinische Risiko überhaupt ist. Die zusätzliche Möglichkeit der HIV-Übertragung hat dafür eigentlich nur das Bewusstsein geschärft.

16.6 Prionen

Prion ist eine Kurzbezeichnung für „proteinaceous infectious particles“: Prionen enthalten keine Nukleinsäuren, sondern nur Protein, sind gewissermaßen infektiöse Eiweißstoffe. Heute kann als gesichert gelten, dass Prionen Erreger verschiedener Krankheiten sind, die man früher als sogenannte „slow virus diseases“ zusammenfasste, sofern sie drei charakteristische Gemeinsamkeiten aufwiesen, nämlich erstens monate- bis jahrelange Inkubationszeit, zweitens langsam progredienter tödlicher Verlauf und drittens Spezies- und Organspezifität der Erkrankung. Bis auf die Speziesspezifität ist diese Definition auch heute noch brauchbar.
In diesen Formenkreis gehören die Kuru, die Creutzfeldt-Jakob-Erkrankung, die „Scrapie“ der Schafe und die „bovine spongioforme Enzephalopathie“ der Rinder, kurz BSE genannt. All diese Erkrankungen manifestieren sich durch Beeinträchtigung des ZNS.

Die Kuru ist eine progressive zerebellare Ataxie mit starkem Tremor und emotionalen Störungen, allerdings ohne Demenz, die in Papua-Neuguinea bei Menschen vorkam, die bei religiösen Riten rohes menschliches Gehirn verzehrt hatten. Sie führte nach Manifestation innerhalb weniger Monate zum Tode. Nach dem Verschwinden des Kannibalismus kommt sie praktisch nicht mehr vor. Sie hat pathologisch-anatomische Ähnlichkeiten mit der Creutzfeldt-Jakob-Erkrankung, einer gleichfalls stets tödlich endenden progressiven Demenz mit motorischen und sensorischen Störungen, die experimentell auf Versuchstiere übertragbar ist. Sie ist in der humanen Population weltweit verbreitet, und man schätzt die Zahl der Neuerkrankungen auf 1–2 Fälle auf 1 Million Menschen pro Jahr, wobei die meisten Neuerkrankungen in der Gruppe der 50- bis 60-Jährigen beobachtet werden. Gehäuftes Auftreten in Familien ist bekannt.

Seit man weiß, dass die Erkrankung durch Hypophysenhormone, Dura-mater- und Corneatransplantate von Mensch zu Mensch übertragen werden kann, sind Empfänger solcher Hormone und Transplantate, aber auch Personen, die an der Krankheit leiden oder in deren Familie Krankheitsfälle aufgetreten sind, von der Blutspende auf Dauer ausgeschlossen, da letztlich natürlich eine Übertragung durch Blut und Blutprodukte nicht mit letzter Sicherheit ausgeschlossen werden kann (108, 161).

Ein besonderes Problem wirft in jüngster Zeit die „bovine spongioforme Enzephalopathie“ auf, die durch Genuss infizierten Rindfleisches vor allem in Großbritannien, aber sicher auch anderswo, in die menschliche Population gelangt ist, wobei wegen der langen Inkubationszeit sicher noch nicht alle Infizierten manifest erkrankt sind. Vermutlich ist sie mit der Drehkrankheit der Schafe, der „Scrapie“, identisch, die als auf andere Spezies nicht übertragbar galt, und gelangte über Schaffleischbeimengungen zum Rindermastfutter zunächst in die Rinderpopulationen. Mit solchen Proteinbeimengungen zum Mastfutter hatte man in Großbritannien schon im Ersten Weltkrieg begonnen, um die Rindermast zum Zwecke der Fleischversorgung der kämpfenden Truppen effizienter zu gestalten.

Das Problem der weiteren Verbreitung in der menschlichen Population kann wohl durch die Vernichtung aller infizierten Rinderbestände gelöst werden. Das Problem für die Bluttransfusion aber dürfte uns wegen der langen Inkubationszeit noch Jahre erhalten bleiben, zumal bei der BSE als gesichert gelten kann – was allerdings auch bei den anderen prioneninduzierten Erkrankungen wahrscheinlich ist – nämlich, dass Lymphozyten ein zentrales Transportmedium von der Darmschleimhaut zum ZNS darstellen. Inwieweit die generelle Leukozytendepletion von Blutprodukten hier durchgreifend schützt, bleibt abzuwarten, da natürlich auch solche Präparationen niemals vollständig lymphozytenfrei sind. Auf jeden Fall ist sie ein Schritt in die richtige Richtung, da ein Ausschluss aller Menschen, die irgendwann Rindfleisch gegessen haben, von der Blutspende schlicht nicht möglich ist. Bis Ende 2009 geht man von einer tatsächlich eingetretenen Übertragung von Prionen durch transfundierte Blutkonserven bei insgesamt 4 Fällen in Großbritannien aus. Außerdem fanden sich in der Milz eines verstorbenen und autopsierten britischen Hämophilie-A-Patienten Prionen, die auch über Faktorenkonzentrate übertragen worden sein könnten. Außerhalb Großbritanniens sind keine Fälle einer Prionenübertragung von Mensch zu Mensch gesichert (80, 85, 144).

Am Beispiel der Prionenerkrankungen wird nochmals eindrucksvoll deutlich, was schon im Zusammenhang mit der HIV-Infektion gesagt wurde, dass das Risiko der Infektionsübertragung durch Blut und Blutprodukte uns wohl noch lange Zeit begleiten wird. Denn Blut ist mehr als eine rote Flüssigkeit, es ist ein menschliches Organ, und Bluttransfusion ist Organtransplantation. Der Mensch ist aber wie jedes Lebewesen dem antigenen Selektionsdruck unterworfen und wird nie frei von Erregern sein. Wenn wir glauben, durch den Ausschluss eines Erregers die Bluttransfusion sicherer gemacht zu haben, ist dies eben nur bedingt richtig, denn der nächste steht schon auf dem Plan. Es ist das Problem aller Wissenschaft: Je heller das Licht der Erkenntnis leuchtet, desto dunkler wird die Nacht, die uns umgibt.

17 Die Eigenbluttransfusion

Der Gedanke, einem Patienten sein eigenes Blut oder dessen Bestandteile zu übertragen, wurde erstmals 1818 von Blundell, dem Vater der modernen Transfusionsmedizin, geäußert (21). Angesichts der Risiken der Fremdbluttransfusion wurde, in den 90er-Jahren des vorigen Jahrhunderts insbesondere vor dem Hintergrund der HIV-Problematik, die Transfusion autologen Blutes erneut propagiert.

Grundsätzlich gibt es zwei Formen der autologen Transfusion, die Rücktransfusion intraoperativ in Körperhöhlen ausgetretenen Blutes und die Rücktransfusion von präoperativ gewonnenem und konserviertem Blut.

Eine Sonderform der Eigenbluttransfusion stellt die Hämodilution dar, die entwickelt wurde, um über extrakorporale Zirkulation bei kardiochirurgischen Eingriffen die Viskosität des Blutes zu senken. Durch Ersatz unmittelbar präoperativ entnommenen Blutes durch Plasmaexpander oder physiologische Kochsalzlösung zur Blutverdünnung steht frisches Eigenblut für eine intraoperative oder postoperative Transfusion zur Verfügung.

Die Retransfusion von intraoperativ in Körperhöhlen ausgetretenem Eigenblut erfolgt heute mit dem sogenannten „cell saver". Das Blut wird mittels Vakuum abgesaugt und in einem Reservoir (100 ml physiologische Kochsalzlösung + 3.000 IE Heparin pro 500 ml Blut) heparinisiert. In Abhängigkeit vom Hämatokrit werden 500–1.000 ml Blut über eine peristaltische Pumpe nach Vorfiltern in eine rotierende Zentrifugenglocke geleitet. Hämolytisches Plasma und Zelltrümmer werden in Abfallbeutel gedrückt, und das verbleibende Erythrozytensediment in physiologischer Kochsalzlösung gewaschen, um freies Hämoglobin, Heparin, Zelldetritus und andere Verunreinigungen weitgehend zu entfernen. Nach Resuspension in Kochsalzlösung oder Plasma werden die Erythrozyten über einen Transfusionsfilter retransfundiert. Die Qualität der Erythrozyten entspricht in etwa 15 Tage altem Konservenblut.

Die intraoperative autologe Transfusion kann in nahezu allen operativen Fächern eingesetzt werden, wobei zwischen 50 und 100 % Fremdblut eingespart werden kann. Problematisch ist sie bei großen Blutverlusten, wenn ein Erythrozyt mehrere Maschinenpassagen durchläuft. Kontraindiziert ist sie bei Sepsis, fäkaler Kontamination des Blutes und bei Kontakt des Blutes mit Tumorgewebe, da auch durch modernste Maschinen eine vollständige Entfernung von Tumorzellen nicht möglich ist.

Während der „cell saver" in die Hand des Anästhesisten oder Chirurgen gehört, ist die präoperative Bereitstellung von Eigenblut primär Aufgabe des Transfusionsmediziners.

Sie sollte, soweit seitens des Patienten keine Kontraindikationen bestehen, bei planbaren Eingriffen mit voraussehbarem Transfusionsbedarf grundsätzlich angestrebt werden. Als absolute Kontraindikation gelten behandlungsbedürftige Anämien als Folge einer Bildungs- oder Reifungsstörung der Erythrozyten sowie ausgeprägte Anämien bei Niereninsuffizienz, chronisch-entzündlichen Prozessen und Neoplasien. Im Übrigen ist abzuwägen, inwieweit der Allgemeinzustand des Patienten Blutspenden zulässt.

Pro Entnahme sollten nicht mehr als 10 % des gesamten Blutvolumens (bis 7 ml/kg Körpergewicht) entnommen und ein Hämoglobingehalt von 11 g/dl beziehungsweise ein Hämatokrit von 34 % nicht unterschritten werden. Flüssigkeitsersatz mit physiologischer Kochsalzlösung kann

Immunhämatologie und klinische Transfusionsmedizin. http://dx.doi.org/10.1016/B978-3-437-31681-4.00017-9

durchgeführt werden, ist aber in der Regel nicht notwendig. Bei Entnahme in relativ kurzen Abständen (4–7 Tage) kann Eisensubstitution notwendig werden. Im Übrigen gelten für die Eigenblutherstellung die in den Hämotherapierichtlinien niedergelegten Bestimmungen (3, 4, 157, 158, 159, 160, 161, 162, 163).

Da heute Blutkonserven bis zu 49 Tagen lagerungsfähig sind, ist es bei den meisten planbaren Eingriffen möglich, genügend Eigenblut zur Verfügung zu stellen. Wird auf Tiefkühlkonservierung zurückgegriffen, entfällt jedes Mengenproblem.

Eigenblut entnehmen und tiefkühlkonservieren zu lassen, um für alle Eventualitäten vor Fremdbluttransfusionen „sicher" zu sein, ist unsinnig, da Unfälle, in der Regel jedenfalls, nicht am Ort der Lagerung zu geschehen pflegen.

Die Trennung in Erythrozytenkonzentrat und GFP ist transfusionsmedizinischer Standard und immer anzustreben (212).

Durch Eigenbluttransfusion können die meisten Risiken der Bluttransfusion, so alle immunologischen Transfusionsreaktionen, die transfusionsinduzierte Immunmodulation eingeschlossen, und die Infektionsübertragung, von der Gefahr der bakteriellen Kontamination einmal abgesehen, praktisch auf Null geführt werden.

Unverändert bleibt das Problem der Pulmonalinsuffizienz über lagerungsbedingte Mikroemboli, das Problem des Plastikmaterialweichmachers DEHP (Diethylhexylphtalat) und, bei Gassterilisation der Blutbeutel, die über IgE-Antikörper vermittelte Allergie gegen Aethylenoxidgas.

Nun ist das größte Risiko der Fremdbluttransfusion überhaupt die Übertragung von Infektionskrankheiten. Nach einem Urteil des Bundesgerichtshofs vom 17.12.1991 (VI ZR 40/91) müssen alle Patienten, wenn es für den Arzt ernsthaft in Betracht kommt, dass bei ihnen intra- oder postoperativ Bluttransfusionen erforderlich werden können, über die Infektionsrisiken der Fremdbluttransfusion, insbesondere über das Übertragungsrisiko von Hepatitis- und HI-Viren aufgeklärt werden. Darüber hinaus sind solche Patienten auf den Weg der Eigenblutspende als Alternative zur Transfusion von fremdem Spenderblut hinzuweisen, soweit für sie diese Möglichkeit besteht.

Zwar geht die Rechtsprechung grundsätzlich vom Prinzip der ärztlichen Methodenfreiheit aus, die freie Wahl endet aber dort, wo ein gleich wirksames Verfahren mit wesentlich geringeren Risiken zur Verfügung steht (214). Da nun aber die Eigenbluttransfusion deutlich weniger risikobehaftet ist als die Fremdbluttransfusion, muss sie nach der gültigen Rechtsprechung, wo immer sie möglich ist, auch durchgeführt werden.

Die Transfusionsmedizin ist hier aufgrund der extremen Infektionssicherheit der Fremdblutkonzentrate trotzdem einen anderen Weg gegangen. Die Eigenbluttransfusion ist, wenn man von der intraoperativen Blutrückgewinnung mit dem Cellsaver einmal absieht, de facto fast vollständig verlassen. Ob dies angesichts eventuell neu auftretender Erreger wirklich sinnvoll ist, bleibt abzuwarten.

Es sei ausdrücklich darauf hingewiesen, dass nicht benötigte Eigenblutkonserven aus Sicherheitsgründen weder zur homologen Bluttransfusion noch als Ausgangsmaterial für andere Blutprodukte weiterverwendet werden dürfen (160, 161).

Verwandtenblut ist kein (!) Eigen-, sondern Fremdblut, das noch dazu wegen der fehlenden Möglichkeit des freiwilligen Spenderselbstausschlusses ein sehr wahrscheinlich höheres Infektionsrisiko aufweist. Auf die GvHD-Problematik wurde bereits mehrfach hingewiesen. Von wenigen speziellen Indikationen abgesehen, sollte Verwandtenblut daher grundsätzlich nicht hergestellt werden.

IV Klinische Immunhämatologie

18 Neonatale und pädiatrische Aspekte der Immunhämatologie

18.1 Der Morbus haemolyticus neonatorum (Mhn)

18.1.1 Pathophysiologie

Der Morbus haemolyticus neonatorum ist eine schwere antikörperinduzierte hämolytische Anämie des Neugeborenen mit ausgeprägtem Ikterus, die oft zum Tode führt, und wie der antikörperinduzierte hämolytische Transfusionszwischenfall unter den Oberbegriff isoimmunhämolytische Anämien subsumiert werden kann.
Voraussetzung für das Auftreten eines Mhn ist ein vom Vater ererbtes Blutgruppenantigen des Feten, das der Mutter fehlt. Weiter muss die Mutter gegen dieses Antigen Antikörper besitzen oder bilden. Diese Antikörper müssen dann in den fetalen Kreislauf gelangen, mit den fetalen Erythrozyten reagieren und sie vorzeitig abbauen.
Entsprechend können nur solche Antigendifferenzen zum Mhn führen, über die eine Bildung von Antikörpern des IgG-Typs induziert wird, da nur solche Antikörper die Plazentaschranke passieren können.

Immunhämatologie und klinische Transfusionsmedizin. http://dx.doi.org/10.1016/B978-3-437-31681-4.00018-0

Besitzt eine Schwangere bereits solche Antikörper, können diese oft schon ab dem dritten Monat im fetalen Kreislauf nachgewiesen werden. Ein Mhn kann also schon in der Frühschwangerschaft beginnen und bei schwerem Verlauf zum intrauterinen Fruchttod führen.
Damit solche Antikörper gebildet werden können, müssen wie schon gesagt, fetale Erythrozyten in den mütterlichen Kreislauf gelangen. Dies geschieht meist erst in den letzten drei Schwangerschaftsmonaten und ausgiebiger während der Geburt, sodass es im Rahmen der ersten antigeninkompatiblen Schwangerschaft, falls keine z. B. über Transfusionen präformierte und nur zu boosternde Antikörper bei der Mutter vorliegen, nur selten zu einem schweren Mhn kommt.
Die Gefährdung der Frucht steigt mit der Zahl der vorangegangenen Schwangerschaften und erreicht bei D-Inkompatibilität in der Regel in der dritten Schwangerschaft das Maximum, da die Hauptimmunisierung der Mutter eben bei Geburt stattfindet. Bei normalen Geburten treten bis zu 0,12 ml fetaler Erythrozyten auf die Mutter über, in 1 % der Fälle sogar bis zu 10 ml. Bei artifiziellen Eingriffen wie Zange und Kaiserschnitt, bei Extrauteringravidität, vorzeitiger Plazentalösung und bei Abort mit oder ohne Curettage können sogar noch größere Mengen fetalen Blutes in den mütterlichen Kreislauf gelangen.
Die Krankheitserscheinungen beim Feten sind vom Ausmaß der Hämolyse abhängig, das natürlich mit der Wirksamkeit und der Menge der übergetretenen Antikörper korreliert. So erreicht der hämolytische Prozess mit Geburt seinen Kulminationspunkt, da danach dem Neugeborenen keine mütterlichen Antikörper mehr zugeführt und die vorhandenen allmählich abgebaut werden.
Die Hb-Konzentration im Nabelschnurblut, die bei gesunden Neugeborenen zwischen 14,5 und 22,5 g/dl schwankt, ist deutlich erniedrigt. Es bestehen Retikulozytose und Erythroblastose. Liegt der Hb-Wert unter 12,0 g/dl, wird unabhängig vom Bilirubinwert eine Austauschtransfusion empfohlen, da hier mit rasch zunehmendem Ikterus zu rechnen ist. Denn bis zur Geburt wird das im Feten anfallende freie Bilirubin über den mütterlichen Organismus eliminiert, was nach Geburt der unreifen Neugeborenenleber nur unzureichend gelingt. Übersteigt aber die Bilirubinkonzentration den kritischen Wert von 20 mg/dl, droht der Kernikterus, der das ZNS schwer schädigt und als Dauerfolge häufig Debilität und Athetose – langsame unwillkürliche Bewegungsmuster – hinterlässt.
Liegt die Hb-Konzentration im Nabelschnurblut unter 8,0 g/dl, muss, auch bei Austauschtransfusionen, mit einem kritischen Verlauf gerechnet werden, da hier zusätzliche schwere Schädigungen des kindlichen Organismus über die anämiebedingte Hypoxie und Azidose zu erwarten sind.
Die schwerste Schädigung im Rahmen des Mhn ist der Hydrops. Die Kinder zeigen bereits bei Geburt ausgedehnte Ödeme, Aszites, Hepatosplenomegalie, sind schwer anämisch, weisen petechiale Hautblutungen auf, leiden unter Atemnot und sterben meist wenige Stunden nach Geburt.
Im Gegensatz zum physiologischen Neugeborenenikterus, der im Allgemeinen zwischen dem 2. und 5. postpartalen Tag auftritt, beginnt der Ikterus beim Mhn innerhalb der ersten 24 Lebensstunden. Ein Bilirubinanstieg von mehr als 5 mg/dl in diesem Zeitraum macht das Vorliegen einer Hämolyse wahrscheinlich, eine Bilirubinkonzentration von 4 mg/dl im Nabelschnurblut ist, unabhängig vom Hb-Wert, eine Indikation zur Austauschtransfusion. Bei niedrigerer Bilirubinkonzentration und Hb-Werten über 12,0 g/dl kann zugewartet werden. Allerdings sind regelmäßige Kontrollen des freien Bilirubins angezeigt, um den kritischen Grenzwert von 20 mg/dl nicht zu übersehen.

18.1.2 Die verschiedenen Formen des Mhn

Die Einteilung der hämolytischen Neugeborenenanämien in drei Gruppen erfolgt nach dem Verursacherprinzip. Man unterscheidet den Mhn bei der „klassischen" Rhesusinkompatibilität

(Anti-D) vom Mhn bei AB0-Inkompatibilität (Anti-A oder Anti-B) und dem Mhn bei anderen Blutgruppeninkompatibilitäten.

18.1.2.1 Die klassische Rhesusinkompatibilität

Sie liegt immer dann vor, wenn eine D-(Rhesus-)negative Mutter ein D-(Rhesus-)positives Kind trägt. Anhand der Genfrequenzen lässt sich berechnen, dass im Mittel der D-(Rhesus-)negativen Mütter – das sind 10 % aller Mütter – ein D-(Rhesus-)positives Kind gebären werden. Etwa 5 % dieser Kinder erkranken an einem Mhn. Bei 100.000 Geburten liegt also bei 10.000 die „klassische“ Rhesusinkompatibilität vor und von diesen 10.000 Geborenen werden 500 Kinder an einem Mhn erkranken. Da die Rhesusprophylaxe die schwangerschaftinduzierten Anti-D-Immunisierungen um 90 % reduziert hat, ist bei uns derzeit auf 100.000 Geburten mit 50 Anti-D-Erythroblastosen zu rechnen. Die Anti-D-Erythroblastose zeigt meist die oben beschriebene schwere klinische Symptomatik (121, 125, 126).

18.1.2.2 Die AB0-Inkompatibilität

Ein Mhn bei AB0-Inkompatibilität tritt ausschließlich bei 0-Müttern, die A_1-oder B-Kinder tragen, auf, wobei die 0/A_1-Inkompatibilität weitaus häufiger ist als die 0/B-Unverträglichkeit. A/B-, A/AB-, B/A_1 -und B/A_1B-konstellationsbedingte Erythroblastosen sind seltene Ereignisse. 0/A_2-, B/A_2- und B/A_2B-Erythroblastosen sind nicht bekannt.

Insgesamt ist allerdings der Mhn bei AB0-Inkompatibilität deutlich häufiger als die Anti-D-Erythroblastose. Er verläuft aber praktisch immer gutartig und ist spontan reversibel. Schwere, Austauschtransfusionen erheischende Hämolysen sind die Ausnahme. Der benigne Verlauf ist wohl wesentlich auf die schwache Ausbildung der A- und B-Antigene auf den Neugeborenenerythrozyten zurückzuführen.

Voraussetzung für das Auftreten von AB0-Erythroblastosen ist das Vorhandensein immuner Isoagglutinine im mütterlichen Organismus, da die konventionellen Anti-A- und Anti-B-Antikörper aufgrund ihrer IgM-Natur die Plazenta nicht passieren können. Da die Bildung immuner Isoagglutinine bei der weiten Verbreitung ABH-ähnlicher Substanzen in der belebten Natur auch durch das Eindringen von Fremdantigenen aus der Umwelt in den mütterlichen Organismus induziert sein kann, kann die ABH-Erythroblastose aber durchaus schon in der ersten Schwangerschaft auftreten, was bei der D-Erythroblastose praktisch nicht vorkommt. Wegen der Möglichkeit exogener Induktion beweist das Vorliegen immuner Isoagglutinine die häufig vom ausgeprägten physiologischen Neugeborenenikterus nur schwer abzugrenzende AB0-Erythroblastose nicht, ihr Fehlen hingegen schließt sie aus. Übrigens stellt AB0-Inkompatibilität einen natürlichen Schutzfaktor für die D-Immunisierung dar, da die in den AB0-inkompatiblen D-negativen mütterlichen Organismus eindringenden D-positiven kindlichen Erythrozyten schon in der Zirkulation zerstört werden, und die über den Erythrozytenabbau im Monozyten-Makrophagen-System entstehende D-Immunisierung nicht statthaben kann. Ist aber eine Frau, z. B. über eine AB0-kompatible Frucht gegen D einmal immunisiert, hat AB0-Inkompatibilität für ein weiteres Kind keine Schutzwirkung mehr.

18.1.2.3 Andere Blutgruppeninkompatibilitäten

Theoretisch kann, wie gesagt, jedes Blutgruppenantigen des Feten, das die Bildung von IgG-Antikörpern stimuliert und das die Mutter nicht besitzt, einen Mhn verursachen. In der Praxis sind es aber nur wenige Antigene, die immer wieder zu Immunisierungen führen. Nach dem D am häufigsten kommt das c in Betracht, das auch ähnlich schwere Erythroblastosen hervorruft.

Gelegentlich spielen auch Antikörper gegen E, e, C, S, K, Fy^a und Jk^a eine Rolle, wobei das Anti-E und das Anti-K in ihrer Wirkung dem D am Ähnlichsten sind.
Seltene Ereignisse sind Erythroblastosen durch Antikörper gegen s, k, Fy^b und Jk^b.
Einen Mhn durch Antikörper gegen P_1, Le^a und Le^b scheint es nicht zu geben, da diese Antigene fast ausschließlich die Bildung von IgM-Antikörpern stimulieren.
Bei Frauen, die in der Anamnese Bluttransfusionen angeben, ist grundsätzlich auch nach all diesen Antikörpern zu suchen. Sollte der Vater bei transfusionsinduzierten Antikörpern der Mutter das korrespondierende Antigen nicht besitzen, sind die Feten natürlich nicht gefährdet, da der Reaktionspartner fehlt.

18.1.3 Die Diagnose des Mhn

Von der AB0-Erythroblastose einmal abgesehen, ergibt sich die Diagnose des Mhn aus den serologischen Befunden bei Mutter und Kind. Bei der Mutter geschieht dies durch den Nachweis zirkulierender, gegen kindliche Erythrozyten gerichteter Antikörper im indirekten, beim Kind durch den Nachweis von Immunantikörpern an seinen Erythrozyten im direkten Coombstest. Ist dieser direkte Coombstest positiv, kann
der Mhn als sicher angesehen werden. Bei jedem Kind einer rhesusnegativen Mutter ist unmittelbar nach der Geburt die AB0-Blutgruppe und der Rhesusfaktor D zu bestimmen und ein direkter Coombstest durchzuführen (160, 161).
Dann muss die Antikörperspezifität abgeklärt werden. Diese Spezifizierung über Testerythrozytenpanels sollte, wenn möglich, mit mütterlichem Serum, kindlichem Serum und Eluat, das von kindlichen Erythrozyten abgesprengte Antikörper enthält, erfolgen. Die Resultate müssen übereinstimmen, wobei zu beachten ist, dass, bei weitgehender Abbindung der Antikörper an die kindlichen Erythrozyten, die Teste mit kindlichem Serum abgeschwächt oder negativ sein können.
Ist die Antikörperspezifität geklärt, sollten mütterliches und kindliches Serum gegen eine homozygote Testzelle titriert werden. Ist dieser Antikörper für die Hämolyse verantwortlich, kann der Titerendpunkt mit kindlichem Serum infolge Absorption um einige Stufen tiefer liegen als mit mütterlichem. Da die Antikörper von der Plazenta aktiv ins Kind transportiert werden, kann bei massiver Antikörperproduktion der kindliche Titer auch höher sein als der mütterliche.
Sollte die Spezifitätsabklärung nicht gelingen, weil keine Testzelle im Antikörperpanel positiv reagiert, muss das mütterliche Serum gegen die väterlichen Erythrozyten getestet werden. Bei AB0-Inkompatibilität zwischen Vater und Mutter müssen vorher die Isoagglutinine des mütterlichen Serums mit A/B-Substanzen aus dem Speichel von Sekretoren neutralisiert werden. Um den Erfolg der Neutralisation zu beweisen, müssen zwei mit den väterlichen Erythrozyten AB0-gruppengleiche Testzellen als Kontrollen mitgeführt werden. Die Reaktionen mit diesen Kontrollzellen müssen negativ sein.
Auch das Neugeborene muss das väterliche Antigen besitzen. Die Agglutination der väterlichen Erythrozyten beweist das Vorliegen einer immunologischen Inkompatibilität, lässt aber keine Aussage über die Antikörperspezifität zu. In der Regel handelt es sich hier um Antikörper gegen extrem seltene Blutgruppenantigene, die für die Beschaffung von kompatiblem Blut für den Austausch ohne Belang sind. Sollte allerdings ein Anti-public-Antikörper für den Mhn verantwortlich sein, sollte man daran denken, dass Geschwister der Mutter kompatible Spender sein könnten. Braucht das Neugeborene dringend Blut, kann es mit gewaschenen Erythrozyten der Mutter ver-

sorgt werden. Die serologische Diagnostik der AB0-Erythroblastosen, deren Abgrenzung gegen nicht antikörperbedingte Hyperbilirubinämien ohnehin schwierig ist, ist aus den bereits erwähnten Gründen (➤ Kap. 18.1.2.2) problematisch und meist unbefriedigend.

18.1.4 Die Therapie des Mhn

18.1.4.1 Die Fototherapie

Ein leichter Mhn mit geringgradiger Erhöhung des Serumbilirubins wird heute mit Fototherapie behandelt, die eine Umwandlung eines Teils des fettlöslichen Bilirubins in wasserlösliche Abbauprodukte bewirkt, die über die Niere ausgeschieden werden können. Bei den meisten AB0-Erythroblastosen kann dadurch der Serumbilirubinspiegel so niedrig gehalten werden, dass sich eine Austauschtransfusion erübrigt.

18.1.4.2 Die Neugeborenentransfusion

Sie ist bei anämischen Kindern indiziert, deren Hb-Wert unter Norm, aber nicht unter 12,0 g/dl abgefallen ist. Man transfundiert 10 ml/kg Körpergewicht eines Erythrozytenkonzentrats mit einem Hämatokrit um 70 %, das nicht älter als 72 Stunden sein sollte. Die Wahl der Blutgruppen folgt den Prinzipien der Austauschtransfusion. Die zweifellos sicherste Vorgehensweise ist also die Applikation von für Mutter und Kind blutgruppenverträglichen Erythrozyten.

18.1.4.3 Die Austauschtransfusion

Als Indikation zur Austauschtransfusion beim Mhn gilt ein Bilirubinwert von über 5 mg/dl und/oder ein Hämatokrit von unter 40 % im Nabelschnurblut.

Die Frischblutapplikation birgt selbst bei einem zuverlässigen, jederzeit abrufbaren Spenderstamm, der laufend auf Hepatitis B und C, CMV, HIV und Lues untersucht wird, bei plötzlich notwendig werdenden Austauschtransfusionen ein nicht abzuschätzendes Infektionsrisiko. Deshalb ist sie, selbst bei Durchführbarkeit solcher „walking donor"-Programme, meist nur unter Verletzung transfusionsmedizinischer Regeln möglich, wird daher von der American Association of Blood Banks zu Recht strikt abgelehnt und sollte auch bei uns nicht weiter propagiert werden.

Präparat der Wahl ist ein in GFP aufgeschwemmtes maximal 72 Stunden altes Erythrozytenkonzentrat, das in seiner endgültigen Form als Mischkonserve einen Hämatokrit von 60 % aufweisen sollte und für Mutter und Kind blutgruppenverträglich sein muss. Das immer wieder geforderte 0Rh-(D-)negative Blut ist keineswegs immer ideal, bei mütterlichen Anti-c- bzw. Anti-e-Antikörpern als Ursache des Mhn sogar kontraindiziert. Bei Frühgeborenen vor der 32. Schwangerschaftswoche oder Verdacht auf Immundefizienz des Kindes müssen diese Konserven mit 30 Gy bestrahlt werden (160, 161).

Eine übliche Austauschtransfusion mit dem zweifachen Blutvolumen des Neugeborenen (170 ml/kg Körpergewicht) entfernt etwa 85 bis 90 % der kindlichen Erythrozyten. Die Austauschtransfusion soll ja den hämolytischen Prozess so früh als möglich unterbrechen, indem sie die antikörperbeladenen kindlichen Erythrozyten und das antikörperhaltige Plasma des Neugeborenen durch kompatibles Spenderblut ersetzt. Je gründlicher die kindlichen Erythrozyten entfernt werden, desto stärker wird die Bilirubinproduktion reduziert. Natürlich wird auch freies Bilirubin mit entfernt. Wenn aber die Austauschtransfusion kurz nach Geburt erfolgt, ist diese Bilirubinentfernung kein wesentlicher Faktor, da hier die Konzentration freien Bilirubins noch gering ist. In schweren

Fällen kommt es trotz Austauschtransfusion zu einem erneuten Bilirubinanstieg, der weitere Austauschtransfusionen erforderlich macht, wobei jetzt als Ziel die Bilirubinentfernung ganz im Vordergrund steht, während der Anteil der zu entfernenden und entfernten sensibilisierten Erythrozyten notwendigerweise nur noch sehr klein sein kann. Die Prognose wird aber am wirksamsten immer durch die erste Austauschtransfusion beeinflusst.

18.1.4.4 Die intrauterine Transfusion

Dieses risikoreiche Verfahren sollte wirklich nur dann zur Anwendung kommen, wenn aufgrund der spektrophotometrischen Fruchtwasseruntersuchung auf Bilirubin und Bilirubinoide bei Schwangeren mit Rhesusantikörpern die Schädigung des Feten als so schwer eingeschätzt werden muss, dass ohne Eingreifen mit seinem intrauterinen Absterben zu rechnen ist. Es besteht in der mehrfachen ultraschallgesteuerten Applikation von bis zu 50 ml Erythrozytenkonzentrat in die Gefäße der Nabelschnur zwischen der 26. und 34. Schwangerschaftswoche.
Die Erythrozyten müssen mit den mütterlichen Antikörpern kompatibel sein. Da dies meist Anti-D-Antikörper sein werden, kommen in der Regel 0 Rh-(D-)negative Zellen aus hämolysinfreien Konzentraten, die nicht älter als 72 Stunden sind, zum Einsatz. Diese Präparationen müssen CMV-Antikörper-negativ oder wenigstens gefiltert sein und zudem mit 30 Gy bestrahlt werden (160, 161). Die Verträglichkeitsproben werden mit dem mütterlichen Serum durchgeführt.
Ziel der intrauterinen Transfusion ist es, über die Besserung der Anämie die hypoxämische Schädigung des Feten zu begrenzen.

18.1.5 Die Rhesusprophylaxe

Wird bei rhesusnegativen Schwangeren in der 24. bis 27. Schwangerschaftswoche kein für eine Sensibilisierung beweisender Anti-D-Antikörper nachgewiesen, müssen in der 28.–30. Schwangerschaftswoche 300 µg Anti-D-Immunglobulin injiziert werden, um bis zur Geburt eine Sensibilisierung der Schwangeren nach Möglichkeit zu verhindern. Der Zeitpunkt ist im Mutterpass zu vermerken, auf das Risiko einer Anti-D-Prophylaxe und die Möglichkeit ihrer Vermeidung bei sicher rhesusnegativem Vater ist hinzuweisen. Übrigens gelten endlich Frauen mit abgeschwächtem D-Antigen (D^w) als rhesuspositiv und erhalten dann natürlich keine Prophylaxe (160).
Bei allen Rhesus-D- oder D^w-negativen Frauen, die keine Anti-D-Antikörper besitzen, muss nach jeder Geburt eines D- oder D^w-positiven Kindes, nach jedem Abort, nach jeder Amniozentese zur Fruchtwassergewinnung, nach Schwangerschaftsabbruch, Wendungsoperationen, Chorionzottenpunktionen und allen anderen Eingriffen, die zur Einschwemmung fetaler Erythrozyten in den mütterlichen Kreislauf führen können zur Verhütung einer Anti-D-Sensibilisierung eine Rhesusprophylaxe mit Anti-D-Immunglobulin durchgeführt werden und zwar so schnell als möglich, auf jeden Fall aber innerhalb der ersten 72 Stunden nach dem Ereignis (160, 161).
Die intravenöse Injektion von 300 µg Anti-D-Immunglobulin verhindert, soweit nicht mehr als 10 ml fetalen Blutes auf die Mutter übergetreten sind, über Neutralisierung der antigenen Bindungsstellen an den kindlichen Erythrozyten und möglicherweise auch über ihre rasche Zerstörung, eine Immunisierung der Mutter.
Besteht der begründete Verdacht, dass größere Mengen kindlichen Blutes auf die Mutter übergegangen sind, wie dies bei einer Sectio caesarea oder sonstigen Komplikationen während der Geburt der Fall ist, sollte eine Differenzialfärbung nach Kleihauer und Betke durchgeführt werden. Diese Methode ermöglicht es, anhand von hämoglobinbedingten Färbungsdifferenzen im

Ausstrich die unterschiedlich gefärbten kindlichen (HbF) von den mütterlichen (HbA) Erythrozyten zu unterscheiden und anhand der ermittelten Verhältniszahl die übergetretene fetale Blutmenge zu errechnen. Dabei entspricht ein Anteil von 2 ‰ fetaler Zellen einem Blutübertritt von 10 ml. Die Anti-D-Dosis ist entsprechend anzupassen. Ersatzweise kann zunächst 3 Tage nach Anti-D-Applikation eine Antikörpersuche bei der Mutter durchgeführt werden. Ist diese positiv, kann man davon ausgehen, dass Antikörper im Überschuss appliziert wurden. Bleibt sie dagegen negativ, ist die Kleihauer-Betke-Färbung unerlässlich, um die zum Abbau der noch vorhandenen D-positiven kindlichen Erythrozyten erforderliche Anti-D-Menge genau berechnen zu können. Alternativ kommt die Abschätzung kindlicher Erythrozyten im Blut der Mutter mittels Durchflusszytometrie oder einer Gelkartenmethode in Frage und wird der Kleihauer-Betke-Färbung oft vorgezogen.
Die routinemäßige Durchführung der Rhesusprophylaxe hat die schwangerschaftsinduzierten Anti-D-Immunisierungen bei uns um 90 % reduziert.

18.1.6 Die Schwangerschaftsvorsorge

Bei jeder Schwangeren sollte frühzeitig die AB0- und die Rhesus-(D-)Gruppe bestimmt werden. Außerdem ist bei jeder Schwangeren ein Antikörpersuchtest zum Nachweis irregulärer Blutgruppenantikörper durchzuführen. Ist dieser positiv, ist der Antikörper zu spezifizieren und zu titern. Die Untersuchungen sind dann alle 3–4 Wochen zu wiederholen, sofern dieser irreguläre Antikörper Bedeutung für das Kind hat. Dies ist natürlich nur dann der Fall, wenn das korrespondierende Antigen beim Kindsvater vorliegt, bei der Mutter aber fehlt. Gegebenenfalls müssen deshalb auch das Blut des Kindsvaters und weitere Blutgruppenantigene der Mutter untersucht werden. Ist der Antikörpersuchtest negativ, ist er bei allen Schwangeren, also auch bei rhesuspositiven Frauen, in der 24.–27. Schwangerschaftswoche zu wiederholen (160, 161).
Bei allen Rhesus-(D-)negativen Müttern muss die AB0- und Rhesus(D-)Gruppe auch beim Vater bestimmt werden. Ist die Mutter Trägerin der Blutgruppe 0, der Vater Träger der Blutgruppe A, sollte die A-Untergruppe ermittelt werden, damit diese Untersuchung bei Verdacht auf AB0-Erythroblastose bereits vorliegt.
Ist der Vater Rhesus-(D-)negativ, sind weitere Untersuchungen überflüssig. Ist er dagegen Rhesus-(D-)positiv, liegt die „klassische" Rhesuskonstellation vor, und spätestens in der 24. Schwangerschaftswoche sollte ein Antikörpersuchtest auf Anti-D-Antikörper durchgeführt werden. Sind keine Antikörper vorhanden, wird die Untersuchung bis zur Geburt noch zweimal im Abstand von 6–7 Wochen wiederholt. Ist der Vater nicht bekannt, ist wie bei Rhesus-(D-)positivem Vater zu verfahren. Auf die präpartale Anti-D-Prophylaxe wurde in ➤ Kap. 18.1.5 bereits hingewiesen.
Bei Antikörpernachweis ist die Spezifität und Wirksamkeit des Antikörpers, Letztere durch Titerbestimmung, abzuklären. Diese Untersuchungen sollten alle 3–4 Wochen wiederholt werden, um einen Titeranstieg zu erfassen. Bleibt der Anti-D-Titer unter 16, kann die spontane Geburt abgewartet werden. Liegt er dagegen höher, ist ein schwerer Mhn möglich. In solchen Fällen sollte eine Fruchtwasseruntersuchung auf Bilirubin und Bilirubinoide vorgenommen werden, die Auskunft über den Schweregrad des Mhn gibt. Sie zeigt an, ob eine intrauterine Transfusion zur Lebenserhaltung des Feten erforderlich ist, eine vorzeitige Geburtseinleitung genügt, oder aber, bei negativem Befund, ein Rhesus-(D-)negatives Kind bei D/d-heterozygotem Vater erwartet werden kann. Ein Titeranstieg in der Schwangerschaft ist nur nach Erstimmunisierung Hinweis auf einen schweren Mhn. Bei Schwangeren mit bekanntem Anti-D genügen deshalb 4 Bestimmungen

über die Schwangerschaft verteilt, eine davon in der 24. Schwangerschaftswoche, von deren Resultat die Veranlassung einer Fruchtwasseruntersuchung abhängt, die ihrerseits, abhängig vom Ergebnis, zur intrauterinen Transfusion führen kann, die frühestens in der 26. Schwangerschaftswoche durchgeführt werden sollte. Die reduzierte Untersuchungszahl genügt, da in solchen Fällen, im Gegensatz zu Erstimmunisierungen, der Titeranstieg weniger über den Schweregrad des zu erwartenden Mhn aussagt als der Schweregrad der Erkrankung bei früheren Kindern.

Wenn Anti-D-Antikörper vorliegen, sollte der Rhesusphänotyp des Vaters bestimmt werden, um anhand der in unserer Bevölkerung üblichen Genfrequenzen abschätzen zu können, ob er D/D homo- oder D/d heterozygot ist, was mit einer Sicherheit von 94 % möglich ist. Aus diesen Zahlen kann man dann ableiten, ob fast sicher mit einem Rhesus-(D-)positiven Kind zu rechnen ist und inwieweit eine Chance besteht, dass der Fetus Rhesus-(D-)negativ und damit nicht gefährdet ist.

Beim Vorliegen einer AB0-Konstellation kann auf serologische Untersuchungen während der Schwangerschaft verzichtet werden, da die Resultate prognostisch fragwürdig sind. Bei Frauen mit belasteter Anamnese ist in der 24. Schwangerschaftswoche die spektrophotometrische Fruchtwasseruntersuchung nach Liley angezeigt.

Sind andere Antikörper wie c oder K bekannt, sind Titerbestimmungen wie beim Anti-D notwendig. Bei Frauen mit Transfusionsanamnese ist in der 36. Schwangerschaftswoche ein Antikörpersuchtest durchzuführen. Auch in diesen Fällen muss beim Vater der entsprechende Genotyp bestimmt werden.

18.2 Die fetale/neonatale Alloimmunthrombozytopenie

Bei diesem Krankheitsbild handelt es sich um eine insgesamt seltene, über plättchenspezifische Antikörper der Mutter gegen thrombozytäre Alloantigene des Feten vermittelte fetomaternale Inkompatibilität. Sie tritt allerdings oft schon in der ersten Schwangerschaft auf und führt bei 10–20 % der betroffenen Kinder zu intrazerebralen Blutungen mit gegebenenfalls tödlichem Ausgang oder dauerhaften neurologischen Schäden. Bei einschlägiger Anamnese bei vorangeborenen Kindern oder nachgewiesener Immunisierung der Mutter ist präpartale Diagnostik und erforderlichenfalls eine Therapie mit intrauteriner Applikation kompatibler, meist mütterlicher, plasmareduzierter, bestrahlter Thrombozyten, zu veranlassen.

Postpartal muss bei geringsten Zeichen einer Blutungsneigung sofort die Plättchenzahl des Kinds bestimmt werden. Ist sie erniedrigt und sind andere Ursachen einer Thrombozytopenie ausgeschlossen, besteht dringender Verdacht auf Alloimmunthrombozytopenie. Wegen der Gefahr intrazerebraler Blutungen mit ihren quoad vitam oder sanationem problematischen Folgewirkungen sollten solche Kinder auch ohne immunhämatologisch-diagnostische Bestätigung sofort, wie oben beschrieben, behandelt werden.

Die Diagnostik erfolgt in Speziallaboratorien. Wie schon beim Mhn, sind die Untersuchungen nicht nur beim Kind, sondern auch bei Vater und Mutter durchzuführen, wobei bei den Eltern die infrage kommenden thrombozytären Antigene getestet, korrespondierende Antikörper im Serum der Mutter nachgewiesen werden müssen (➤ Kap. 12.4).

18.3 Die fetale/neonatale Alloimmungranulozytopenie

Die Erkrankung ist durch Antikörper der Mutter gegen vom Vater ererbte granulozytäre Alloantigene verursacht, ebenfalls selten und vor allem in utero symptomlos. Pränatale Diagnostik und Therapie erübrigen sich. Der Verlauf beim Neugeborenen ist fast immer benigne. Infektionen werden mit Antibiotikagaben und i. v.-Applikation hoch dosierter Immunglobuline behandelt. Verdacht auf das Vorliegen der Erkrankung besteht immer dann, wenn bei gesunder Mutter, beim Neugeborenen eine isolierte Granulozytopenie bei normaler oder gesteigerter Myelopoese festgestellt wird.

18.4 Pädiatrische Aspekte der Immunhämatologie

Kinder sollten grundsätzlich mit „neueren" Erythrozytenkonzentraten versorgt werden, die nach Möglichkeit nicht älter als 14 Tage sind. So kann eine bei Kindern durchaus gefährliche Kaliumüberladung vermieden werden. Besonders kritisch ist das während der Lagerung von Erythrozytenkonzentraten freigesetzte Kalium für sehr kleine Frühgeborene sowie bei der Vorfüllung der Maschine zur extrakorporalen Membranoxygenierung, wo durch zuviel anflutendes Kalium ein plötzlicher Herzstillstand eintreten kann. Gegebenenfalls müssen für solche Anwendungen Erythrozytenkonzentrate unmittelbar vor Anwendung gewaschen werden.
Um Volumenbelastungen zu vermeiden, appliziert man bei Frühgeborenen und kleinen Neugeborenen Erythrozytenkonzentrate, bei denen der Hämatokrit auf 70 bis 80 % eingestellt wurde. Solche Konserven sind Ad-hoc-Zubereitungen und zur Lagerung nicht geeignet.
Bei der Transfusion an Neugeborenen mit angeborenen Herzerkrankungen sollte man dafür Sorge tragen, den kindlichen Hämatokrit auf 35 bis 40 % anzuheben, damit eine ausreichende Sauerstoffversorgung gewährleistet wird.

19 Autoimmunhämolytische Anämien (AIHA)

Ursache autoimmunhämolytischer Anämien ist die Bildung von Antikörpern gegen körpereigene Erythrozyten. Je nachdem, ob die Antigen-Antikörper-Reaktion besser bei 37 °C oder bei 4 °C abläuft, unterscheidet man AIHA vom Wärme- bzw. Kälteautoantikörpertyp.
Allen AIHA ist fast ausnahmslos ein positiver direkter Coombstest mit einem polyspezifischen Coombsserum als diagnostisches Charakteristikum gemeinsam. Sie können idiopathisch oder sekundär, als Begleitreaktion bei anderen Erkrankungen, auftreten (56).

19.1 AIHA durch Wärmeautoantikörper

19.1.1 Pathophysiologie

Die Erythrozytenoberfläche ist in der Regel mit IgG allein oder mit IgG und Komplement überzogen. In seltenen Fällen finden sich IgA- und IgM-Antikörper, die aber oft von IgG-Antikörpern begleitet sind.
Mit IgG beladene Erythrozyten werden durch die Fc-Rezeptoren tragenden Makrophagen besonders der Milz festgehalten, verlieren dabei Teile ihrer Membran, nehmen zur Aufrechterhaltung ihres Volumens sphärische Gestalt an und werden frühzeitig, vorzugsweise in der Milz abgebaut. IgG- und komplementbedeckte Erythrozyten werden im gesamten Monozyten-Makrophagen-System beseitigt.

Immunhämatologie und klinische Transfusionsmedizin. http://dx.doi.org/10.1016/B978-3-437-31681-4.00019-2

19.1.2 Ätiologie

Rund 60 % der wärmeautoantikörperinduzierten AIHA sind idiopathisch, Autoaggressionskrankheiten. Die übrigen 40 % treten als sekundäre Begleiterkrankungen anderer autoaggressiver Prozesse auf, wobei man bei IgG-Antikörpern, die in Verbindung mit Komplement wirksam sind, immer an das Vorliegen eines systemischen Lupus erythematodes (SLE) denken sollte. Weiter gibt es sekundäre Formen bei der CLL und anderen Lymphomen und, möglicherweise über Suppressorzellhemmung und polyklonale B-Zellproliferation induziert, bei der Methyldopatherapie.

19.1.3 Klinisches Bild

Die Krankheit kommt alters- und geschlechtsunabhängig vor und manifestiert sich als hämolytische Anämie unterschiedlichen Ausmaßes. In der Regel verläuft sie chronisch in Schüben. Akute, rasch zum Tode führende Verläufe kommen vor, sind aber selten. Im Schub allerdings kommt es durchaus zu gefährlichen Anämien. Eine Splenomegalie ist häufig. Als Begleiterkrankung verläuft die wärmeautoantikörperinduzierte AIHA meist ebenso chronisch wie die Grunderkrankung.

19.1.4 Diagnose

Der hämatologische und biochemische Befund bietet das typische Bild einer hämolytischen Anämie mit Schleimhautblässe, Ikterus, erhöhtem freiem Bilirubin, niedrigem oder fehlendem Haptoglobin, hoher LDH, Retikulozytose, Zellhyperplasie der erythropoetischen Reihe im Mark, Sphärozytose und verkürzter Erythrozytenlebensdauer.

In 97 % der Fälle ist der direkte Coombstest positiv. An der Erythrozytenoberfläche finden sich IgG, IgG und Komplement, IgA- oder sehr selten auch IgM-Antikörper. Häufig weisen diese Antikörper Rhesusspezifität auf, wobei Anti-e dominiert. Antikörper gegen die Antigene En^a und U, die dem MNSs-System zugehören, kommen vor. Nicht immer aber kann die Antikörperspezifität geklärt werden.

Der Nachweis der Autoantikörper gelingt sowohl an der Zelloberfläche als auch im Serum der Patienten am besten bei 37 °C.

Die Spezifitätsabklärung kann in vielen Fällen im Patientenserum, wenn die Antikörper aber weitgehend an die Erythrozyten absorbiert sind, nur im Eluat erfolgen. Es empfiehlt sich, stets beide Untersuchungen durchzuführen.

Bei 3 % der Patienten mit allen klinischen Zeichen der wärmeautoantikörperinduzierten AIHA bleibt der direkte Coombstest negativ. In vielen Fällen zeigen sensitivere Methoden des direkten Coombstests aber doch eine Antikörperbeladung.

Der idiopathische Charakter der Erkrankung ist durch Ausschluss aller anderen möglichen Ursachen definiert.

19.1.5 Therapie

Handelt es sich bei der AIHA vom Wärmeautoantikörpertyp um eine Begleiterkrankung, muss zunächst die Grundkrankheit behandelt oder, wie im Falle der methyldopainduzierten AIHA, das auslösende Medikament abgesetzt werden. Mit der Besserung der Grundkrankheit bessert sich in

der Regel auch die Anämie. Bei den idiopathischen Formen ist eine Cortisontherapie mit z. B. 1 mg Prednisolon/kg Körpergewicht mit nachfolgender Dosisreduktion indiziert.
Kommt es nicht zur Besserung bzw. unter Dauertherapie nicht zu annehmbaren Hämoglobinspiegeln, kann eine Splenektomie erwogen werden. Erfahrungsgemäß sprechen Patienten, die ausschließlich IgG-Antikörper aufweisen, sowohl auf die Kortikoidtherapie als auch auf die Splenektomie besser an als Patienten mit IgG-Antikörpern und Komplement bzw. IgA-Antikörpern auf der Erythrozytenoberfläche.
Bei Versagen anderer Therapiemaßnahmen kommt eine immunsuppressive Therapie mit Azathioprin, Cyclophosphamid oder Chlorambucil in Betracht. Der Therapieerfolg ist zweifelhaft.
Trotz Remission bleibt der direkte Coombstest übrigens oft positiv.

19.1.6 Bluttransfusion

Die Blutversorgung von Patienten mit AIHA vom Wärmeautoantikörpertyp ist eines der schwierigsten transfusionsmedizinischen Probleme.
Mit Transfusionen soll man grundsätzlich zurückhaltend sein, besonders, wenn kein mit den Autoantikörpern kompatibles Blut zur Verfügung steht. Zwar kommt es auch bei inkompatibler Transfusion bei Autoantikörpern anders als bei Alloantikörpern nicht zu einer manifesten hämolytischen Transfusionsreaktion, aber die Überlebenszeit der Konservenerythrozyten wird verkürzt, der Transfusionseffekt kann zweifelhaft sein. Solche Transfusionen sind meist nur zur Überbrückung lebensbedrohlicher Situationen sinnvoll. Es sollten immer Erythrozytenkonzentrate verabreicht werden.
Bei der Transfusion darf nie gegen Alloantikörper antransfundiert werden, und Rhesus-(D-)negative Patienten sollten zur Vermeidung der Anti-D-Bildung selbst dann nur Rhesus-(D-)negatives Blut erhalten, wenn sie Autoantikörper gegen c und/oder e besitzen. Nur in Notsituationen kann „kompatibles" D-positives Blut verabfolgt werden, sofern kein Anti-D vorliegt.
Im Übrigen sollte man auch relative Antikörperspezifitäten berücksichtigen, da kompatible Spendererythrozyten natürlich länger überleben als inkompatible.
Es versteht sich von selbst, dass auch hier im AB0-System immer kompatibel transfundiert werden muss (121, 125, 126).

19.2 AIHA durch Kälteautoantikörper

19.2.1 Pathophysiologie

Bei diesen Erkrankungen heften sich Autoantikörper entweder monoklonalen, wie bei der idiopathischen Kälteagglutininkrankheit, oder polyklonalen Ursprungs, wie bei den kälteautoantikörperinduzierten AIHA nach Infektionskrankheiten, vorzugsweise in peripheren Bereichen des Blutkreislaufs, wo es zu einem Abfall der Bluttemperatur kommt, an die Erythrozytenoberfläche an. Das Reaktionsoptimum der Antikörper, meist vom IgM-Typ, liegt bei 4 °C. In Abhängigkeit vom Antikörpertiter, der Erythrozytenaffinität der Antikörper, ihrer Fähigkeit zur Komplementbindung und ihrer Temperaturamplitude, die bis 37 °C reichen kann, kommt es zu mehr oder weniger schweren Hämolysen. Häufig sind durch Erythrozytenagglutination bedingte periphere Durchblutungsstörungen.

Diese Agglutinate lösen sich in zentralen, wärmeren Kreislaufabschnitten durch Antikörperablösung von den Erythrozyten auf. Im Falle der Komplementbindung bleibt der Coombstest aber positiv. Die Erythrozyten werden verstärkt im Monozyten-Makrophagen-System, besonders in der Leber abgebaut. Chronische Anämie ist die Folge. In einigen Fällen kommt es über vollständige Aktivierung des Komplementsystems an der Erythrozytenoberfläche zu intravaskulärer Hämolyse. In anderen Fällen schützen niedrige Komplementspiegel die Patienten vor schweren klinischen Folgen.

19.2.2 Ätiologie

Nur 20 % der AIHA sind kälteautoantikörperinduziert. Etwa die Hälfte der Fälle ist idiopathisch. Diese idiopathische Kälteagglutininkrankheit befällt vorzugsweise ältere Menschen ab dem 6. Lebensjahrzehnt. Der Verlauf ist chronisch und weniger schwer als bei den AIHA vom Wärmeautoantikörpertyp. Bei Kälteexposition kommt es durch Agglutination von Erythrozyten in der Peripherie zur Akrozyanose, die bei Wiedererwärmung meist reversibel ist. Abkühlungsbedingte hämolytische Krisen mit Hämoglobinämie und Hämoglobinurie sind selten.
Sekundäre Formen der Erkrankung finden sich chronisch begleitend bei malignen Lymphomen und anderen malignen Prozessen.
Vorübergehender Natur sind die kälteautoantikörperinduzierten AIHA nach Mykoplasmapneumonien oder infektiöser Mononukleose.
Dies gilt ebenso für die seltene paroxysmale Kältehämoglobinurie, wenn hier auch gelegentlich chronische Verläufe beobachtet werden. Sie tritt vorzugsweise bei Kindern vom 2.–5. Lebensjahr im Anschluss an unterschiedlichste Virusinfekte auf, kommt aber auch als Begleiterkrankung der Lues vor.

19.2.3 Klinisches Bild

Die Patienten entwickeln eine chronische hämolytische Anämie, die sich bei Kälte verstärkt und oft zusammen mit intravasaler Hämolyse und einem Raynaud-Phänomen auftritt. Häufig kommt es zu Durchblutungsstörungen in der Peripherie, z. B. in der Nase, den Ohren und an den Finger- und Zehenspitzen, da die Erythrozyten zur Agglutination in den kleinen Blutgefäßen neigen.
Bei der seltenen Kältehämoglobinurie kommt es aufgrund der sowohl kälte- als auch wärmewirksamen, die Krankheit verursachenden biphasischen Hämolysine, der Donath-Landsteiner-Antikörper, bei Kälteexposition, z. B. Baden in kaltem Wasser oder Aufenthalt in Schnee und Eis, zur Antikörperbeladung der Erythrozyten, die dann bei Wiedererwärmung unter Komplementbeteiligung hämolysiert werden. Hervorstechendstes Symptom ist der rote Urin. Die Hämolyse kann in einzelnen Fällen durchaus lebensbedrohlich sein, die Prognose ist allerdings praktisch immer gut.

19.2.4 Diagnose

Die Laborbefunde bieten das typische Bild einer hämolytischen Anämie, wie schon bei den wärmeautoantikörperinduzierten AIHA beschrieben. Im Gegenatz zu diesen ist allerdings die Sphärozytose weniger ausgeprägt. Außerdem beobachtet man eine Erythrozytenagglutination in der Kälte, z. B. im Blutausstrich bei Raumtemperatur. Im direkten Coombstest lässt sich auf den Erythrozyten nur

Komplement nachweisen, da sich die ursächlich verantwortlichen IgM-Antikörper in der Wärme ablösen. Diese Antikörper besitzen in der großen Mehrzahl der Fälle Anti-I-Spezifität, seltener Anti-i- und noch seltener Pr-Spezifität. Als Pr- oder Proteinantikörper bezeichnet man solche Antikörper, die nur mit Erythrozyten reagieren, die intakte Proteine an ihrer Zelloberfläche aufweisen, nicht aber mit solchen, die durch Behandlung mit proteolytischen Enzymen ihre Proteine verloren haben. Dagegen wird die Reaktivität der Anti-I- und Anti-i-Antikörper durch solche Behandlung verstärkt.
Alle diese Antikörper kommen auch normalerweise in allen menschlichen Seren vor. Zur Hämolyse führen sie nur dann, wenn ihr Titer stark erhöht und ihre Wärmeamplitude verbreitert ist. In der Immunhämatologie arbeitet man bei der Titration mit einer geometrischen Verdünnungsreihe, d. h. in allen Verdünnungsstufen ist das Verhältnis von Zähler und Nenner konstant. Am häufigsten wird die Zweierverdünnung gewählt (1:2, :4, :8, :16, :32 usw.). Dabei wird hier eine Verdünnungsreihe bei 4 °C, bei 20 °C und bei 37 °C angesetzt. Ist der Titer in der 4 °C-Reihe stark erhöht, z. B. > 1.024, und findet sich zusätzlich noch eine gewisse In-vitro-Hämolyse bei 20 °C, hat man es in der Regel mit klinisch relevanten Antikörpern zu tun. Um gleichzeitig die Spezifität der Antikörper zu erfassen, sollten die Verdünnungsreihen mit 0-Erythrozyten eines Erwachsenen (I-positiv), mit 0-Nabelschnurerythrozyten (i-positiv und weitgehend I-negativ) und mit Erythrozyten des Patienten angesetzt werden. War in einem vorher angesetzten Differenzierungspanel die Cordzelle nicht reaktiv, kann auf die Nabelschnurblutreihe verzichtet werden. Das Blut des Patienten muss warm ins Labor kommen, Serum und Blutkuchen müssen warm (37 °C) voneinander getrennt werden, da sich ansonsten die Kälteagglutinine an die Erythrozyten binden, und ihre ursprüngliche Konzentration herabgesetzt wird.
Bei Hämoglobinurie unbekannter Genese und bei Kindern mit positivem direktem Coombstest vom Komplementtyp mit niedrigem Anti-I-Kälteagglutinintiter (bis 64) muss ein Donath-Landsteiner-Test durchgeführt werden. Dabei wird ein Teil des Patientenblutes (z. B. 2 ml) bei 37 °C aufbewahrt, während ein anderer Teil 30 Minuten bei 4 °C gehalten wird und dann auf 37 °C erwärmt wird. Der Test ist positiv, wenn Röhrchen 1 keine Hämolyse, Röhrchen 2 Hämolyse mit Rotverfärbung des Serums zeigt. Der positive Test beweist das Vorliegen einer paroxysmalen Kältehämoglobinurie. Ist er negativ, muss er unter Komplementzugabe (z. B. 5 Tropfen Normalserum) wiederholt werden, da das Patientenserum oft durch starke Hämolyse komplementverarmt sein kann. Bei diesem indirekten Donath-Landsteiner-Test wird Patientenserum warm vom Blutkuchen getrennt, auf 4 Teströhrchen (je 5 Tropfen) verteilt und im Röhrchen 2 und 4 mit jeweils 5 Tropfen Normalserum als Komplementquelle versetzt. In allen Röhrchen wird 1 Tropfen einer 50-prozentigen Erythrozytensuspension der Gruppe $0P_1$ zugegeben. Röhrchen 1 und 2 werden bei 37 °C, Röhrchen 3 und 4 30 Minuten bei 4 °C aufbewahrt und anschließend 1 Stunde bei 37 °C inkubiert. Erst wenn der Test auch in den komplementsupplementierten Ansätzen 3 und 4 negativ bleibt, ist die paroxysmale Kältehämoglobinurie ausgeschlossen.
Die biphasischen Donath-Landsteiner-Antikörper haben in der Regel Anti-P-Spezifität und können deshalb nur von Trägern der Antigene P1 und P2 gebildet werden. Sie reagieren nicht mit P-negativen Zellen.

19.2.5 Therapie

Im Gegensatz zu den wärmeautoantikörperinduzierten AIHA sind hier Kortikosteroide und Splenektomie ohne Wirkung auf das Krankheitsgeschehen. Auch die Wirkung alkylierender Substanzen wie Chlorambucil ist zweifelhaft.

Handelt es sich um eine Begleiterkrankung bei malignen Prozessen, steht die Therapie der Grundkrankheit im Vordergrund. Sekundäre postinfektiöse Erkrankungen wie auch die paroxysmale Kältehämoglobinurie sind in der Regel selbstlimitierend und prognostisch günstig.
Patienten mit idiopathischer Kälteagglutininkrankheit müssen mit ihrer chronischen Anämie zu leben lernen und sich vor Kälte schützen. Lebensbedrohliche Hämolysen sind hier allerdings selten.

19.2.6 Bluttransfusion

Kompatible Blutversorgung ist praktisch nicht möglich, da i-positive bzw. P-negative Erwachsene, die als Blutspender in Betracht kommen, eine extreme Rarität darstellen. Es muss also immer inkompatibel transfundiert werden. Akute hämolytische Transfusionsreaktionen gibt es nicht, aber die transfundierten Erythrozyten werden genauso schnell abgebaut wie die körpereigenen, weshalb nur ein vorübergehender Hb-Anstieg erwartet werden kann. Da die Wirksamkeit der Kälteautoantikörper mit steigender Temperatur abnimmt, sind auf Körpertemperatur erwärmte Erythrozytenkonzentrate Präparate der Wahl (23, 97, 121, 125, 126, 185).

20 Medikamentös bedingte immunhämolytische Anämien

Es sind zahlreiche Medikamente bekannt, die immunhämolytische Anämien auslösen können. Primär lassen sich zwei grundverschiedene Typen der medikamentös bedingten Hämolyse unterscheiden (56).

20.1 Der Alpha-Methyldopa-Typ

Bei diesem Typ treten gegen blutgruppenspezifische Antigene gerichtete Antikörper vom IgG-Typ auf, die sich im Serum des Patienten ohne Medikamentenzugabe mit normalen Testerythrozyten nachweisen lassen. Sie verhalten sich serologisch wie Wärmeautoantikörper und haben sogar Rhesusspezifität, weshalb diese Form der medikamenteninduzierten immunhämolytischen Anämien, die vorzugsweise durch Alpha-Methyldopa, aber auch durch das nichtsteroidale Antirheumatikum Mefenaminsäure ausgelöst werden kann, auch den AIHA vom Wärmeautoantikörpertyp zugerechnet wird. Immer wieder wird hier diskutiert, dass diese Medikamente möglicherweise direkt auf das Immunsystem einwirken und, über Unterdrückung von Suppressorzellklonen, die Entstehung von Autoantikörpern gegen körpereigene Antigene begünstigen könnten. Im Gegensatz zu allen anderen medikamenteninduzierten Hämolysen kann bei dieser Form die Antikörperproduktion das Absetzen der auslösenden Medikamente oft Monate überdauern, der Coombstest kann bis zu 2 Jahren positiv bleiben.

20.2 Die klassische medikamenteninduzierte immunhämolytische Anämie

Beim zweiten Typ, den man auch als den klassischen Typ der medikamenteninduzierten immunhämolytischen Anämien bezeichnen kann, entstehen Antikörper, deren Spezifität gegen das auslösende Medikament gerichtet ist, und die nur bei Zugabe des betreffenden Medikaments im Pati-

Immunhämatologie und klinische Transfusionsmedizin. http://dx.doi.org/10.1016/B978-3-437-31681-4.00020-9

entenserum nachgewiesen werden können. Dieser zweite Typ lässt sich wiederum in zwei pathophysiologisch verschiedene Formen, die Penicillin-Form und die Stibophen-Form, aufgliedern, die sich hinsichtlich Symptomatik und Nachweistechnik unterscheiden. Bei diesem zweiten Typ verschwinden bei beiden Formen die Antikörper relativ rasch nach Absetzen des Medikaments.

20.2.1 Der Penicillin-Typ

Die Penicillin-Form ist über einen Hapten-Protein-Komplex vermittelt. Das Hapten, also das nicht vollwertige Antigen, ist dabei das Penicillin. Es verbindet sich mit Proteinen der Erythrozytenoberfläche. Diese Bindung ist extrem fest, und Penicillin kann selbst durch mehrfache Waschvorgänge nicht von den Erythrozyten abgetrennt werden. Durch diese Bindung wird das Penicillin zum Vollantigen und wirkt immunogen. Bei etwa 3 % der Patienten, die hochdosiert (mehr als 10 Millionen Einheiten) Penicillin über 1–2 Wochen erhalten oder wiederholt intravenös mit Penicillin therapiert werden, wird der direkte Coombstest positiv. Allerdings entwickelt nur ein Teil dieser Patienten eine Hämolyse.
Die Anämie entwickelt sich langsam, da die antikörperbeladenen Erythrozyten in der Milz abgebaut werden. Komplementbeteiligung mit schwerer intravasaler Hämolyse ist selten.
Nach Absetzen des Medikaments hört die Hämolyse rasch auf. Der Coombstest kann 2–3 Monate positiv bleiben.
Die Antikörper gehören vorwiegend der IgG-Klasse an. Der Nachweis freier Penicillinantikörper im Serum und im Eluat gelingt nur, wenn mit penicillinbeladenen Erythrozyten gearbeitet wird.
Auch Cephalosporine und das Sedativum Carbromal können eine immunhämolytische Anämie vom Penicillin-Typ auslösen.

20.2.2 Der Immunkomplex- oder Stibophen-Typ

Die meisten medikamenteninduzierten Hämolysen werden durch Alpha-Methyldopa und Penicillin ausgelöst. Die meisten Medikamente aber, die Hämolysen auslösen, verursachen hämolytische Anämien vom Immunkomplextyp, der nach dem ersten Medikament, bei dem eine derartige Hämolyse beobachtet wurde, auch Stibophen-Typ genannt wird. Wichtig in diesem Zusammenhang sind durchaus zentrale Substanzen wie Phenacetin, Chinidin, Chinin, Paraminosalicylsäure, Sulfonamide, Amidopyrine, Rifampicin, Chlorpromazin, aber auch zahlreiche andere Wirkstoffe wie Diclofenac, Cyanidanol und das mittlerweile deshalb aus dem Verkehr gezogene Nomifensin, das im einstmals weitverbreiteten Antidepressivum Alival® enthalten war (51).
Diese Wirkstoffe verbinden sich mit den Erythrozyten im Gegensatz zum Penicillin nur locker und können durch Waschen von ihnen getrennt werden. Aus dieser lockeren Verbindung von Erythrozyt und Hapten dürfte kaum ein vollwertiges Antigen entstehen. Es wird deshalb angenommen, dass diese kleinmolekularen Medikamente sich mit Plasmaproteinen zu Vollantigenen verbinden, gegen die dann Antikörper produziert werden, die große Affinität zum Medikament haben. Aus Antikörper und Medikament bilden sich Immunkomplexe, die unspezifisch an die Erythrozyten, die an sich innocent bystanders, unschuldige Zuschauer sind, adsorbiert werden. Bei Komplementaktivierung kann es dann zu schweren intravasalen Hämolysen mit Hämoglobinämie, Hämoglobinurie und akutem Nierenversagen kommen, die nicht selten tödlich verlaufen. Nach Absetzen des Medikaments bildet sich die Hämolyse rasch zurück, die Hb-Werte normalisieren sich in 2–3 Wochen, der positive Coombstest verschwindet spätestens nach 2–3 Monaten.

Nicht selten lagern sich diese Immunkomplexe auch unspezifisch an Thrombozyten an, sodass oft Anämie und Thrombozytopenie gleichzeitig bestehen.
Eine Hämolyse kann schon nach Einnahme kleinster Dosen des betreffenden Medikaments auftreten, besonders, wenn der Patient, zum Teil ohne hämolytische Symptome, Vorkontakt zu dem Medikament hatte.
Der verhältnismäßig große Schaden durch relativ kleine Dosen resultiert möglicherweise aus der lockeren Bindung zwischen Immunkomplex und Erythrozyt, die es einem Immunkomplex erlaubt, viele Erythrozyten und/oder Thrombozyten zu zerstören.
Obwohl diese Medikamente von Tausenden von Menschen eingenommen werden, sind klinisch manifeste Hämolysen seltene Ereignisse. Es ist allerdings durchaus denkbar, dass Antikörper häufiger sind als angenommen, für die klinische Manifestation aber eventuell eine besondere Antigenkonstellation der Erythrozyten und/oder Thrombozyten im Sinne der immunologischen Individualität notwendig ist, ohne die eine Anlagerung der Immunkomplexe an die Blutkörperchen nicht erfolgen kann.
Vor diesem Hintergrund scheint es sinnvoll, alle Medikamente, die derartige Hämolysen und Thrombozytendestruktionen auslösen können, wenn sie nicht unbedingt erforderlich und durch andere Wirkstoffe ersetzbar sind, wie das leider nur allzu oft der Fall ist, vom Markt zu nehmen, da nicht abschätzbar ist, wie ein Patient reagieren wird, und die Hämolysen häufig schwer und durchaus auch tödlich sind.
Bei jeder Coombs-positiven Hämolyse, bei der eine Medikamenteninduktion nicht auszuschließen ist, sollten sofort alle Medikamente abgesetzt werden.
Die verantwortlichen Antikörper sind meist komplementbindende IgM-Antikörper. Auf den Patientenerythrozyten kann nur das Komplement nachgewiesen werden. Genau wie beim Penicillintyp erbringen Patientenseren mit Testerythrozyten negative Reaktionen. Erst nach Medikamentenzusatz kommt es zur Agglutination oder zur Hämolyse. Weil im Gegensatz zum Penicillin das hier verantwortliche Medikament nicht an die Erythrozyten bindet, muss es dem Serum-Erythrozyten-Gemisch direkt zugegeben und mit ihm zusammen inkubiert werden. In welcher Konzentration es verwendet werden muss, ist von Fall zu Fall zu klären, und man muss in Vorversuchen ermitteln, in welcher Konzentration das angeschuldigte Medikament Testerythrozyten hämolysiert. Für den Antikörpernachweis muss die Konzentration dann natürlich niedriger gewählt werden. Insgesamt ist die Abklärung medikamenteninduzierter Hämolysen ein schwieriges Problem, zumal oft auch erst im Intermediärstoffwechsel anfallende Abbauprodukte dieser Medikamente, die z. B. aus Patientenurin gewonnen werden können, die Hämolyse auslösen. Einheitliche Rezepte gibt es nicht.

20.3 Die Bluttransfusion

Weder Penicillin noch Medikamente, die Hämolysen vom Stibophen-Typ induzieren, behindern bei den betroffenen Patienten Kreuzprobe, Antigen- und Antikörperbestimmungen. Die Transfusion ist aber nicht unproblematisch. Ist das verursachende Medikament abgesetzt, überleben die transfundierten Erythrozyten meist normal. Es kann aber keinesfalls ausgeschlossen werden, dass noch zirkulierende Immunkomplexe auch transfundierte Zellen zerstören, sodass eine Transfusion zur Aggravierung der Krankheitserscheinungen, z. B. der Nierenschädigung, durchaus beitragen kann. Dies gilt natürlich analog für Thrombozytenkonzentrate bei entsprechender Thrombozytopenie (121, 124).

21 Die paroxysmale nächtliche Hämoglobinurie (PNH)

Der seltenen paroxysmalen nächtlichen Hämoglobinurie (PNH) liegt ein erworbener Defekt der Erythrozytenmembran zugrunde. Diese Erythrozyten sind stark komplementempfindlich, sodass eine mehr oder weniger ausgeprägte antikörperunabhängige intravaskuläre Hämolyse besteht. Es gibt Patienten mit Hämatokritwerten von 20 % und weniger, aber auch solche mit normalem Hämatokrit. Da bei den meisten Patienten gleichzeitig mehr oder weniger ausgeprägte Granulo- und Thrombozytopenien bestehen, die auf eine erhöhte Komplementanfälligkeit auch dieser Zellen zurückzuführen sind, während die Lymphozyten immer normal sind, wird eine erworbene Stammzellschädigung in diesen Reihen als Ursache der PNH diskutiert. Offensichtlich gibt es auch zwei bis drei unterschiedlich gegen Komplement empfindliche Erythrozytenpopulationen, wobei die Schwere des Krankheitsbilds davon abhängt, ob empfindlichere oder weniger empfindlichere Populationen überwiegen. Die erhöhte Komplementempfindlichkeit der Blutplättchen könnte über komplementinduzierte Funktionsmodifikationen für die bei dieser Krankheit erhöhte Thromboseneigung verantwortlich sein.

Der Erkrankungsgipfel liegt zwischen dem 25. und 45. Lebensjahr. Das Leitsymptom, das der Krankheit den Namen gab, ist die nächtliche Hämoglobinurie, für die Erniedrigungen des Blut-pH-Werts und dadurch verstärkte Hämolysen während des Schlafs als Ursache diskutiert werden. Bei einem erheblichen Teil der Patienten ist die Hämoglobinurie aber unabhängig von der Tageszeit, und es gibt auch Fälle ohne Hämoglobinurie. Weitere charakteristische Merkmale der Erkrankung sind die Hämosiderinurie und die im Vergleich zu anderen chronischen Hämolysen niedrigere Retikulozytenzahl.

Diagnostisch beweisend ist der positive Säure-Hämolyse-Test, der nach seinem Entdecker auch Ham-Test genannt wird. Im Test wird das Faktum ausgenutzt, dass PNH-Erythrozyten in frischem Normalserum hämolysieren, und dies besonders stark, wenn das Serum angesäuert ist. Da es immer wieder Normalseren gibt, die dieses Phänomen nicht zeigen, sollte der Säure-Hämolyse-Test grundsätzlich mit zwei verschiedenen Normalseren durchgeführt werden, die selbstverständlich mit den zu untersuchenden PNH-Erythrozyten AB0-kompatibel sein müssen. Die Ansäuerung der Seren auf einen pH von 6,2 erfolgt mit Salzsäure (HCl). Der Ansatz wird mit Patienten- und Kontrollerythrozyten durchgeführt, und es muss außerdem eine Kontrolle mit angesäuertem, 30 Minuten bei 56 °C komplementinaktiviertem Normalserum erstellt werden, da nämlich Kugelzellen in angesäuertem Serum stets, PNH-Erythrozyten nur in Gegenwart von Komplement zerstört werden. Bei der PNH findet sich Hämolyse in Normalseren und in der Autokontrolle, sofern im Patientenserum genügend Komplement vorhanden ist. Dagegen darf in den hitzeinaktivierten Kontrollen keine Hämolyse vorliegen.

Inzwischen ist der Säure-Hämolyse-Test überall da, wo Gelkartentests durchgeführt werden können, durch einen speziellen Gelkartentest abgelöst, der nachweist, ob die Patientenerythrozyten die Moleküle DAF (decay-accelerating factor; CD55) und MIRL (membrane inhibitor of reactive haemolysis; CD59) tragen oder nicht. Eine weitere Alternative ist die Durchflusszytometrie mit

Immunhämatologie und klinische Transfusionsmedizin. http://dx.doi.org/10.1016/B978-3-437-31681-4.00021-0

CD55- und CD59-markierenden Antikörpern (98). Fehlen diese beiden Marker, ist dies beweisend für die PNH.

Die Therapie der PNH war bis vor kurzem unbefriedigend. Androgene können eine Besserung herbeiführen. Eine Splenektomie ist in der Regel ohne Erfolg und kann nicht empfohlen werden. Antikoagulation mit Cumarinderivaten kann die Thromboseneigung herabsetzen und wird daher gern nach Operationen eingesetzt. Heparin kann dagegen bei einigen Patienten die Hämolyse verstärken und ist daher vorsichtig zu handhaben. Der häufig bestehende Eisenmangel sollte gleichfalls vorsichtig behoben werden, da einer zu starken Erythrozytenneubildung oft hämolytische Krisen folgen. Die Transfusionstherapie ist umstritten. Man liegt sicher nicht falsch, wenn man PNH-Patienten mit gewaschenen Erythrozytenkonzentraten versorgt. Durch das Waschen sollen Plasmabestandteile entfernt werden, die für die Komplementaktivierung von Bedeutung sind. Dies ist aber nicht unwidersprochen, und es gibt Autoren, die mit ungewaschenen Erythrozytenkonzentraten gute Transfusionserfolge haben.

PNH-Patienten hatten bisher in der Regel nach Diagnosestellung eine Lebenserwartung von weniger als 10 Jahren. Spontanremissionen kommen allerdings vor, ebenso aber auch Übergänge in eine Panmyelopathie oder eine akute myeloische Leukämie. Wegen der insgesamt schlechten Prognose wird die Knochenmarktransplantation als kurative Therapiemaßnahme diskutiert (23, 56, 121).

Seit einigen Jahren gibt es mit dem monoklonalen Antikörper gegen den Komplementfaktor C5 – Eculizumab – eine Therapie, die über die Blockierung der Komplementkaskade ab C5 die Zahl und Schwere der Hämolysen verringert. Bei 50 % der Patienten wird sogar Transfusionsfreiheit erreicht. Allerdings entwickeln 75 % der Patienten durch C3-Akkumulation einen positiven direkten Coombstest und eine meist milde extravasale Hämolyse. Eculizumab brachte dennoch bei der PNH sowohl eine erhöhte Lebensqualität als auch eine deutliche Verbesserung der Lebenserwartung (25, 87).

22 Die erbliche Vielkernigkeit der Erythroblasten (HEMPAS)

Dieses extrem seltene Erbleiden, bei dem die Erythroblasten zwei- bis mehrfach geteilte Kerne, die Erythrozyten eine Membranstörung aufweisen und dessen Diagnose meist bei Kindern und Jugendlichen mit chronischer Anämie morphologisch gestellt wird, ist in der klinischen Immunhämatologie von einem gewissen differenzialdiagnostischen Interesse in Bezug auf die PNH.
HEMPAS (hereditary erythroblastic multinuclearity with a positive acidified serum test)-Erythrozyten reagieren nämlich mit 20–30 % der angesäuerten Normalseren bei 37 °C mit Hämolyse, zeigen also in einem bestimmten Prozentsatz einen positiven Säure-Hämolyse-Test. Die Hämolyse wird nach Enzymbehandlung der Erythrozyten verstärkt. Bei 4 °C kommt es mit den gleichen Seren zur Erythrozytenagglutination. Die Reaktion ist also antikörpervermittelt. Diese Anti-HEMPAS-Antikörper, die sich in praktisch allen Normalseren finden, fehlen im Serum der HEMPAS-Patienten, weshalb die Autokontrolle des Säure-Hämolyse-Testes hier stets negativ bleibt, was für die differenzialdiagnostische Abgrenzung zur PNH von einiger Bedeutung ist.
Übrigens ist die Anämie der HEMPAS-Patienten wesentlich durch den Abbau defekter Erythroblasten und somit durch ungenügenden Erythrozytennachschub bedingt. Dagegen ist die Hämolyse der membrandefekten reifen Erythrozyten gering ausgeprägt. Auf HEMPAS-Erythrozyten persistiert das fetale i-Antigen.
Da die Betroffenen meist nur eine geringgradige Anämie aufweisen, sind Transfusionen selten nötig. Im Transfusionsfall sollten auf jeden Fall Erythrozytenkonzentrate, eventuell sogar gewaschene Erythrozytenkonzentrate appliziert werden, um möglichst wenig HEMPAS-Antikörper zuzuführen (23, 121).

Immunhämatologie und klinische Transfusionsmedizin. http://dx.doi.org/10.1016/B978-3-437-31681-4.00022-2

23 Rechtliche Grundlagen

23.1 Gesetze

Die entscheidenden Gesetze für den Transfusionsmediziner sind das Arzneimittelgesetz (AMG) und das Transfusionsgesetz (TFG). Das AMG ist das zentrale Gesetz des Arzneimittelrechts. Seine Erstfassung trat 1961 in Kraft. Es wurde erstellt, weil die Römischen Verträge zur Angleichung der europäischen Rechtsvorschriften ein nationales Arzneimittelrecht forderten, über das Deutschland als einziges Mitglied der Europäischen Wirtschaftsgemeinschaft (EWG) bis dahin nicht verfügte. Das AMG von 1961 enthielt zunächst noch keine Verpflichtung zur Prüfung der Wirksamkeit und Sicherheit von Medikamenten, sondern sah nur deren Registrierung vor. Die Weiterentwicklung des Arzneimittelrechts wurde in den folgenden Jahrzehnten vor allem in Folge zweier großer Arzneimittelkatastrophen vorangetrieben. Zunächst kam es um 1960 zu einer dramatischen Häufung von schweren Fehlbildungen oder von völligem Fehlen von Gliedmaßen und Organen bei Neugeborenen im Zusammenhang mit der Einnahme des Schlafmittels Thalidomid (Contergan) durch die Mutter während der Schwangerschaft, bis Contergan im November 1961 vom Markt genommen wurde. Die zweite Arzneimittelkatastrophe war die Übertragung von HIV, die erst mit der Einführung von Anti-HIV-Screeningtests 1985 zurückgedrängt und im sogenannten Blutskandal von 1993 politisch aufgearbeitet wurde. In dessen Folge entstand auch das TFG, das 1998 in Kraft trat (43, 44).

Heute regelt das AMG die Grundsätze der Arzneimittelherstellung und -prüfung und der Überwachung der Arzneimittelsicherheit. Das AMG enthält auch gesetzliche Bestimmungen zur Regelung der Herstellungserlaubnis und der Zulassung von Arzneimitteln sowie zur Produkthaftpflicht der Hersteller. Das TFG ist als Ergänzungsgesetz zum AMG anzusehen. In seinem Mittelpunkt stehen die gesundheitlichen Integritätsinteressen der Blutspender und der Empfänger von Blutkomponenten und Plasmaderivaten. Viele Änderungen und Weiterentwicklungen der gesetzlichen Grundlagen des deutschen Arzneimittel- und Transfusionsrechts gehen heute von EU-Richtlinien aus – Rechtsetzungen der Europäischen Union, die an die Mitgliedstaaten gerichtet und von diesen in eine nationale Gesetzgebung umzusetzen sind. Für das Transfusionswesen sind mehrere

Immunhämatologie und klinische Transfusionsmedizin. http://dx.doi.org/10.1016/B978-3-437-31681-4.00023-4

Richtlinien der EU bedeutsam, die sich mit Qualitäts- und Sicherheitsstandards für die Gewinnung, Testung, Verarbeitung, Lagerung und Verteilung von menschlichem Blut und Blutbestandteilen einerseits, von Geweben und Zellen andererseits sowie mit Rückverfolgungsverfahren, der Meldung ernster Zwischenfälle und ernster unerwünschter Reaktionen sowie mit dem Qualitätssicherungssystemen für Blutspendeeinrichtungen beschäftigen.

23.2 Begriffe

Zum Verständnis geltender gesetzlicher Vorschriften müssen zunächst einige gesetzlich definierte Begriffe (Legaldefinitionen) erklärt werden.

Arzneimittel. Der Arzneimittelbegriff des AMG ist außerordentlich weit gespannt. Arzneimittel sind Stoffe und Zubereitungen aus Stoffen, die dazu bestimmt sind, durch Anwendung am oder im menschlichen Körper einen der in § 2 Abs. 1 AMG näher beschriebenen Zwecke zu erfüllen. Arzneimittel sind aber auch Diagnostika sowie Mittel zur Anwendung am Tier. Blut und Blutbestandteile sind als menschliche Körperbestandteile Stoffe im Sinne von § 3 Nr. 3 AMG, die insbesondere dann zum Arzneimittel werden, wenn sie dazu bestimmt sind, vom menschlichen Körper erzeugte Wirkstoffe oder Körperflüssigkeiten zu ersetzen.

Wirkstoffe. Wirkstoffe sind nach § 4 Abs. 19 AMG Stoffe, die dazu bestimmt sind, bei der Herstellung von Arzneimitteln als arzneilich wirksame Bestandteile verwendet zu werden oder bei ihrer Verwendung in der Arzneimittelherstellung zu arzneilich wirksamen Bestandteilen der Arzneimittel zu werden.

Inverkehrbringen – Abgabe. Im Arzneimittelrecht spielt der Begriff des Inverkehrbringens eine zentrale Rolle. Inverkehrbringen umfasst nach § 4 Abs. 17 AMG das Vorrätighalten zum Verkauf oder zu sonstiger Abgabe, das Feilhalten, das Feilbieten und die Abgabe an andere. Unter Abgabe versteht das AMG die Einräumung der Verfügungsgewalt an einen anderen durch körperliche Überlassung des Arzneimittels. Eine Abgabe liegt demnach vor, wenn die Person, die das Arzneimittel herstellt, eine andere ist als die, die es anwendet. Der Begriff des Inverkehrbringens ist also etwas weiter gefasst als der der Abgabe, er umfasst auch die Verhaltensweisen, die auf die Abgabe hinzielen. In der Praxis hat das wenige Konsequenzen. Wenn ein Arzt ein Arzneimittel selbst herstellt und anwendet, wird das Arzneimittel nicht in Verkehr gebracht (vgl. § 13 Abs. 1 S. 3 AMG). Gleiches gilt, wenn das Arzneimittel im unmittelbaren Einwirkungsbereich des Arztes durch weisungsgebundene Hilfskräfte oder durch den Patienten selbst angewendet wird. Wird aber das Arzneimittel anderen Ärzten oder auch „nur" dem Patienten mit nach Hause gegeben, wechselt die Verfügungsgewalt über das Arzneimittel und es wird in Verkehr gebracht. Keine Abgabe an andere liegt allerdings vor, wenn innerhalb einer Krankenhausabteilung, also im Weisungsbereich eines leitenden Arztes, verschiedene weisungsgebundene Ärzte das Arzneimittel herstellen und anwenden.

Spende. Spende ist nach § 2 Nr. 1 TFG die bei einem Menschen entnommene Menge an Blut oder Blutbestandteilen, die Wirkstoff oder Arzneimittel ist oder zur Herstellung von Wirkstoffen oder Arzneimitteln und anderen Produkten zur Anwendung bei Menschen bestimmt ist. Dieses Blut oder diese Blutbestandteile müssen dem Menschen oder bei ihm (z. B. Nabelschnurblut) entnommen worden sein. Das Produkt eines Entnahmevorgangs von tierischem Blut ist ebenso wenig Spende wie jedes daraus hergestellte Arzneimittel. Die Blutentnahme beim Menschen zu diagnostischen Zwecken fällt nicht unter das TFG, wohl aber die Blutentnahme zur Herstellung eines

Diagnostikums. Das TFG definiert den Begriff der Spende also nicht vollumfänglich selbst, sondern verweist auf die Begriffe Wirkstoff und Arzneimittel des AMG. Änderungen dieser Begriffe wirken sich dadurch unmittelbar auf den Anwendungsbereich des TFG aus. Ergänzend definiert § 2 Nr. 2 TFG, dass Spendeeinrichtung eine Einrichtung ist, durch die Spenden entnommen werden oder deren Tätigkeit auf die Entnahme von Spenden und, soweit diese zur Anwendung bestimmt sind, auf deren Testung, Verarbeitung, Lagerung und das Inverkehrbringen gerichtet ist.

Blutprodukt. Der Begriff Blutprodukt erfasst nach § 2 Nr. 3 TFG Blutzubereitungen im Sinne des § 4 Abs. 2 AMG, Sera aus menschlichem Blut im Sinne des § 4 Abs. 3 AMG und Blutbestandteile, die zur Herstellung von Wirkstoffen oder Arzneimitteln bestimmt sind. In der Transfusionsmedizin hat sich die Unterscheidung zwischen Blutkomponenten und Plasmaderivaten als unter praktischen Gesichtspunkten sehr geeignet erwiesen. Diese Begriffe finden sich allerdings in AMG und TFG nicht. Sie werden vom Begriff Blutprodukt umfasst.

Herstellungserlaubnis. Nach § 13 Abs. 1 S. 1 AMG bedarf derjenige einer Herstellungserlaubnis, der Arzneimittel, Testsera oder Testantigene, Wirkstoffe, die menschlicher, tierischer oder mikrobieller Herkunft sind oder die auf gentechnischem Wege hergestellt werden, oder andere zur Arzneimittelherstellung bestimmte Stoffe menschlicher Herkunft „gewerbs- oder berufsmäßig" herstellt. Die sachlich zuständige Behörde wird durch Landesrecht bestimmt. Eine Herstellungserlaubnis kann nur auf Antrag erteilt werden und bedarf der vorherigen behördlichen Inspektion der Spendeeinrichtung. Bei der Inspektion und der Erteilung einer Herstellungserlaubnis ist das Paul-Ehrlich-Institut (PEI) hinzuzuziehen. Wenn keine Herstellungserlaubnis erforderlich ist, ist die Herstellung von Arzneimitteln nach § 67 AMG der Aufsichtsbehörde anzuzeigen.

Zulassung. Wird ein Arzneimittel zum Zwecke der Abgabe an andere im Voraus hergestellt und in einer für den Verbraucher bestimmten Packung in Verkehr gebracht, handelt es sich um ein Fertigarzneimittel, das der Zulassung nach §§ 21 ff. AMG bedarf. Von der Zulassungspflicht ausgenommen ist die Eigenblutspende – hier ist der Spender auch der Empfänger – und die gerichtete Herstellung, wie z. B. von Thrombozytenkonzentraten von der Mutter bei neonataler Alloimmunthrombopenie – hier ist der Empfänger zum Zeitpunkt der Herstellung schon bekannt, es wird also nicht im Voraus hergestellt. Auch die Verwandtenspende, die von wenigen Ausnahmen – wie z. B. der Alloimmunthrombopenie – abgesehen, kontraindiziert ist, bedarf keiner Zulassung. Zuständige Behörde für die Zulassung eines Fertigarzneimittels, das Blut ist oder Blutbestandteile als wirksame Bestandteile enthält, ist das PEI.

Gewebe, Gewebezubereitungen und Stammzellzubereitungen. Gewebe sind nach § 1a Nr. 4 des Transplantationsgesetzes (TPG) alle aus Zellen bestehenden Bestandteile des menschlichen Körpers, die keine Organe im Sinne des TPG sind, einschließlich einzelner menschlicher Zellen. Blut und Blutbestandteile sind ausdrücklich keine Gewebe. Dagegen wird Knochenmark zu den Geweben gezählt. Gewebezubereitungen sind nach § 4 Abs. 30 AMG Arzneimittel, die Gewebe im Sinne von § 1a Nr. 4 TPG sind oder aus solchen Geweben hergestellt worden sind. Eine Gewebeeinrichtung ist eine Einrichtung, die Gewebe zum Zwecke der Übertragung entnimmt, untersucht, aufbereitet, be- oder verarbeitet, konserviert, kennzeichnet, verpackt, aufbewahrt oder an andere abgibt. Für die Gewinnung von Geweben im Sinne von § 1a Nr. 4 TPG und für die Durchführung der damit verbundenen Laboruntersuchungen ist eine Erlaubnis nach § 20b AMG erforderlich. Zusätzlich ist für die Be- oder Verarbeitung, Konservierung, Lagerung oder das Inverkehrbringen von Gewebe oder Gewebezubereitungen eine Erlaubnis nach § 20c AMG erforderlich, die, wie es im Gesetz heißt, an die Voraussetzungen geknüpft ist, dass die Gewebe oder Gewebezubereitungen nicht mit industriellen Verfahren be- oder verarbeitet werden und dass deren

wesentliche Be- oder Verarbeitungsverfahren in der Europäischen Union hinreichend bekannt sind. Anderenfalls ist eine Erlaubnis nach § 13 AMG erforderlich. Die Erlaubnisse nach den §§ 20b und 20c AMG werden von der zuständigen Landesbehörde ausgestellt.
Daneben wurde für Gewebe und Gewebezubereitungen über den § 21a AMG eine Genehmigungspflicht bei der zuständigen Bundesoberbehörde, dem PEI, eingeführt. Das Genehmigungsverfahren ähnelt sehr stark dem Zulassungsverfahren für Fertigarzneimittel. Allerdings sollen hierbei weniger die Spezifikationen im Mittelpunkt stehen. Vorrangig geht es darum, die kritischen Verarbeitungsverfahren daraufhin zu bewerten, dass die Verfahren die Gewebe nicht klinisch unwirksam oder schädlich für die Patienten machen. Stammzellen zur hämatopoetischen Regeneration finden sich in Blut, in Nabelschnurblut und im Knochenmark. Soweit sie aus Blut oder Nabelschnurblut konzentriert werden, gelten die Regelungen des AMG und des TFG. Soweit sie aus Knochenmark aufbereitet werden, gelten dagegen die Regeln des AMG und des TPG. So beinhaltet z. B. das TPG in § 8a detaillierte Regelungen der Voraussetzungen, unter denen die Entnahme von Knochenmark bei minderjährigen Spendern zulässig ist. Insgesamt ist die Situation inzwischen sehr unübersichtlich. Auf Landesebene ist für die Gewinnung von Stammzellen aus Blut oder aus Nabelschnurblut eine Herstellungserlaubnis nach § 13 AMG erforderlich. Für die Gewinnung von Stammzellen aus Knochenmark hingegen ist die Erlaubnis nach den §§ 20b und 20c nötig. Auf der Ebene der Bundesoberbehörde dagegen sind alle Stammzellzubereitungen, auch diejenigen aus Blut und Nabelschnurblut, die zur autologen oder zur gerichteten allogenen Anwendung gedacht sind, einem Genehmigungsverfahren nach § 21a AMG zu unterziehen. Die ungerichtet eingelagerten allogenen Stammzellzubereitungen aus Nabelschnurblut sind als Einzige nach § 21 AMG als Fertigarzneimittel zuzulassen.

23.3 Institutionen

Die für den Transfusionsmediziner in Deutschland wichtigsten Institutionen sind die für die verschiedenen Aspekte des Arzneimittelrechts und der Hämotherapie zuständigen Bundes- und Landesbehörden.

Paul-Ehrlich-Institut (PEI). Das PEI ist die für den Transfusionsmediziner wichtigste Bundesbehörde. Sie ist nach § 77 Abs. 2 AMG für Sera, Impfstoffe, Blutzubereitungen, Knochenmarkzubereitungen, Gewebezubereitungen, Gewebe, Allergene, Arzneimittel für neuartige Therapien, xenogene Arzneimittel und gentechnisch hergestellte Blutbestandteile zuständig. Das PEI führt insbesondere die Zulassungsverfahren nach § 21 AMG bzw. die Genehmigungsverfahren nach § 21a AMG sowie Stufenplanverfahren zur Abwehr von Arzneimittelrisiken für die genannten Arzneimittel durch. Vertreter des PEI beteiligen sich an Auditierungen von Spendeeinrichtungen durch die Landesbehörden. Die Risikokommunikation nach den §§ 16, 19 und 20 TFG ist mit dem PEI zu führen (➤ Kap. 23.6). Außerdem sind die Jahresberichte nach § 21 TFG an das PEI zu senden (➤ Kap. 23.6 Meldewesen).

Bundesinstitut für Arzneimittel und Medizinprodukte (BfArM). Das BfArM ist für die Durchführung des AMG hinsichtlich aller Arzneimittel und Medizinprodukte zuständig, soweit dies nicht andere Bundesbehörden sind, z. B. das PEI. Der Transfusionsmediziner hat insbesondere mit dem BfArM zu tun, insoweit er bei seiner Tätigkeit Medizinprodukte verwendet.

Robert Koch-Institut (RKI). Das RKI ist die zentrale Einrichtung der Bundesregierung auf dem Gebiet der Krankheitsüberwachung und -prävention und damit auch die zentrale Einrichtung des Bundes auf dem Gebiet der anwendungs- und maßnahmenorientierten biomedizinischen Forschung. Die Kernaufgaben des RKI sind die Erkennung, Verhütung und Bekämpfung von Krankheiten, insbesondere der Infektionskrankheiten. An das RKI sind die epidemiologischen Berichte der Spendeeinrichtungen nach § 22 TFG zu senden (➤ Kap. 23.6 Meldewesen).

Arbeitskreis Blut (AK Blut). Der AK Blut ist ein Expertengremium nach § 24 TFG, das die Bundesregierung in Fragen der Sicherheit bei der Gewinnung und Anwendung von Blut und Blutprodukten berät, und dessen Geschäftsstelle am Robert Koch-Institut angesiedelt ist. Der AK Blut äußert sich in Voten und Stellungnahmen zu aktuellen Fragen der Transfusionsmedizin, der Hämotherapie und der Sicherheit von Blutprodukten. Sehr wichtig sind z. B. die Voten zur Gestaltung der Diagnostik bei positiven Befunden im Infektionsscreening und der Rückverfolgungsverfahren bei Verdacht auf Infektionsübertragung durch Blutprodukte, die ganz exakt die notwendigen Probenentnahmen und Untersuchungen regeln.

Landesbehörden. Welche Landesbehörde mit den arzneimittelrechtlichen Überwachungsaufgaben betraut ist, regelt jedes Bundesland eigenständig. Die wesentlichste Aufgabe der Landesbehörden im Zusammenhang mit Blutprodukten ist die Inspektion der Spendeeinrichtungen und die Erteilung von Herstellungserlaubnissen nach § 13 AMG oder von Genehmigungen nach den §§ 21 b und c AMG. Des Weiteren schreiten die Landesbehörden auf Veranlassung des PEI oder des RKI ein, wenn die Berichte nach den §§ 21 bzw. 22 TFG nicht erstellt werden. Die Landesbehörden sind also die eigentlichen Exekutivorgane des Staates im Arzneimittel- und Transfusionsrecht.

Bundesärztekammer (BÄK). Die Bundesärztekammer ist an der Gestaltung der Hämotherapie insofern beteiligt, als sie Richtlinien und Leitlinien erstellt. Dabei sind diejenigen Richtlinien, die nach dem in den §§ 12a und 18 des TFG geregelten Verfahren zustande kommen und sich auch auf diese Paragrafen beziehen, in ihrer forensischen Bedeutung streng von den übrigen Richtlinien und den Leitlinien der BÄK zu trennen (➤ Kap. 23.4).

Landesärztekammern. Die Landesärztekammern erhalten jährlich Berichte der Qualitätsbeauftragten aus denjenigen Einrichtungen, die Hämotherapie in solchem Umfang betreiben, dass sie nach den Hämotherapie-Richtlinien einen Qualitätsbeauftragten benötigen. Macht dieser die Landesärztekammer auf Mängel im Qualitätssicherungssystem des Trägers der Einrichtung aufmerksam, muss die Kammer auf den Träger einwirken, diese Mängel abzustellen.

23.4 Richt- und Leitlinien der Bundesärztekammer

Nach den §§ 12a und 18 TFG hat die Bundesärztekammer (BÄK) im Einvernehmen mit dem Paul-Ehrlich-Institut (PEI) als zuständige Bundesoberbehörde und nach Anhörung von Sachverständigen in Richtlinien Standards für die Hämotherapie festzustellen.
Die sicherlich wichtigsten Richtlinien der BÄK sind die *„Richtlinien zur Gewinnung von Blut und Blutbestandteilen und zur Anwendung von Blutprodukten (Hämotherapie)“* (157, 158, 159, 160). Denn der Gesetzgeber hat im jeweiligen Absatz 2 der §§ 12a und 18 TFG die *widerlegliche Vermutung* aufgestellt, dass der Standard eingehalten worden ist, „wenn und soweit die Richtlinien der Bundesärztekammer nach Absatz 1 beachtet worden sind“. Aufgrund dieser gesetzlichen Regelung bewirkt die Einhaltung des in den Richtlinien niedergelegten Standards eine sehr weitreichende *Haftungsimmunisierung* des Arztes. Die Kehrseite der Medaille ist der Verstoß gegen die Richtlinien. Dieser führt als *grober Behandlungsfehler* regelmäßig zur Umkehr der Beweislast,

denn ein Verstoß gegen den „allgemein anerkannten Standard“ in der Hämotherapie ist im Sinne der ständigen Rechtsprechung des Bundesgerichtshofs zum groben Behandlungsfehler ein „eindeutiger Verstoß gegen bewährte ärztliche Behandlungsregeln“, der zugleich „aus objektiver Sicht nicht mehr verständlich erscheint, weil er einem Arzt schlechterdings nicht unterlaufen darf“ (44). Die von der BÄK zum Thema Indikationsstellung erarbeiteten *„Querschnitts-Leitlinien zur Therapie mit Blutkomponenten und Plasmaderivaten“* nehmen an der Vermutungswirkung des TFG dagegen nicht teil (151). Sie bewegen sich deshalb – wie alle Leitlinien in der Medizin – haftungsrechtlich auf einer Skala zwischen gänzlicher Unverbindlichkeit und strikter Verbindlichkeit, wobei für die Einordnung der zu beurteilenden Leitlinien deren Qualität und Aktualität ausschlaggebend sind (44).

Derzeit werden die fachlichen Anforderungen an die Spenderauswahl und die Gewinnung von Blut und Blutbestandteilen insbesondere durch die Hämotherapie-Richtlinien nach § 12a TFG geregelt. Allerdings hat der Gesetzgeber im Jahr 2007 mit § 12 TFG eine *Verordnungsermächtigung* für das Bundesministerium für Gesundheit normiert. Hiernach darf das BMG das Blutspendewesen im Verordnungsweg reglementieren, sofern und soweit die Selbstverwaltung der Ärzteschaft über die Hämotherapie-Richtlinien „versagt“ hat. Von der Verordnungsermächtigung des § 12 TFG wurde allerdings bisher kein Gebrauch gemacht.

23.5 Dokumentation der Anwendung von Blutprodukten

Alle Blutprodukte unterliegen der ärztlichen Verschreibungspflicht. Indikationsstellung und begleitende bzw. vorbereitende Laboruntersuchungen richten sich nach dem Stand der medizinischen Wissenschaft und Technik und sind ausreichend zu dokumentieren. Zu den Inhalten der Dokumentation gehört insbesondere die Aufklärung des Patienten über die geplante Hämotherapie und deren Risiken, gegebenenfalls über die Alternative der autologen Hämotherapie und das erteilte Einverständnis des Patienten. Beides sollte unbedingt schriftlich erfolgen. Ebenso muss aus den Krankenunterlagen auch nachträglich ersichtlich sein, warum die Indikation zur Gabe bestimmter Blutkomponenten und Plasmaderivate gestellt wurde.

Ein weiterer Hauptzweck der Dokumentation besteht in der Schaffung der Grundlage, auf der eventuell später einmal notwendige Rückverfolgungsverfahren unverzüglich und lückenlos durchgeführt werden können. So einfach sich dies schreibt, so schwierig ist es gerade in großen Einrichtungen, tatsächlich zu erreichen, dass diese Dokumentation lückenlos vorliegt. Besonders schwierig ist es vor allem bei Plasmaderivaten, bei denen zahlreiche Packungen mit gleicher Chargennummer zunächst ohne Patientenbezug in Operationssäle, auf Stationen und in Polikliniken gehen, an all diesen Stellen eine Dokumentation anzulegen, die es später erlaubt, wirklich lückenlos jeden behandelten Empfänger benennen zu können.

Während die allgemeine Aufbewahrungsfrist für die Dokumentation nach § 14 Abs. 3 TFG 15 Jahre beträgt, ist sie für die Dokumentationsbestandteile, die für Rückverfolgungsmaßnahmen benötigt werden, auf 30 Jahre verlängert worden. In der Praxis bedeutet dies jedoch in aller Regel, dass die gesamte Patientenakte ebenso wie alle Unterlagen, die produktbezogen zu den Empfängern finden lassen, 30 Jahre aufzubewahren sind. Man muss daher bis auf Weiteres auch von einer alleinigen EDV-Dokumentation strikt abraten, denn bisher hat noch kein EDV-Programm 30 Jahre überdauert.

23.6 Risikokommunikation, Rückverfolgung und Meldewesen

Begriffe. Im TFG und im AMG spielen inzwischen vier zu unterscheidende Begriffe zur Erfassung unerwarteter Geschehnisse und Komplikationen im Zusammenhang mit der Gabe von Blutprodukten eine Rolle.

Der Begriff **„unerwünschtes Ereignis"** ist nicht gesetzlich definiert, sondern taucht bei der Definition der weiteren Begriffe auf und umfasst alle unerwarteten Geschehnisse, die den Patienten beeinträchtigen oder auch nur beeinträchtigen könnten und in irgendeinem Zusammenhang mit der Sicherheit und Qualität von Blutprodukten stehen.

Der Begriff **„schwerwiegender Zwischenfall"** umfasst nach § 63i Abs. 6 AMG solche unerwünschten Ereignisse im Zusammenhang mit der Gewinnung, Untersuchung, Aufbereitung, Be- oder Verarbeitung, Konservierung, Aufbewahrung oder Abgabe von Geweben oder Blutzubereitungen, die die Übertragung einer ansteckenden Krankheit, den Tod oder einen lebensbedrohenden Zustand, eine Behinderung oder einen Fähigkeitsverlust von Patienten zur Folge haben könnten oder einen Krankenhausaufenthalt erforderlich machen oder verlängern könnten oder zu einer Erkrankung führen oder diese verlängern könnten. Wird der Patient dagegen tatsächlich beeinträchtigt, greifen die Begriffe „schwerwiegende unerwünschte Reaktion" und „schwerwiegende Nebenwirkung" ein.

Die Begriffe **„unerwünschte Reaktion"** und **„Nebenwirkung"** sind inhaltlich identisch. Sie umfassen nach einer kürzlich erfolgten Änderung des AMG nicht mehr nur die beim bestimmungsgemäßen Gebrauch eines Arzneimittels auftretenden schädlichen unbeabsichtigten Reaktionen, sondern alle schädlichen unbeabsichtigten Reaktionen. Damit sind jetzt auch die Folgen einer Konservenverwechslung, die ja ein nicht-bestimmungsgemäßer Gebrauch ist, umfasst. Auch die Folgen einer Konservenverwechslung sind seither meldepflichtig. Von „unerwünschten Reaktionen" spricht der Gesetzgeber bei Blutzubereitungen und von „Nebenwirkungen" bei allen übrigen Blutprodukten. Nebenwirkung ist eine Reaktion, die schädlich und unbeabsichtigt ist und bei Dosierungen auftritt, wie sie normalerweise beim Menschen zur Prophylaxe, Diagnose oder Therapie von Krankheiten oder für die Änderung der physiologischen Funktion verwendet werden. Als Nebenwirkung ist auch der Wirkverlust zu melden, der aufgrund einer Wechselwirkung auftritt. In bestimmten Fällen ist z. B. bei Sera, Impfstoffen und Blutzubereitungen die fehlende oder unzureichende Wirkung zu melden, wenn der begründete Verdacht besteht, dass hieraus gesundheitliche Schäden resultieren.

Eine **„schwerwiegende Nebenwirkung"** bedeutet eine Nebenwirkung, die tödlich oder lebensbedrohlich ist, eine stationäre Behandlung oder Verlängerung einer stationären Behandlung zur Folge hat, zu bleibender oder schwerwiegender Behinderung oder Invalidität führt oder eine kongenitale Anomalie bzw. ein Geburtsfehler ist. Eine **„schwerwiegende unerwünschte Reaktion"** ist eine unbeabsichtigte Reaktion, einschließlich einer übertragbaren Krankheit, beim Spender oder Empfänger im Zusammenhang mit der Gewinnung von Blut oder der Übertragung von Blutzubereitungen, die tödlich oder lebensbedrohend verläuft, eine Behinderung oder einen Fähigkeitsverlust zur Folge hat oder einen Krankenhausaufenthalt erforderlich macht oder verlängert oder zu einer Erkrankung führt oder diese verlängert.

Kommunikationswege nach dem TFG. Für die Risikokommunikation nach dem TFG gelten unterschiedliche Regelungen, je nachdem, ob es sich um schwerwiegende unerwünschte Reaktionen/Nebenwirkungen oder um nicht schwerwiegende unerwünschte Reaktionen/Nebenwirkun-

gen handelt oder aber um solche unerwünschten Ereignisse, die auf nicht bestimmungsgemäßem Gebrauch beruhen. Dabei sind die Unterrichtungspflichten nach § 16 TFG, die speziellen Regelungen zur Rückverfolgung nach § 19 TFG und die Normierung der Mitteilungspflichten zwischen den Behörden in § 25 TFG zu beachten.
Über alle Fälle unerwünschter Ereignisse, unerwünschter Reaktionen/Nebenwirkungen und Behandlungsfehler ist zunächst nach § 16 Abs. 1 TFG im Rahmen der Festlegungen des einrichtungsinternen QM-Systems zu unterrichten (interne Risikokommunikation), wobei das TFG hier die Unterrichtung des Transfusionsverantwortlichen und des zuständigen Transfusionsbeauftragten ausdrücklich vorschlägt. Auszugehen hat die Unterrichtung von der behandelnden ärztlichen Person. Diese Festlegung ist unglücklich, da ja auch eine andere als die anwendende ärztliche Person erstmals ein intern meldepflichtiges Ereignis feststellen kann. Dann muss diese die Unterrichtungspflichten auf sich nehmen.
Von jeder unerwünschten Reaktion/Nebenwirkung ist nach § 16 Abs. 2 TFG weiter der pharmazeutische Unternehmer zu unterrichten, im Falle einer schwerwiegenden unerwünschten Reaktion/Nebenwirkung zusätzlich direkt die zuständige Bundesoberbehörde (externe Risikokommunikation). Dies ist bei Blutprodukten das PEI. Die Unterrichtungen haben unverzüglich zu erfolgen. Die notwendigen Angaben sind ebenfalls in § 16 Abs. 2 TFG definiert. Ausdrücklich hebt die Unterrichtungspflicht des § 16 TFG auf alle Blutprodukte und auch die gentechnisch hergestellten Plasmaproteine ab.
Von der Pflicht zur Risikokommunikation nach außen sind die unerwünschten Ereignisse, die auf Behandlungsfehler zurückgehen – insbesondere hämolytische Transfusionsreaktionen durch Konservenverwechslung – inzwischen auch betroffen. Gerade sie sind aber unbedingt auch einrichtungsintern denjenigen zu berichten, die Organisationsverantwortung tragen, also dem Transfusionsverantwortlichen und dem Transfusionsbeauftragten, damit diese Gelegenheit erhalten, Organisationsfehler zu erkennen und notwendige Schulungsmaßnahmen zu ergreifen.

Rückverfolgung. Das Verfahren der Rückverfolgung ist in den §§ 19 und 20 TFG geregelt, das Rückverfolgungsverfahren ausgehend vom Spender in § 19 Abs. 1 TFG (Look-back) und das Rückverfolgungsverfahren ausgehend vom Empfänger eines Blutprodukts in § 19 Abs. 2 und 3 TFG (Trace-back). Das Rückverfolgungsverfahren hat zum Ziel, Infektionsübertragungen durch noch nicht angewendete Blutprodukte zu verhindern und stattgefundene Infektionen durch Blutprodukte aufzuklären. Detailliertere Regelungen zur Rückverfolgung finden sich in Voten des Arbeitskreises Blut, die unbedingt einzuhalten sind, sofern die §§ 19 und 20 TFG nichts anderes bestimmen.
Im Detail zu beachten sind die Definitionen der als infektiös verdächtigen Spende, der gesichert infektiösen Spende und der gesicherten Infektion beim Empfänger. Die Voten des AK Blut beinhalten auch genaue Untersuchungsschemata und Festlegungen zur Notwendigkeit von Kontrollblutproben.
Die Rückverfolgungsverpflichtung trifft jede Einrichtung der Krankenversorgung, also auch die einzelne Arztpraxis, selbst wenn dort die Ursache der Infektion nicht gesetzt worden ist. Dabei findet die Unterrichtungspflicht des § 16 Abs. 2 TFG entsprechende Anwendung. Die Einrichtung der Krankenversorgung muss den pharmazeutischen Unternehmer jedes in Verdacht gekommenen Arzneimittels und immer auch die zuständige Bundesoberbehörde unterrichten. Weder Patient noch Spender können zu einer Nachuntersuchung gezwungen werden. Vielmehr gelten hier das Prinzip der Freiwilligkeit sowie die gesetzlich normierte Verpflichtung zur eingehenden Aufklärung und Beratung. Hinsichtlich der Unterrichtung über Untersuchungsbefunde ist unbedingt zwischen potenziell infizierten und sicher infizierten Personen zu unterscheiden. Wichtige Hin-

weise, wie diese Unterscheidung im Einzelnen zu treffen ist, finden sich ebenfalls in den Voten des AK Blut.

Meldewesen. Die Träger der Spendeeinrichtungen, die pharmazeutischen Unternehmer und die Einrichtungen der Krankenversorgung haben nach § 21 TFG jährlich die Mengenangaben über den Umfang der Gewinnung von Blut und Blutbestandteilen, die Herstellung, den Import und Export sowie den Verbrauch von Blutprodukten und Plasmaproteinen dem PEI zu melden. Die Angaben zu den gentechnisch hergestellten Plasmaproteinen werden benötigt, um die Entwicklung der Anwendung dieser Produkte beobachten und den zukünftigen Bedarf an humanem Plasma besser abschätzen zu können. Zusätzlich ist die Anzahl der behandelten Personen mit angeborenen Hämostasestörungen, v. a. die Zahl der behandelten Hämophilen, zu melden.
Nach § 22 Abs. 1 S. 1 TFG haben die Spendeeinrichtungen vierteljährlich unter Angabe der Gesamtzahl der getesteten Personen eine Liste über die Anzahl der spendenden Personen, die auf einen Infektionsmarker bestätigt positiv getestet worden sind, zu erstellen, die dem Robert Koch-Institut zuzuleiten ist. Die Zahlenangaben sind nach den verschiedenen Infektionsmarkern, auf die getestet wird, nach Erstspendewilligen, Erst- und Wiederholungsspendern, nach Geschlecht und Alter zu differenzieren.

23.7 Verantwortungsträger

Transfusionsverantwortlicher, Transfusionsbeauftragte. Die weitreichendste Neuerung, die das TFG in die Hämotherapie eingeführt hat, ist die Notwendigkeit, ein Qualitätssicherungssystem in der Anwendung von Blutprodukten einzurichten und weiterzuentwickeln. Der Gesetzgeber hat wesentliche Eckpunkte dazu in § 15 TFG selbst festgelegt. Vor allem sind vom Träger *natürliche Personen als Verantwortungsträger* zu bestellen. Mindestens ist in *jeder* Einrichtung, die Blutprodukte anwendet, ein *Transfusionsverantwortlicher* zu bestellen. Dies gilt für Krankenhäuser, Einrichtungen zur Rehabilitation und für Arztpraxen. In Einrichtungen mit nur einem Arzt ist dieser selbst Transfusionsverantwortlicher, wenn er Hämotherapie betreibt.
In gegliederten Einrichtungen ist des Weiteren für jede Behandlungseinheit, die Blutprodukte anwendet, ein *Transfusionsbeauftragter* zu bestellen. Schließlich bedarf es in jeder Einrichtung der Krankenversorgung mit Spendeeinrichtung oder mit einem Institut für Transfusionsmedizin sowie in jeder Einrichtung der Krankenversorgung mit Akutversorgung einer *Transfusionskommission*, die vom Transfusionsverantwortlichen geleitet wird.
Die Aufgabe des Transfusionsverantwortlichen ist es, die Einhaltung der einschlägigen Gesetze, Verordnungen, Richtlinien, Leitlinien und Empfehlungen sicherzustellen und eine einheitliche Organisation bei der Vorbereitung und Durchführung von hämotherapeutischen Maßnahmen zu gewährleisten sowie das Qualitätssicherungssystem fortzuentwickeln. Er sorgt für die qualitätsgesicherte Bereitstellung der Blutprodukte und ist konsiliarisch bei der Behandlung der Patienten mit Blutprodukten tätig. Der Transfusionsverantwortliche ist insofern der eigentliche Organisationsverantwortliche für die Hämotherapie in einer Einrichtung. Vor allem hat er ein den Aufgaben entsprechendes Qualitätsmanagement-Handbuch zu erstellen, „das sowohl für klinische als auch transfusionsmedizinische und Einrichtungen der ambulanten Versorgung Qualitätsmerkmale und Qualitätssicherungsmaßnahmen zusammenfasst". Das Qualitätsmanagement-Handbuch muss für alle Mitarbeiter in dem für ihre Arbeit relevanten Umfang zugänglich sein. Die dort in Form von Standardarbeitsanweisungen oder Dienstanweisungen festgelegten organisatorischen

Regelungen und Verfahren sind als Standard verbindlich. Das Handbuch ist stetig an neue Erfordernisse und Entwicklungen, insbesondere an alle Änderungen in den Richtlinien der BÄK, anzupassen.
Der Transfusionsbeauftragte stellt in Zusammenarbeit mit dem Transfusionsverantwortlichen bzw. der Transfusionskommission der Einrichtung die Durchführung der festgelegten Maßnahmen in seiner Abteilung sicher.

Qualitätsbeauftragter Hämotherapie. Die Existenz eines Qualitätssicherungssystems zur einheitlichen Organisation hämotherapeutischer Maßnahmen allein genügt nach Auffassung des Gesetzgebers *nicht.* Vielmehr ist durch regelmäßigen Soll-Ist-Abgleich dessen Funktion zu überprüfen. Diese *Überwachung des Qualitätssicherungssystems* in der Hämotherapie obliegt, so wollte es der Gestzgeber, der Ärzteschaft. Diese schuf zur Erfüllung dieses Auftrags in den Hämotherapie-Richtlinien bereits im Jahr 2000 die Position des *Qualitätsbeauftragten für die Hämotherapie.* In Einrichtungen der ambulanten Krankenversorgung konnte diese Aufgabe in Personalunion vom Transfusionsverantwortlichen wahrgenommen werden, in Einrichtungen der stationären Versorgung nicht. Eine besondere Qualifikation war nicht zwingend vorgeschrieben. Beide Aspekte haben sich durch die Gesamtnovelle 2005 der *Hämotherapie-Richtlinien* gravierend geändert.
Der Qualitätsbeauftragte für die Hämotherapie darf grundsätzlich nicht gleichzeitig Transfusionsverantwortlicher oder Transfusionsbeauftragter sein. Dafür benötigen nicht alle Einrichtungen, die Hämotherapie betreiben, einen Qualitätsbeauftragten; dies hängt vielmehr von Art und Umfang der betriebenen Hämotherapie ab. Eines Qualitätsbeauftragten für die Hämotherapie bedarf es, sofern in einer Einrichtung Blutkomponenten und/oder Plasmaderivate zur Behandlung von Hämostasestörungen außer Fibrinkleber angewendet werden. Als Blutkomponenten gelten Erythrozytenkonzentrate, Thrombozytenkonzentrate, Frischplasmen und seltener eingesetzte andere zelluläre Blutkomponenten.
Auf die Benennung eines Qualitätsbeauftragten kann verzichtet werden, falls kumulativ alle Bedingungen erfüllt sind, die als Sonderfall einer Einrichtung mit Hämotherapie eingeschränkten Umfangs in den *Hämotherapie-Richtlinien* geregelt ist.
Auf die Überwachung des Qualitätssicherungssystems *und* auf die Benennung eines Qualitätsbeauftragten kann gänzlich verzichtet werden, falls ausschließlich Fibrinkleber und/oder Plasmaderivate angewendet werden, die nicht der Behandlung von Hämostasestörungen dienen. Gerade an dieser Stelle weisen die Hämotherapie-Richtlinien aber ausdrücklich darauf hin, dass auch dann die gesetzlichen Vorschriften zur patienten- und produktbezogenen Dokumentation der Blutprodukte gelten. Die Aufgaben des Transfusionsverantwortlichen und des Qualitätsbeauftragten können jeweils auch durch Heranziehung von externem ärztlichem, entsprechend den sich aus der Tätigkeit der Einrichtung ergebenden Anforderungen ausreichend qualifiziertem Sachverstand gewährleistet werden. Zuständigkeit und Aufgaben müssen vertraglich festgelegt und Interessenkonflikte müssen ausgeschlossen sein.

24 Literatur

1. Alper, C. A., Rosen, F. S.: Genetics of the complement system. Adv. Human Genet. 7, 141 (1976).
2. Alter, H. J.: Post-transfusion hepatitis: clinical features, risk and donor testing. In: Infection, Immunity and Blood Transfusion (Dodd, R. Y., Barker, L. F., eds.). A. R. Liss, New York, 47 (1985).
3. American Association of Blood Banks (AABB): Technical Manual: Autologous transfusion. 359 (1985).
4. American Association of Blood Banks (AABB): Technical Manual: Autologous transfusion. 491 (1993)
5. Amman, A. J., Cowan, M. J., Wara, D. M., Weintrub, P., Dritz, S., Goldman, H., Perkins, H. A.: Acquired immunodeficiency in an infant: possible transmission by means of blood products. Lancet I, 956 (1983).
6. Anand, A., Gray, E. S., Brown, T., Clewley, J. P., Cohen, B. J.: Human parvovirus infection in pregnancy and hydrops fetalis. New Engl. J. Med. 316, 183 (1987).
7. Anderson, K. C., Weinstein, H. J.: Current concepts: Transfusion-associated graft-versus-host-disease. New Engl. J. of Med. 323, 315 (1990).
8. Anstee, D. J.: Red cell genotyping and the future of pretransfusion testing. Blood 114, 248 (2009).
9. Arndt-Hanser, A.: Coombs-Fibel. Biotest Mitteilungen, Sonderheft 3 (1987).
10. Avent, N. D., Reid, M. E.: The Rh blood group system: a review. Blood 95, 275 (2000).
11. Baele, P. L., De Bruyere, M., Deneys, V., Dupont, E., Flament, J., Lambermont, M., Latinne, D., Steensens, L., van Camp, B., Waterloos, H.: Bedside transfusion errors. A prospective survey by the Belgium SAnGUIS Group. Vox Sang. 66, 117 (1994).
12. Barbara, J. A. J., Tedder, R. S., Briggs, M.: Anti-HBc testing alone not a reliable blood donor screen. Lancet I, 346 (1984).
13. Baur, M. P., Neugebauer, M., Deppe, H., Sigmund, M., Luton, T., Mayr, W. R., Albert, E. D.: Population analysis on the basis of deduced haplotypes from random families. In: Histocompatibility Testing 1984 (Albert, E. D., Baur, M. P., Mayr, W. R., eds.). Springer Verlag, Berlin, 333 (1984).
14. Bender, K.: Das HLA-System. Biotest, Frankfurt (1983).
15. Bernstein, F.: Ergebnisse einer biostatischen zusammenfassenden Betrachtung über die erblichen Blutstrukturen des Menschen. Klin. Wochenschr. 3, 1495 (1924).
16. Bernstein, F.: Zusammenfassende Betrachtungen über die erblichen Blutstrukturen des Menschen. Z. indukt. Abstamm. u. Vererb. Lehre 37, 237 (1925).
17. Biggerstaff, B. J., Peterson, L. R.: Estimated risk of West Nile virus transmission through blood transfusion during an epidemic in Queens, New York City. Transfusion 42, 1019 (2002).
18. Biscoping, J., Bein G.: Kritische Indikationsstellung beim Einsatz von Blutprodukten im klinischen Alltag. Deut. Ärztebl. 100, A929 (2003).
19. Blattner, W. A., Saxinger, C. W., Gallo, R. C.: HTLV-1, the prototype human retrovirus: epidemiologic features. In: Infection, Immunity and Blood Transfusion (Dodd, R. Y., Barker, L. F., eds.). A. R. Liss, New York, 233 (1985).
20. Blumberg, N., Agarwal, M. M., Chuang, C.: Relation between recurrence of cancer of the colon and blood transfusion. Br. Med. J. 290, 1037 (1985).
21. Blundell, J.: Experiments on the transfusion of blood by the syringe. Med. Chir. Trans. 9, 56 (1818).
22. Bordin, J. o., Blajchman, M. A.: Transfusion-associated immunomodulation. In: Rossi's Principles of transfusion medicine (Simon, T. L., Drik, W. M., Snyder, E. L., Stowell, C. P., Strauss, R. G. [eds.]). Lippincott Williams & Wilkins, Philadelphia, 867 (2002).
23. Braunwald, E., Isselbacher, K. J., Petersdorf, R. G., Wilson, J. D., Martin, J. B., Fauci, A. S.: Harrison's Principles of Internal Medicine. Mc Graw-Hill Book Company, New York (1987).
24. Brede, H. D., Rübsamen, H.: HIV-2: Auftreten und Folgen. Münch. Med. Wochenschr. 129, 347 (1987).

Immunhämatologie und klinische Transfusionsmedizin. http://dx.doi.org/10.1016/B978-3-437-31681-4.00024-6

25. Brodsky, R. A., Young, N. S., Antonioli, E., Risitano, A. M., Schrezenmeier, H., Schubert, J., Gaya, A., Coyle, L., de Castro, C., Fu, C. L., Maciejewski, J. P., Bessler, M., Kroon, H. A., Rother, R. P., Hillmen, P.: Multicenter phase 3 study of the complement inhibitor eculizumab for the treatment of patients with paroxysmal nocturnal hemoglobinuria. Blood 111, 1840 (2008).
26. Bruce-Chwatt, L. J.: Blood transfusion and tropical diseases. Trop. Dis. Bull. 69, 825 (1972).
27. Bruce-Chwatt, L. J.: Transfusion malaria. Bull. Wld. Hlth. org. 50, 337 (1974).
28. Bruce-Chwatt, L. J.: Transfusion associated parasitic infections. In: Infection, Immunity and Blood Transfusion (Dodd, R. Y., Barker, L. F., eds.). A. R. Liss, New York, 101 (1985).
29. Bundschuh, G., Schneeweiß, B.: Immunologie. Akademie Verlag, Berlin (1976).
30. Burrows, L., Tartter, P.: Effect of blood transfusions on colonic malignancy recurrence rates. Lancet II, 662 (1982).
31. Busch, o. R., Hop, W. C., Hoynck van Papendrecht, M. A., Marquet, A. L., Jeekel, J.: Blood transfusion and prognosis in colorectal cancer. New Engl. J. of Med. 328, 1372 (1993).
32. Centers for Disease Control: Pneumocystis carinii pneumonia among persons with hemophilia A. MMWR 31, 317 (1982).
33. Centers for Disease Control and Prevention: Provisional surveillance summary of the West Nile virus epidemic – United States January – November 2002. MMWR 51, 1129 (2002).
34. Centers for Disease Control and Prevention: West Nile virus infections in recipients of blood transfusions. MMWR 51, 973 (2002).
35. Ceppellini, R., Dunn, L. C., Turri, M.: An interaction between alleles at the Rh locus in man which weakens the reactivity of Rh0, factor Du. Proc.. nat. Acad. Sci. 41, 283 (1955).
36. Cerunduls, V., Hermans, I. F., Salio, M.: Dendritic cells: a journey from laboratory to clinic. Nat. Immund. 5, 7 (2004).
37. Clavel, F., Gutard, D., Brun-Vézinet, F., Chamaret, S., Rey, A. M., Santos-Ferreira, M. O., Laurent, A. G., Dauguet, C., Katlama, C., Rouzioux, C., Klatzman, D., Champalimand, J. L., Montagnier, L.: Isolation of a new human retrovirus from West African patients with AIDS. Science 233, 343 (1986).
38. Cohen, N., Collins, N. H.: Major and minor histocompatibility systems of ectothermic vertebrates. In: The Major Histocompatibility System in Man and Animals. (Götze, D., ed.). Springer Verlag, Berlin, 313 (1977).
39. Coombs, R. R. A., Mourant, A. E., Race, R. R.: A new test for the detection of weak and „incomplete" Rh agglutinins. Br. J. Exp. Pathol. 26, 255 (1945).
40. Craske, J., Spooner, R. J. D., Vandervelde, E. M.: Evidence of existence of at least two types of factor VIII associated non-B transfusion hepatitis. Lancet II, 1051 (1978).
41. Daniels, G.: Human blood groups. Blackwell Science, oxford (1995).
42. Dausset, J.: Iso-leuco-anticorps. Acta Haemat. 20, 156 (1958).
43. Deutsch, E., Bender, A. W., Eckstein, R., Zimmermann, R.: Transfusionsrecht. Wissenschaftliche Verlagsgesellschaft, Stuttgart (2001).
44. Deutsch, E., Bender, A. W., Eckstein, R., Zimmermann, R.: Transfusionsrecht. 2. Auflage, Wissenschaftliche Verlagsgesellschaft, Stuttgart (2007).
45. Dharmasena, F., Gordon-Smith, E. C.: Transmission of malaria by bone marrow transplantation. Transplantation 42, 228 (1986).
46. Dodd, R. Y.: Adverse consequences of blood transfusion: quantitative risk estimates. In: Nance, S. T. (ed): Blood Supply: Risks, Perceptions and Prospects for the Future. American Association of Blood Banks, Bethesda, Maryland, 1 (1994).
47. Donahue, J. G., Munoz, A., Wess, P. M., Brown, E. D., Yawn, D. H., Mc Allister, H. A., Reitz, B. A., Nelson, K. E.: The declining risk of post-transfusion hepatitis C virus infection. New Engl. J. of Med. 327, 369 (1992).
48. Duke University: Neonatal Hypoxic-Ischemic Encephalopathy; Phase I clinical trial NCT00593242 (2008).
49. Dunsford, I., Grant, J.: The Anti-Globulin (Coombs) Test. Oliver and Boyd Ltd., Edinburgh (1959).
50. Eckstein, M., Zimmermann, R., Roth, T., Hauck-Dlimi, B., Strasser, E. F., Xiang, W.: The effects of an overnight holding of whole blood at room temperature on hemoglobin modification and in vitro markers of red blood cell aging. Vox Sang. 108, 359 (2015).
51. Eckstein, R., Riess, H., Sauer, H., Mempel, W.: Immunhämolytische Anämien nach Nomifensineinnahme. Klin Wochenschr. 59 ,567 (1981).

52. Eckstein, R., Mempel, W., Bolte, H. D.: Reduced suppressor cell activity in congestive cardiomyopathy and in myocarditis. Circulation 65 , 1224 (1982).
53. Eckstein, R.: Immunologische In-vitro-Untersuchungen bei Gesunden und Patienten mit Herzmuskelerkrankungen entzündlicher Genese, Histiozytose-X und Immunthrombozytopenie. Habilitationsschrift, München (1987).
54. Eckstein, R.: Die immunologische Individualität unter besonderer Berücksichtigung der Bluttransfusion. Vortrag beim 4. Münchener Transfusionsgespräch, München (1988).
55. Eckstein, R., Brink, A., Zingsem, J., Heuft, H. G., Postels, H., Göltenboth, R.: Human blood groups in non-human primates and their evolutionary meaning. In: Neubert, D., Merker, H. J., Hendrichs, A. G. (eds.) Non-Human Primates – Developmental Biology and Toxicology. Ueberreuter Verlag Wien, Berlin, 17 (1988).
56. Eckstein, R., Riess, H., Siegert, W.: Hämatologie. Kohlhammer Verlag, Stuttgart (1991).
57. Eckstein, R.: Immunmodulatorische Wirkung von Bluttransfusionen, bei Organtransplantationen und in der Onkologie. In: Transfusionsmedizin, 2. Aufl. (Mueller-Eckhardt, C. [Hrsg.]). Springer Verlag, Berlin (1996).
58. Eckstein, R., Strohscheer, I., Beyer, J., Lenz, K., Wittmann, G., Zingsem, J., Weisbach, V., Huhn, D., Mempel, W.: Versuche zur Entwicklung eines standardisierten Testsystems immunologischer Reaktivität. Beitr. Infusionsther. 30, 332 (1992).
59. Fisher, R. A.: The fitting of gene frequencies to data on rhesus reactions. Ann. Eugen. 13, 150 (1946).
60. Flegel, W. A.: The genetics of the Rhesus blood group system. Blood Transfus. 5, 50 (2007).
61. Francis, D. M. A., Shenton, B. K.: Blood transfusion and tumour growth: evidence from laboratory animals. Lancet II, 871 (1981).
62. Frandson, S., Atkins, C. J., Moulds, M., Poole, J., Crawford, M. N., Tippet, P.: Anti-Aub: The antithetical antibody to Anti-Aua. Vox Sang. 56, 54 (1989).
63. Funk, M. B., Guenay, S., Lohmann, A., Henseler, O., Heiden, M., Hanschmann, K. M., Keller-Stanislawski, B.: Benefit of transfusion-related acute lung injury risk-minimization measures – German haemovigilance data (2006–2010). Vox Sang. 102, 317 (2012).
64. Gabriel, C., Fürst, D., Faé, I., Wenda, S., Zollikofer, C., Mytilineos, J., Fischer, G. F.: HLA typing by next-generation sequencing – getting closer to reality. Tiss. Antigens 83, 65 (2014).
65. Gallo, R. C., Salahuddin, S. Z., Popovic, M., Shearer, G. M., Kaplan, M., Haynes, B. F., Palker, T. J., Redfield, R., oleske, J., Safai, B., White, G., Foster, P., Markham, P. D.: Frequent detection and isolation of cytopathic retroviruses (HTLV-III) from patients with AIDS and at risk for AIDS. Science 224, 500 (1984).
66. Gatvick, G. A., Hoyheim, B., Gedde-Dahl, T., Grzeschik, K. H., Lothe, R., Tomter, H., Olaisen, B.: The Kidd (Jk) blood group locus assigned to chromosome 18 by close linkage to a DNA-RFLP. Hum. Gen. 77, 205 (1987).
67. Glaser, A., Schuler-Thurner, B., Feuerstein, B., Zingsem, J., Zimmermann, R., Weisbach, V., Eckstein, R.: Collection of MNCs with two cell separators for adoptive immunotherapy in patients with stage IV melanoma. Transfusion 41, 117 (2001).
68. Gluckman, E., Broxmeyer, H. A., Auerbach, A. D., Friedman, H. S., Douglas, G. W., Devergie, A., Esperou, H., Thierry, D., Socie, G., Lehn, P., Cooper, S., English, D., Kurtzberg, J., Bard, J., Boyse, E. A.: Hematopoietic reconstitution in a patient with Fanconi's anemia by means of umbilical-cord blood from an HLA-identical sibling. N. Engl. J. Med. 321, 1174 (1989).
69. Gluckman, E.: Hematopoetic stem-cell transplants using umbilical-cord blood. N. Engl. J. Med. 344, 1860 (2001).
70. Glück, D.: Risiko der HIV-, HCV- und HBV-Übertragung durch Blutpräparate. Infusionsther. Transfusionsmed. 26, 333 (1999).
71. Götze, D. (ed.): The Major Histocompatibility System in Man and Animals. Springer Verlag, Berlin (1977).
72. Green, F. A.: Erythrocyte membrane sulfhydril groups and Rh antigen activity. Immunochemistry 4, 247 (1967).
73. Green, F. A.: Phospholipid requirement of Rh antigenic activity. J. biol. Chem. 243, 5519 (1968).
74. Greinacher, A., Wesche, J., Hammer, E., Fürll, B., Völker, U., Reil, A., Bux, J.: Characterization of the human neutrophil alloantigen-3a. Nat Med 16, 45 (2010).
75. Haldane, J. B. S.: Disease and Evolution. Symposium sui fattori ecologici e genetici della speciazzone negli animali. Ric. Sci. 1 (1949).

76. Haller, M. J., Wasserfall, C. H., McGrail, K. M., Cintron, M., Brusko, T. M., Wingard, J. R., Kelly, S. S., Shuster, J. J., Atkinson, M. A., Schatz, D. A.: Auto-logous umbilical cord blood transfusion in very young children with type 1 diabetes. Diabetes Care 32, 2041 (2009).
77. Harke, H., Rahman, S.: Massivtransfusionen. In: Transfusionsmedizin (Mueller-Eckhardt, C. [Hrsg.]) Springer Verlag, Berlin, 452 (1988).
78. Hartmann, o., Schøne, R.: Syfilis overført ved blodtransfusion. Nord. T. milit. Med. 45, 1 (1942).
79. Heal, J. M., Jones, M. E., Forey, J., Chaudhry, N. A., Stricof, R. L.: Fatal Salmonella septicemia after platelet transfusion. Transfusion 27, 2 (1987).
80. Health Protection Agency. Fourth case of transfusionassociated variant-CJD. Health Prot Rep 1 (2007).
81. Heiß, M. M., Mempel, W., Jauch, K. W.: Beneficial effect of autologous blood transfusion on infectious complications after colorectal cancer surgery. Lancet 342, 1328 (1993).
82. Henle, W., Henle, G.: Epstein-Barr virus and blood transfusion. In: Infection, Immunity and Blood Transfusion (Dodd, R. Y., Barker, L. F., eds.). A. R. Liss, New York, 201 (1985).
83. Heuft, H. G., Zeiler, T., Zingsem, J., Eckstein, R.: Sporadic occurance of Diego A antigens and antibodies in Berlin. Infusionsther. Transfusionsmed. 20, 23 (1993).
84. Heuft, H. G., Mende, W., Blasczyk, R.: A general change of the platelet transfusion policy from apheresis platelet concentrates to pooled platelet concentrates is associated with a sharp increase in donor exposure and infection rates. Transfus Med Hemother 35, 106 (2008).
85. Hewitt, P. E., Llewelyn, C. A., Mackenzie, J., Will, R. G.: Creutzfeldt-Jakob disease and blood transfusion: results of the UK Transfusion Medicine Epidemiology Review study. Vox Sang. 91, 221 (2006)
86. Hillyer, C. D., Emmens, R. K., Zago-Novaretti, M., Beckman, E. M.: Methods for the reduction of transfusion transmitted cytomegalovirus infection: filtration versus the use of seronegative donor units. Transfusion 34, 929 (1994).
87. Höchsmann, B., Leichtle, R., von Zabern, I., Kaiser, S., Flegel, W. A., Schrezenmeier, H.: Paroxysmal nocturnal haemoglobinuria treatment with eculizumab is associated with a positive direct antiglobulin test. Vox Sang. 102, 159 (2012).
88. Honig, C. L., Bove, J. R.: Transfusion associated fatalities: review of bureau of biologic reports 1976–1978. Transfusion 20, 653 (1980).
89. Hourfar, M. K., Jork, C., Schottstedt, V., Weber-Schehl, M., Brixner, V., Busch, M. P., Geusendam, G., Gubbe, K., Mahnhardt, C., Mayr-Wohlfart, U., Pichl, L., Roth, W. K., Schmidt, M., Seifried, E., Wright, D. J.: German Red Cross NAT Study Group. Experience of German Red Cross blood donor services with nucleic acid testing: results of screening more than 30 million blood donations for human immunodeficiency virus-1, hepatitis C virus, and hepatitis B virus. Transfusion 48, 1558 (2008).
90. International Society of Blood Transfusion: Blood group terminology 1995. Vox Sang. 69, 265 (1995).
91. Issitt, P. D., Issitt, C. H.: Applied Blood Group Serology (2nd edition). Spectra Biologicals, Oxnard, California (1977).
92. Issitt, P. D., Anstee, D. J.: Applied Blood Group Serology (4th edition). Montgomery Scientific Publications, Durham, North Carolina (1998).
93. Jaffe, H. W., Darrow, W. W., Echenberg, D. F., o'Malley, P. M., Getchell, J. P., Kalyanaraman, U. S., Byers, R. H., Drennan, D. P., Braff, E. H., Curran, J. W.: The AIDS in a cohort of homosexual men. A six year follow-up study. Ann. Intern. Med. 103, 210 (1985).
94. Judd, W. J., Marsh, W. L., oyen, R., Nichols, M. E., Allen, F. H., Contreras, M., Stroup, M.: Lutheran antibody defining the product of an allele at the Lu8 blood group locus. Vox Sang. 32, 214 (1977).
95. Juji, T., Takahashi, K., Shibata, Y.: Post-transfusion graft-versus-host-disease in immunocompetent patients after cardiac surgery in Japan. New Engl. J. of Med. 321, 56 (1989).
96. Kayser, F. H., Bienz, K. A., Eckert, J., Lindemann, J.: Medizinische Mikrobiologie. Georg Thieme Verlag, Stuttgart (1986).
97. Klein, H. G., Anstee, D. J.: Mollison's Blood Transfusion in Clinical Medicine. Blackwell Scientific Publications, Oxford (2006).
98. Krauss, J. S.: Laboratory diagnosis of paroxysmal nocturnal hemoglobinuria. Ann Clin Lab Sci 33, 401 (2003).
99. Landsteiner, K.: Zur Kenntnis der antifermativen, lytischen und agglutinierenden Wirkungen des Blutserums und der Lymphe. Zbl. Bakt. 27, 357 (1900).

100. Landsteiner, K.: Über Agglutinationserscheinungen normaler menschlicher Blute. Wien. klin. Wochenschr. 14, 1132 (1901).
101. Landsteiner, K., Levine, P.: A new agglutinable factor differentiating individual human bloods. Proc. Soc. exp. Biol. 24, 600 (1927).
102. Landsteiner, K., Wiener, A. S.: An agglutinable factor in human blood recognized by immune sera for rhesus blood. Proc. Soc. exp. Biol. 43, 223 (1940).
103. Lawick van Pabst, W. P., Langenhorst, B., Mulder, P., Marquet, R. L., Jeekel, J.: Effect of perioperative bloodloss and perioperative transfusions on colorectal cancer survival. Eur.. J. Cancer 24, 741 (1988).
104. Leddy, J. P., Whittemore, N. B., Weed, R. I.: Human erythrocyte membranes: effect of lipid extraction on binding of IgG („warm") autoantibodies and Rh isoantibodies. Vox. Sang. 19, 444 (1970).
105. Lee, T. H., Kanki, P., McLane, M. F., Tachibana, N., Essex, M.: Pathobiology of human T-cell leukemia virus. In: Infection, Immunity and Blood Transfusion (Dodd, R. Y., Barker, L. F., eds.). A. R. Liss, New York, 213 (1985).
106. Leitlinien zur Therapie mit Blutkomponenten und Plasmaderivaten. Deutscher Ärzte-Verlag, Köln (1995).
107. Leitlinien zur Therapie mit Blutkomponenten und Plasmaderivaten. Deutscher Ärzte-Verlag, Köln (2003).
108. Llewelyn, C. A., Hewitt, P. E., Knight, R. S. G., Amar, K., Consens, S., Mackenzie, J., Will, R. G.: Possible transmission of variant Creutzfeldt-Jakob disease by blood transfusion. Lancet 363, 417 (2004).
109. Lenhard, V., Fassbinder, W., Hillebrand, G., Persijn, G. G., Wilms, H.: Bluttransfusion und Nierentransplantation. Nieren- und Hochdruckkrankheiten 15, 73 (1986).
110. Levine, P., Wallace, J., Sanger, R.: A human „D-like" antibody. Nature 198, 596 (1963).
111. Lewis, M., Anstee, D. J., Bird, G. W. G., Brodheim, E., Cartron, J.-P., Contreras, M., Dahr, W., Daniels, G. L., Engelfriet, C. P., Issitt, P. D., Jørgensen, J., Kornstad, L., Lubenko, A., McCreary, L., Morel, P., Moulds, J. J., Nevanlinna, H., Nordhagen, R., Okubo, Y., Pehta, J., Rouger, Ph., Rubinstein, P., Salmon, Ch., Seidl, S., Sistonen, P., Tippett, P., Walker, R. H., Woodfield, G., Young, S., Zelinski, T.: ISBT working party on terminology for red cell surface antigens: Los Angeles report. Vox Sang. 61, 158 (1991).
112. Marsh, S. G. E., Parham, P., Barber, L. D.: The HLA Facts Book. Academic Press, San Diego, California (2000).
113. Marsh, S. G. E., Albert, E. D., Bodmer, W. F., Bontrop, R. E., Dupont, B., Erlich, H. A., Geraghty, D. E., Hausen, J. A., Mach, B., Mayr, W. R., Parham, P., Petersdorf, E. W., Sasazuki, T., Schreuder, G. M. Th., Strominger, J. L., Svejgaard, A., Terasaki, P. I.: Nomenclature for factors of the HLA-System, 2002. Tissue Antigens 60, 407 (2002).
114. Marsh, S. G. E., Albert, E. D., Bodmer, W. F., Bontrop, R. E., Dupont, B., Erlich, H. A., Fernández-Viña, M., Geraghty, D. E., Holdsworth, R., Hurley, C. K., Lau, M., Lee, K. W., Mach, B., Maiers, M., Mayr, W. R., Müller, C. R., Parham, P., Petersdorf, E. W., Sasazuki, T., Strominger, J. L., Svejgaard, A., Terasaki, P. I., Tiercy, J. M., Trowsdale, J.: Nomenclature for factors of the HLA system, 2010. Tissue Antigens 75, 291 (2010).
115. Marsh, W. L.: Anti-Lu5, Anti-Lu6 and Anti-Lu7. Three antibodies defining high frequency antigens related to the Lutheran blood group system. Transfusion 12, 27 (1972).
116. Mayr, W. R.: Das HLA-System. In: Transfusionsmedizin (Mueller-Eckhardt, C. [Hrsg.]). Springer Verlag, Berlin, 173 (1988).
117. McKusick, V. A.: Mendelian inheritance in man. The Johns Hopkins University Press, Baltimore, London (1988).
118. McMonigal, K., Horwitz, C. A., Henle, W., Henle, G., Lawton, J., Polesky, H., Peterson, L.: Post-perfusion syndrome due to Epstein-Barr virus. Report of two cases and review of the literature. Transfusion 23, 331 (1983).
119. Mempel, W., Grosse-Wilde, H., Albert, E., Thierfelder, S.: Atypical MLC reactions in HLA-typed related and unrelated pairs. Transplant. Proc. 5, 401 (1973).
120. Mempel, W., Heim, M. U., Furthmüller, M., Schlimok, G., Eckstein, R.: Ein-D-Typ in einer deutschen Familie. In: Nagel, U., Stangel, W. (eds.), Forschungsergebnisse der Transfusionsmedizin und Immunhämatologie, Band 8, Medicus Verlag, Berlin, 481 (1983).
121. Metaxas-Bühler, M.: Blutgruppen und Transfusion. Verlag Hans Huber, Bern (1986).

122. Miller, L. H., Dvorak, J. A., Mc Ginniss, M. H., Rothman, I. K.: Erythrocyte receptors for (Plasmodium knowlesi) malaria: Duffy blood group determinants. Science 189, 561 (1975).
123. Miller, L. H., Mason, S. J., Clyde, D. F., Mc Ginniss, M. H.: The resistance factor to Plasmodium vivax in blacks: the Duffy-blood-group genotype Fy Fy. New Engl. J. Med. 295, 302 (1976).
124. Mollison, P. L.: Blood Transfusion in Clinical Medicine. Blackwell Scientific Publications, Oxford (1983).
125. Mollison, P. L., Engelfriet, C. P., Contreras, M.: Blood Transfusion in Clinical Medicine. Blackwell Scientific Publications, Oxford (1987).
126. Mollison, P. L., Engelfriet, C. P., Contreras, M.: Blood Transfusion in Clinical Medicine. Blackwell Scientific Publications, Oxford (1993).
127. Mollison, P. L., Engelfriet, C. P., Contreras, M.: Blood Transfusion in Clinical Medicine. Blackwell Science Ltd., Oxford (1997).
128. Montagnier, L., Chermann, J. C., Barrè-Sinoussi, F., Chamaret, S., Gruest, J., Nugeyre, M. T., Rey, F., Dauguet, C., Axler-Blin, C., Brun-Vezinet, F., Rouzioux, C., Saimot, G. A., Rozenbaum, W., Gluckmann, J. C., Klatzmann, D., Vilmer, E., Griscelli, C., Foyer-Gazengel, C., Brunet, J. P.: A new human T-lymphotropic retrovirus: characterization and possible role in lymphadenopathy and acquired immune deficiency syndromes. Report from Cold Spring Harbor Meeting, 363 (1983).
129. Moreschi, C.: Neue Tatsachen über die Blutkörperchenagglutinationen. Zbl. Bakt. 46, 49 und 456 (1908).
130. Mortimer, P. P., Luban, N. L. C., Kelleher, J. F., Cohen, B. J.: Transmission of serum parvovirus-like virus by clotting factor concentrates. Lancet II, 482 (1983).
131. Mourant, A. E., Kope'c, A. C., Domaniewska-Sobczak, K.: The Distribution of the Human Blood Groups and other Polymorphisms. oxford University Press, London (1976).
132. Mueller-Eckhardt, C.: Alloantigene von Thrombozyten. In: Transfusionsmedizin (Mueller-Eckhardt, C. [Hrsg.]). Springer Verlag, Berlin, 163 (1988).
133. Mueller-Eckhardt, C., Kiefel, V.: Transfusionsmedizin (3. Auflage). Springer-Verlag, Berlin (2003).
134. Munro, A., Waldmann, H.: Major histocompatibility system and immune response. Brit. Med. Bull. 34, 253 (1978).
135. Nance, S. T. (ed.): Blood Safety: Current Challenges. American Association of Blood Banks, Bethesda (1992).
136. Nance, S. T. (ed.): Blood Supply: Risks, Perceptions and Prospects for the Future. American Association of Blood Banks, Bethesda, Maryland (1994).
137. Neppert, J.: Alloantigene von Lymphozyten, Granulozyten und Monozyten. In: Transfusionsmedizin (Mueller-Eckhardt, C. [Hrsg.]). Springer Verlag, Berlin, 155 (1988).
138. Ness, P. M.: Does transfusion of stored red blood cells cause clinically important adverse effects? A critical question in search of an answer and a plan. Transfusion 51, 666 (2011)
139. Oehlecker, F.: Die Bluttransfusion. Urban und Schwarzenberg Verlag, Berlin, Wien (1933).
140. Okochi, K., Sato, H.: Adult T-cell leukemia virus, blood donors and transfusion: experience in Japan. In: Infection, Immunity and Blood Transfusion (Dodd, R. Y., Barker, L. F., eds.). A. R. Liss, New York, 245 (1985).
141. Opelz, G., Sengar, D. P. S., Mickey, M. R., Terasaki, P.: Effect of blood transfusion on subsequent kidney transplants. Transplant. Proc. 5, 253 (1973).
142. Osler, C. A.: Complement: Mechanisms and functions. Prentice-Hall, Englewood Cliffs, New York (1976).
143. Pasquier, L. Du: Phylogenesis of the vertebrate immune system. In: The Immune System (Melchers, F., Rajewski, K., eds.). Springer Verlag, Berlin, 101 (1976).
144. Peden, A., McCardle, L., Head, M. W., Love, S., Ward, H. J., Cousens, S. N., Keeling, D. M., Millar, C. M., Hill, F. G., Ironside, J. W.: Variant CJD infection in the spleen of a neurologically asymptomatic UK adult patient with haemophilia. Haemophilia. 2010 Jan 12. (2010).
145. Pettenkofer, H. J., Bickerich, R.: Über Antigengemeinschaften zwischen den menschlichen Blutgruppen und gemeingefährlichen Krankheiten. Zbl. Bakt. 1, 179 (1960).
146. Pettenkofer, H. J., Stöss, B., Helmbold, W., Vogel, F.: Alleged causes of the present day world distribution of the human AB0 blood groups. Nature 193, 444 (1962).
147. Petz, L. D., Garrati, G., Calhoun, L., Clark, B. D., Terasaki, P. I., Gresens, C., Gombein, J. A., Landaw, E. M., Smith, R., Cecka, J. M.: Selecting donors of platelets for refractory patients on the basis of HLA antibody specifity. Transfusion 40, 1446 (2000).

148. Popovsky, M. A., Lindberg, L. E., Syrek, A. L., Page, P. L.: Prevalence of Babesia antibody in a selected blood donor population. Transfusion 28, 59 (1988).
149. Prokop, O., Göhler, W.: Die menschlichen Blutgruppen. G. Fischer Verlag, Jena (1986).
150. Prowse, C. V.: An ABC for West Nile virus. Transfusion Medicine 13, 1 (2003).
151. Querschnitts-Leitlinien (BÄK) zur Therapie mit Blutkomponenten und Plasmaderivaten – Gesamtnovelle 2008. Deutscher Ärzte-Verlag, Köln (2008).
152. Quinn, T. C., Mann, J. M., Curran, J. W., Piot, P.: AIDS in Africa: an epidemiologic paradigm. Science 234, 955 (1986).
153. Rabenau, H.: Die Virussicherheit von Blutprodukten: Aspekte der behördlichen Anforderungen. Lab. med. 19, 523 (1995).
154. Race, R. R., Sanger, R.: Blood Groups in Man. Blackwell Scientific Publications, Oxford (1975).
155. Raevski, L. A., Cohn, D. L., Wolf, F. C., Judson, F. N., Ferguson, W. S., Vernon, T. M.: Transfusions-associated human T-lymphotropic virus type III/lymphadenopathy associated virus infection from a seronegative donor. Morbidity and Mortality Weekly Report 35, 389 (1986).
156. Reissigl, H., Schönitzer, D.: Die Bluttransfusion. Karger, Basel (1986).
157. Richtlinien zur Gewinnung von Blut und Blutbestandteilen und zur Anwendung von Blutprodukten (Hämotherapie). Deutscher Ärzte-Verlag, Köln (2010).
158. Richtlinien zur Gewinnung von Blut und Blutbestandteilen und zur Anwendung von Blutprodukten (Hämotherapie). Deutscher Ärzte-Verlag, Köln (2007).
159. Richtlinien zur Gewinnung von Blut und Blutbestandteilen und zur Anwendung von Blutprodukten (Hämotherapie). Deutscher Ärzte-Verlag, Köln (2005).
160. Richtlinien zur Gewinnung von Blut und Blutbestandteilen und zur Anwendung von Blutprodukten (Hämotherapie). Deutscher Ärzte-Verlag, Köln (2000).
161. Richtlinien zur Blutgruppenserologie und Hämotherapie. Deutscher Ärzte-Verlag, Köln (1996).
162. Richtlinien zur Blutgruppenbestimmung und Bluttransfusion. Deutscher Ärzte-Verlag, Köln (1992).
163. Richtlinien zur Blutgruppenbestimmung und Bluttransfusion. Deutscher Ärzte-Verlag, Köln (1988).
164. Richtlinien zur Blutgruppenbestimmung und Bluttransfusion. Deutscher Ärzte-Verlag, Köln (1980).
165. Richtlinien zur organisation des Blutspendewesens und Sammlung der wichtigsten einschlägigen Gesetze. Gulde-Druck, Tübingen (1985).
166. Rinker, J., Galambos, J. T.: Prospective study of hepatitis B in thirty-two inadvertently infected people. Gastroenterology 81, 686 (1980).
167. Robert Koch-Institut: Hepatitis-E-Virus-Infektion aus virologischer Sicht. Epidemiol. Bulletin 15 (2015).
168. Robert Koch-Institut: HIV-Infektionen und AIDS-Erkrankungen in Deutschland. Epidemiol. Bulletin 21 (2009).
169. Robert Koch-Institut: HIV-Infektionen und AIDS-Erkrankungen in Deutschland. Epidemiol. Bulletin 26 (2014).
170. Roelcke, D.: Komplikationen und Nebenwirkungen von Bluttransfusionen. In: Transfusionsmedizin (Mueller-Eckhardt, C. [Hrsg.]). Springer Verlag, Berlin, 554 (1988).
171. Schneider, W.: Konservierung menschlichen Blutes. In: Klinische Transfusionsmedizin (Schneider, W., Schorer, R. [Hrsg.]). edition medizin, Weinheim, 1 (1982).
172. Schöchl, H., Forster, L., Woidke, R., Solomon, C., Voelckel, W.: Use of rotation thromboelastometry (RoTEM) to achieve successful treatment of polytrauma with fibrinogen concentrate and prothrombin complex concentrate. Anaesthesia 65, 199 (2010).
173. Schreiber, G. B., Busch, M. P., Kleinmann, S. H., Korelitz, J. J.: The risk of transfusion-transmitted viral infections. New Engl. J. of Med. 334, 1685 (1996).
174. Schrezenmeier, H., Seifried, E.: Buffy-coat-derived pooled platelet concentrates and apheresis platelet concentrates: which product type should be preferred? Vox Sang. 99, 1 (2010).
175. Siegel, S. E., Lunde, M. N., Geldermann, A. H., Halterman, R. H., Brown, J. A., Levine, A. S., Graw, R. G. jr.: Transmission of toxoplasmosis by leukocyte transfusion. Blood 37, 388 (1971).
176. Silberstein, L. E. (ed.): Molecular and Functional Aspects of Blood Group Antigens. American Association of Blood Banks, Bethesda, Maryland (1995).
177. Silliman, C. C., Fung, Y. L., Ball, J. B., Khan, S. Y.: Transfusion-related acute lung injury (TRALI): current concepts and misconceptions. Blood Rev. 23, 245 (2009).

178. Simon, T. L., Snyder, E. L., Solheim, B. G., Stowell, C. P., Strauss, R. G., Petrides, M. Rossi's principles of transfusion medicine, 3rd edition. Wiley-Blackwell Scientific Publications, Oxford (2009).
179. Simsek, S., van dem Borne, A.: Molecular genetics of human platelet antigens. Infusionsther. Transfusionsmed. 21 (suppl. 3), 29 (1994).
180. Sistonen, P.: Linkage of LW blood group locus with the complement C3 and Lutheran blood group loci: Ann. Human. Genet. 48, 239 (1984).
181. Smilovici, W., Ducos, J., Mariniere, A.: Anti-HBc testing is reliable for blood donor screening. Lancet I, 346 (1984).
182. Smithbum, K. C., Hughes, T. P., Burke, A. W., Paul, J. H.: A neurotropic virus isolated from the blood of a native of Uganda. Am J. Trop. Med. 20, 471 (1940).
183. Smithbum, K. C.: Differentiation of West Nile virus from the viruses of Saint Louis encephalitis and Japanese B encephalitis. J. Immunol. 42, 25 (1942).
184. Solh, M.: Haploidentical vs cord blood transplantation for adults with acute myelogenous leukemia. World J Stem Cells, 6, 371 (2014).
185. Spielmann, W., Seidl, S.: Immunhämatologie und Transfusionsmedizin. Verlag Chemie, Weinheim (1980).
186. Stangel, W.: Gewinnung, Konservierung, Lagerung von Transfusionsblut. In Transfusionsmedizin (Mueller-Eckhardt, C. [Hrsg.]). Springer Verlag, Berlin, 204 (1988).
187. Stenhouse, M. A. E., Milner, L. V.: Yersinia enterocolitica. A hazard in blood transfusion. Transfusion 22, 396 (1982).
188. Strasser, E., Berger, T., Weisbach, V., Zimmermann, R., Ringwald, J., Schuler-Thurner, B., Zingsem, J., Eckstein, R.: Comparison of two apheresis systems for the collection of CD14+ cells intended to be used in dendritic cell culture. Transfusion 43, 1309 (2003).
189. Strasser, E., Dittrich, S., Weisbach, V., Zimmermann, R., Ringwald, J., Schuler-Thurner, B., Zingsem, J., Eckstein, R.: Comparison of two MNC program settings on two apheresis devices intended to collect high yields of CD14+ and CD3+ cells. Transfusion 44, 1104 (2004).
190. Stratton, F.: A new Rh allelomorph. Nature 158, 25 (1946).
191. Strohscheer, I., Beyer, J., Lenz, K., Zingsem, J., Weisbach, V., Huhn, D., Eckstein, R.: Unterschiedliche Lymphozytenreaktivität im multivariaten Testsystem und Abhängigkeit vom HLA-System. Beitr. Infusionsther. 32, 297 (1994).
192. Tabor, E.: Infectious Complications of Blood Transfusion. Academic Press, New York (1987).
193. Tartter, P. I.: Blood transfusion and infectious complications following colorectal cancer surgery. Br. J. Surg. 75, 789 (1988).
194. Tartter, P. I., Driefuss, R. M., Malon, A. M., Klimann, T. M., Aufses, A. H.: Relationship of postoperative septic complications and blood transfusion in patients with Crohns disease. Am. J. Surg. 155, 43 (1988).
195. Tegtmeier, G. E.: Transfusion-transmitted cytomegalovirus infections: significance and control. Vox Sang. 51, suppl. 1, 22 (1986).
196. Terasaki, P. I., Mc Clelland, J. D.: Microdroplet assay of human serum cytotoxins. Nature 204, 998 (1964).
197. Thomas, L.: Labor und Diagnose. Medizinische Verlagsgesellschaft, Marburg (1988).
198. Thomas, L.: Labor und Diagnose. Medizinische Verlagsgesellschaft, Marburg (1992).
199. Tippett, P.: A present view of Rh. Pathologica 64, 29 (1972).
200. Tiwari J. F., Terasaki, P. J.: HLA and disease associations. Springer Verlag, Berlin (1985).
201. University of Florida: Cord Blood Infusion Plus Vitamin D and omega 3 Fatty Acid Supplementation to Preserve Beta Cells in Children With Recent onset Type 1 Diabetes; Phase II clinical trial NCT00873925 (2009).
202. Vamvakas, E. C., Moore, S. B.: Perioperative blood transfusion and colorectal cancer recurrence: a qualitative statistical overview and metaanalysis. Transfusion 33, 754 (1993).
203. Vamvakas, E. C., Moore, S. B.: Blood transfusion and postoperative septic complications. Transfusion 34, 714 (1994).
204. Vamvakas, E. C., Moore, S. B., Cabanela, M.: Blood transfusion and septic complications after hip replacement surgery. Transfusion 35, 150 (1995).
205. Vamvakas, E. C.: Relative safety of pooled whole blood-derived versus single-donor (apheresis) platelets in the United States: a systematic review of disparate risks. Transfusion 49, 2743 (2009).

206. Vamvakas, E. C., Blajchmanm, M. A.: Blood still kills: six strategies to further reduce allogeneic blood transfusion-related mortality. Transfus Med Rev 24, 77 (2010).
207. Wagner, F. F., Gassner, C., Müller, T. H., Schönitzer, D., Schunter, F., Flegel, W. A.: Molecular basis of weak D phenotypes. Blood 93, 385 (1999).
208. Walsh, R. J., Montgomery, C.: A new human isoagglutinin subdividing the MN blood groups. Nature 160, 504 (1947).
209. Watkins, W. M., Morgan, W. T. J.: Some observations on the 0 and H characters of human blood and secretions. Vox Sang. 5, 1 (1955).
210. Watkins, W. M.: Possible genetical pathways for the biosynthesis of blood group mucopolysaccharides. Vox Sang. 4, 97 (1959).
211. Weisbach, V., Ziener, A., Zimmermann, R., Glaser, A., Zingsem, J., Eckstein, R.: Comparison of the performance of four different microtube column systems in the detection of red cell alloantibodies. Transfusion 39, 772 (1999).
212. Weisbach, V., Corbière, C., Strasser, E., Zingsem, J., Zimmermann, R., Eckstein, R.: The variability of compensatory erythropoiesis in repeated autologous blood donation. Transfusion 41 (2001).
213. Weisbach, V., Kohnhäuser, T., Zimmermann, R., Ringwald, J., Strasser, E., Zingsem, J., Eckstein, R.: Comparison of the performance of microtube column and solid phase systems and the tube LISS additive indirect antiglobulin test in the detection of red cell alloantibodies. Transfus Med 16, 276 (2006).
214. Weißauer, W.: Aktuelle rechtliche Fragen in der Transfusionsmedizin. Chirurg BDC, 30, 143 (1991) und Anästh. Intensivmed. 33, 15(1992).
215. White, N. J.: Chloroquine for donated blood? Lancet I, 100 (1987).
216. WHO-HLA Nomenclature Committee: Nomenclature for factors of the HLA-System 1995. Vox Sang. 69, 359 (1995).
217. Wick, M. R., Moore, S., Taswell, H. F.: Non-A, non-B hepatitis associated with blood transfusion. Transfusion 25, 93 (1985).
218. Wiener, A. S.: Distribution and heredity of variants of the Rh types. Science 98, 182 (1943).
219. Wiener, A. S. (ed.): Advances in Blood Grouping (Volume II) Grune + Stratton, New York (1965).
220. Wood, E. E.: Brucellosis as a hazard of blood transfusion. Brit. med. J. I, 27 (1955).
221. Worobey, M., Gemmel, M., Teuwen, D. E., Haselkorn, T., Kunstman, K., Bunce, M., Muyembe, J. J., Kabongo, J. M., Kalengayi, R. M., Van Marck, E., Gilbert, M. T., Wolinsky, S. M.: Direct evidence of extensive diversity of HIV-1 in Kinshasa by 1960. Nature 455, 661 (2008).
222. Wright, D. C., Selss, I. F., Vinton, K. J., Pierce, R. N.: Fatal Yersinia enterocolitica sepsis after blood transfusion. Arch. Path. lab. Med. 109, 1040 (1985).
223. Wu, H. S., Little, A. G.: Perioperative Blood Transfusions and Cancer recurrence. J. Clin. oncol. 6, 1348 (1988).
224. Young, N., Mortimer, P.: Viruses and bone marrow failure. Blood 63, 729 (1984).
225. Zeiler, T., Zingsem, J., Moog, R., Kretschmer, V., Eckstein, R., Müller, N., Eisenbeiss, F.: Periodic alternating interface positioning to lower WBC contamination of apheresis platelet concentrates: a multicenter evaluation. Transfusion 40, 687 (2000).
226. Zelinski, T., Kaita, H., Johnson, K., Moulds, M.: Genetic evidence that the gene controlling Aub is located on chromosome 19. Vox Sang. 58, 126 (1990).
227. Zelinski, T.: The use of DNA restriction length polymorphisms in conjunction with blood group serology. Transfusion 31, 762 (1991).
228. Zelinski, T.: Chromosomal localisation of blood group genes. In: Silberstein, L. E. (ed.): Molecular and Functional Aspects of Blood Group Antigens. American Association of Blood Banks, Bethesda, Maryland, 41 (1995).
229. Zeller, H. G., Schuffenecker, I.: West Nile virus: an overwiew of its spread in Europe and the Mediterranean Basin in contrast to its spread in the Americas. Eur. J. Clin. Microbiol. Infect. Dis. 23, 147 (2004).
230. Zimmermann, R., Wittmann, G., Zingsem, J., Blasczyk, R., Weisbach, V., Eckstein, R.: Antibodies toward private and public class I HLA epitopes in platelet recipients. Transfusion 39, 772 (1999).
231. Zimmermann, R., Blasczyk, R., Zingsem, J., Eckstein, R., Heuft, H. G.: Disparate risks and effects of pooled whole blood-derived versus apheresis platelet production require an integral view on the blood supply. Vox Sang. 99, 295 (2010).

232. Zingsem, J., Zimmermann, R., Weisbach, V., Glaser, A., Bunkens, H., Eckstein, R.: Comparison of the CoBE TURBo leukoreduction and the standard LRS plateletapheresis protocol in the same donors. Transfusion, 41, 396 (2001).
233. Zingsem, J., Strasser, E. Weisbach, V., Zimmermann, R., Ringwald, J., Goecke, T., Beckmann, M. W., Eckstein, R.: Cord blood processing using an automated and functionally closed system. Transfusion 43, 806 (2003).
234. Zinkernagel, R. M., Doherty, P. C.: Restriction of in vitro T cell mediated cytotoxicity in lymphocytic choriomeningitis within a syngeneic or semiallogeneic system. Nature 248, 701 (1974).

Register

G

H

T

U

V

FSC
www.fsc.org
MIX
Papier | Fördert gute Waldnutzung
FSC® C083411

Kolibri 360 GmbH
Ferdinand-Jühlke-Straße 7
99095 Erfurt, Deutschland
produktsicherheit@kolibri360.de